小儿哮喘

第二版

Childhood Asthma

戴家熊 鲍一笑 韩连书 主编

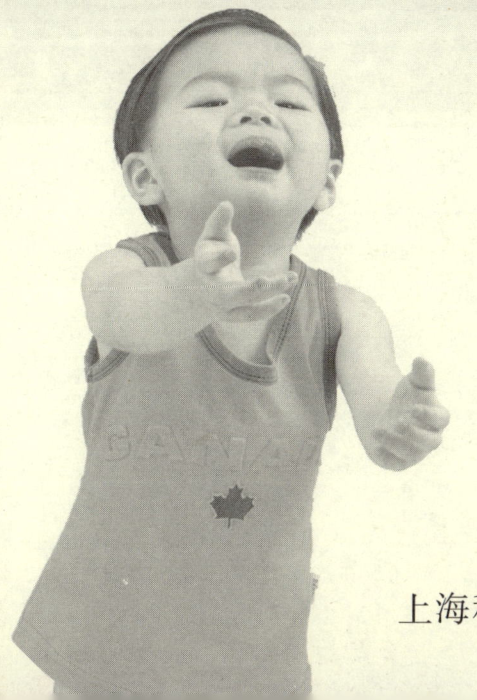

上海科技教育出版社

图书在版编目（CIP）数据

小儿哮喘/戴家熊，鲍一笑，韩连书主编. —2 版. 上海：上海科技教育出版社，2006.9

ISBN 7-5428-4061-4

Ⅰ. 小... Ⅱ. ①戴... ②鲍... ③韩... Ⅲ. 小儿疾病：哮喘—防治 Ⅳ. R725.6

中国版本图书馆 CIP 数据核字(2006)第 049544 号

主编简介

戴家熊,男,1930 年 11 月生,江苏太仓人。毕业于第二军医大学,曾任第二军医大学长征医院儿科教授。1978 年国内首创吸入疗法,用克伦特罗(氨哮素)和国产丙酸倍氯米松(BDP)防治哮喘;1984 年用 Astograph 仪首先证实 BDP 能降低气道高反应性;1987 年提出哮喘和变应性鼻炎须用 BDP 同时防治;开拓干扰素、利巴韦林气雾剂和强效止喘片来防治呼吸道病毒感染和夜间哮喘,使防治哮喘的疗效达 98%;1989 年开拓和国际接轨的干粉剂系列产品,被列为八五攻关课题;并阐述 BDP 和色甘酸钠合用的优越性。应日本京都医科大学邀请作有关吸入疗法的学术报告。主编专著三部,在国内外发表论文 50 多篇。获全军科技进步三等奖两项。任首届儿科呼吸组哮喘协作组领导成员之一,美国变态反应临床免疫学会通讯会员。

鲍一笑,男,1964 年生,浙江象山人。1985 年毕业于第四军医大学,医学博士,任交通大学附属新华医院儿内科副主任、教授、主任医师,呼吸专业主任,中华医学会会员,上海医学会儿科分会呼吸专业委员,美国胸科学会(ATS)会员,临床儿科杂志编委中国实用儿科杂志编委。2002 ~2004 年赴美国新墨西哥大学 Lovelace 呼吸病研究所从事博士后研究。从事儿科临床工作 20 年,对哮喘、呼吸道合胞病毒的免疫和分子生物学进行了较深入的研究,在国内外共发表论文 40 篇,参编专著 6 部,主编 2 部,获全军科技进步三等奖两项。

韩连书,1965 年生,山东嘉祥人。1989 年毕业于第二军医大学,医学硕士,任交通大学附属新华医院副教授。在国内率先将吸入皮质激素合并色甘酸钠干粉剂、氨哮素合并异丙托溴铵(溴化异丙托品)防治哮喘,取得较好疗效。进行了 IgE 低亲和力受体(CD23)、黏附因子 CD54 和 CD18 与哮喘关系的研究。发表论文 17 篇,获军队科技进步三等奖和军队医疗成果三等奖各一项;参编专著 1 部(任副主编)。2001 年起从事小儿内分泌、遗传代谢病专业。

再版前言

《小儿哮喘》自 1998 年问世以来，由于内容新颖实用，深受读者欢迎，印刷 2 次均销售一空，其中主要论点被《诸福棠实用儿科学》第 7 版引用。随着医学科学的进展，美国国立卫生研究院和世界卫生组织（WHO）起草的《全球哮喘防治创议，GINA》中的《全球哮喘管理和预防策略》于 2002 年修订出版，我国 2003 年修订的《支气管哮喘防治指南》（简称指南）和《儿童支气管哮喘防治常规》（简称常规）先后发表，从中得到新的启示。在陈育智教授热情鼓励指导和上海市儿科呼吸组活跃的学术氛围下，依据上述国内外纲领性文件为宗旨，结合我们在国内率先开展吸入疗法近 30 年的临床实践经验，包括与上海有关单位联合研制的干粉吸入剂十余年的应用体会，以及国内外最新文献，对初版《小儿哮喘》作了 2/3 的改动补新，从而再版。30 年来吸入皮质激素有效地减少了哮喘患者的发作次数，减轻了发作程度，部分患者达到了临床控制甚至“根治”的良好效果，获得了国内外学者的共识与赞同。另外，20 世纪 90 年代初国外一些学者主张每天吸入超大剂量皮质激素防治哮喘，长期超过“安全量”，以致在 21 世纪初英国、澳大利亚和加拿大发生致命性肾上腺皮质危象的报道，震惊全球。因此，如何合理正确应用吸入皮质激素防治哮喘受到重视。我们除在第二版中重申第一版中推荐的“安全量”外，还结合国情，提倡吸入皮质激素合用色甘酸钠干粉剂防治哮喘（中国哮喘联盟拟向全国推广本方案），并强调每天由口和鼻吸入皮质激素量需准确计算，警惕用量过多。本书还详细介绍了 21 世纪初推出的抗白三烯药物、长效 β_2 受体激动剂与吸入皮质激素合用的信息。此外对哮喘病因、发病机制等各章均作了全面修订，在当前继续深入贯彻《全球哮喘防治创议》方案和我国新的哮喘《指南》、《常规》之际，《小儿哮喘》的再版可能对广大读者有较大裨益。

本书初稿脱稿后承上海医学会儿科呼吸组组长、交通大学附属上海第一人民医院儿科主任洪建国教授审核，第二三章遗传部分承上海交通大学附属仁济医院许以平教授审核，上海长征医院分院儿科茅宝山主任提供了相关的最新文献，在此一并感谢。

编者

2006 年 8 月

目录

第一章 小儿哮喘的定义及概况

第一节 哮喘定义

半个世纪来，学者们多次为哮喘下定义，以便更好地指导其防治。20 世纪 50 年代末至 70 年代初，根据两次 Ciba 会议（1959 年、1971 年）和 1962 年美国胸科协会（American Thoracic Society）的建议，制定哮喘的定义为：发作性气道阻力增加，发病时闻及弥漫性、呼气期为主的哮鸣音，可在短时间内自行或经药物治疗后缓解。20 世纪 70 年代初至 80 年代中期，学者们在上述定义的基础上结合其发病机制——免疫反应和气道反应性，补充为：哮喘是一种常见的以 IgE 介导的 I 型变态反应性气道疾病；哮喘是由变应（过敏）原或其他非过敏因素（物理、化学等）引起支气管反应性过度增高的一种疾病。上述诸定义的共同特征是仅从变态反应和病理生理学方面强调了支气管平滑肌痉挛——气道功能性异常，未能阐述哮喘确切的发病机制，也未能反映出不同类型、不同病期哮喘的共同特征，因此一直存在较多的争论。随着医学科学的进展，尤其是分子免疫学研究的展开和深入，20 世纪 80 年代后期迄今，终于确立了较为确切的哮喘发病机制——气道炎症学说，从而认识到以往的定义是片面的。

2003 年《儿童支气管哮喘防治常规》[1] 将哮喘定义为：支气管哮喘是由多种细胞（如嗜酸性粒细胞、肥大细胞、T 细胞、中性粒细胞及气道上皮细胞等）和细胞组分共同参与的气道慢性炎症性疾患，这种慢性炎症导致气道高反应性，当接触多种刺激因素时，气道发生阻塞和气流受限，出现反复发作的喘息、气促、胸闷、咳嗽等症状，常在夜间和（或）清晨发作或加剧，多数患儿可经治疗或自行缓解。

笔者综合国内外学者的论点后认为：哮喘是一种慢性变态反应（过敏）性气道炎症（炎性反应）性疾病。它是由特应性体质及神经调节紊乱等内因与变应原及呼吸道病毒感染等外因相互作用，产生一系列免疫反应，在肥大细胞、嗜酸性粒细胞和 T 细胞等参与下，形成气道慢性炎症，由此引起气道高反应，反复出现喘息、气促、胸闷和咳嗽等气道阻塞症状，此症状可经治疗或自行缓解，偶因持续性炎症病变导致气道重塑而难以可逆。这一论述显示气道慢性炎症和气道高反应性是构成临床表现的基础，且简要阐明内因和外因相互作用的关系，为小儿哮喘的现代治疗学指明了方向。

第二节 小儿哮喘的患病率

哮喘的患病率（prevalence）指在一段时间内，某一人群中患哮喘的人数在这一人群中所占的比例，通常以百分率来表示。哮喘患病率又分为累积患病率（cumulative prevalence）和现时患病率（point prevalence）。累积患病率指某一人群中新患哮喘的人数和曾患哮喘人数之和占整个人群的百分率；现时患病率指在调查前一年内患哮喘人数占整个人群的百分率，不包括调查前一年内未发作过的哮喘患者。

近年来，随着《全球哮喘防治创议》方案在全球推广应用，小儿哮喘的发病程度较前减轻，发作次数较前减少，但小儿哮喘的患病率在全球范围内仍呈上升趋势，以每十年呈 10% ~50% 的速度增加。我国哮喘发病率较发达国家为低，不同国家和地区小儿哮喘发病率差异显著，从 0 ~30% 不等。造成这种差异的原因主要包括环境、种族、遗传因素、性别、年龄和社会经济状况等。因此，进行哮喘流行病学调查时，应考虑到这些因素，以有利于不同地区之间患病率的比较。

一、不同国家和地区小儿哮喘的患病率

表 1 –1 为不同国家和地区小儿哮喘的患病率。

表 1 –1　不同国家和地区的小儿哮喘患病率概况

国家或地区	调查年份	调查人数	患者年龄（岁）	现时患病率（%）	累积患病率（%）
澳大利亚	1982	769	8 ~11	6.5	12.9
	1992	795	8 ~11	9.9	19.3
	2001	591			
新西兰	1975		12 ~18		26.2
	1989		12 ~18		34.0
	1999			15.0	
意大利	1998	28 856	0 ~14		4.4
肯尼亚	1995		13 ~14		12.6
	2001		13 ~14		6.6
美国	1981	15 224	0 ~17	3.1	3.6
	1988	17 110	0 ~17	4.3	
	1995		0 ~17		7.5
	1997		0 ~17		5.4
瑞典	1979	4682	7	2.5	
	1991	2481	7	5.7	
	1998	9410	0 ~6	4.5	
挪威	1981	4521	7 ~12	2.2	3.4
	1985	10 093	7 ~13		5.1
	1993	1144	7 ~12	4.2	8.0
	1995	8076	7 ~13		8.6
	2003	8571	13 ~19	10.8	
中国[2]	1990	399 193	0 ~14		0.91
	2000	287 329	0 ~14		1.5
中国台北	1974		小儿		1.3
	1985		小儿		5.1
	1994		小儿		11.0
马来西亚	1990				13.8

（续表）

国家或地区	调查年份	调查人数	患者年龄（岁）	现时患病率（%）	累积患病率（%）
日本	1967				0.6
	1993				4.6
印尼	1984				2.3
	1992				8.2
新加坡	1991				20.8
菲律宾	1992				9.3
英国	1980	1613		8.0	
	1992	5472	5～17		13.1
	1991	5321	8～9	10.3	19.9
	1999	6021	8～9	13.0	29.7
加拿大	1988	14 948	5～8	4.7	
阿曼	2003	3893	6～8		10.5
	2003	3174	13～14		20.7
巴西	2003	981	4	18.4	
印度	2001	855	0～12		5.0
以色列	1997	10 057	13～14		6.0
伊朗	2001	13 604	6～7		6.1
	2001	20 554	13～14		10.0
土尔其	2001	1346	12～15		7.5
	2001	46 813	0～7	2.8	14.7
希腊	1978	3735	3～4	1.5	
	1991	2952	3～4	4.6	8.0
	1998	3397	3～4	6.0	9.6
沙特阿拉伯	1986	2123	8～16		8.0
	1995	1008	8～16		23.0

如表 1－1 所示不同国家和地区小儿哮喘的患病率有很大差异。太平洋地区如新西兰、澳大利亚、新加坡和菲律宾等国哮喘患病率较高。西方发达国家虽较上述国家为低，但高于发展中国家。大多数国家的小儿哮喘患病率呈上升趋势，只是增加的幅度有所不同，部分国家近几年的发病率有所下降。造成不同国家哮喘患病率差异的因素很多，除因哮喘定义不同、调查方法不同和被调查者的素质各异造成的差别外，主要是由于地理环境和生活习惯的不同。如新西兰、澳大利亚等国湿度大，适宜于螨、真菌等变应原的生长。同一国家不同地区哮喘的患病率也有不同。我国儿童哮喘近两年平均患病率 2000 年的 1.5% 与 1990 年的 0.91% 相比，患病率平均上升 64.8%。在我国不同地区间小儿哮喘患病率差异也很大，根据 2000 年调查，重庆市和上海市最高，均为 3.34%，拉萨、乌鲁木齐和包头较低，分别为 0.52%、0.61% 和 0.66%[2]。不少由内地至西藏生活的患者哮喘停止发作，回内地后哮喘又立即复发。印度的一项研究表明城市儿童哮喘的患病率与农村儿童无显著差异，但喘息的发生率显著高于农村儿童。上述资料显示不同地区哮喘患病率的差异与地理环境密切相关。

二、种族对哮喘患病率的影响

种族对哮喘患病率有一定影响。我国宁夏地区回族小儿患病率较低为0.61%,土家族最高为1.46%,汉族为0.79%,维吾尔族为0.86%,差异显著。北美印地安人及因纽特人部落、东非土著人患病率均很低,新几内亚高原的小儿几乎无哮喘发生。但Valery等[3]报道2003年澳大利亚土著儿童哮喘患病率并不低(16.3%)。在美国,西班牙后裔的小儿哮喘患病率高于黑人和白人小儿,黑人小儿又较白人小儿高1.5倍。在洛杉矶地区儿童中黑人哮喘患病率为15.8%,亚洲人为6.0%,拉丁裔最低为3.9%[4]。一些研究认为,造成这种差别的原因可能是由于白种人收入较高、经济状况较好的缘故;但Weitzman[5]报道,即使同为低收入或高收入的家庭,黑人小儿哮喘患病率仍较白人小儿高。Shohat[6]研究表明在除外其他因素后,以色列犹太族儿童哮喘患病率(7.8%)显著高于阿拉伯族儿童(4.9%)。这些研究表明哮喘患病率在种族间确实存在差异,但对造成这种差异的原因尚欠明了。

三、遗传因素对哮喘患病率的影响

许多研究表明,哮喘有一定遗传倾向。2000年我国小儿哮喘流行病调查发现,哮喘患儿的一级亲属中有哮喘史的占17.28%,有其他过敏史者占30.73%;二级亲属中有哮喘史的占27.8%,有其他过敏史者占14.87%。福建省小儿哮喘流行病调查显示,以韶安县海边渔民区最高,与其相近的平原地区小儿患病率较低。分析两地区的地理、环境、经济和生活方式均相差不大,而海边渔民区居民近亲结婚者较多。这与地处大西洋患病率高达32%的特里斯坦达库尼亚群岛居民都是近亲结婚的情况相似。孪生子中有关哮喘的研究也支持这种观点,单卵双生子中,同患哮喘者远高于双卵双生子。这些研究均表明哮喘患病率与遗传有关。

《全球哮喘防治创议》(2002年)提示,特应性体质[患特应性皮炎和(或)季节性变应性鼻炎]患哮喘者其亲属患哮喘的概率大;患哮喘而无特应性疾病者则在近亲中仅患哮喘;患特应性疾病而不患哮喘者其子女亦不患哮喘,亲属中哮喘的发生率亦不高(与普通人群相同);父母具有气道高反应又有特应性体质者,则其子女患哮喘的概率会增加,从而提示哮喘与特应性疾病具有各自独立的遗传性。

四、性别、年龄与哮喘患病率的关系

我国1990年[7]男、女小儿患病率分别为1.17%和0.82%,男女比为1.09:1;2000年[2]男、女小儿患病率分别为2.42%和1.48%,男女比为1.74:1,均较1990年增加,男孩患病率增加更显著。美国1981年小儿哮喘患病率男性为3.8%,女性为2.3%,男女比为1.65:1;1988年男性为5.1%,女性为3.4%,男女比为1.25:1;1996年报道男性为10%~15%,女性为7%~10%,青春期前男性患病率为女性的2倍,以后则男女相等[8]。英国5~17岁哮喘患者男女比为1.6:1,青春期前(5~13岁)男女比相差较大,青春期(14~16岁)男女患病率差别很小。巴西2001年6~7岁儿童哮喘患病率[9]男性为7.3%,女性为4.9%;13~14岁儿童男性为9.8%,女性为10.2%。伊朗12~15

岁儿童哮喘发病率的男性是女性的2倍。挪威Henriksen等[10]报道13～19岁儿童女性患病率高于男性。2000年一项有16个国家参与的国际性研究[11]表明，在儿童期男性哮喘患病率高于女性，青春期男女无显著差异，青春期后女性显著高于男性。造成年幼男性儿童哮喘患病率高的原因尚不清楚，不能归因于内分泌的差别，因为随着年龄的增长，男、女患病率的差别逐渐缩小，而且，男性发育至青春期，哮喘倾向于好转而非严重。有报道男性小儿对花粉、运动等刺激的敏感性高，其上呼吸道对病毒的易感性也高（主要因气道较狭和气道紧张性较高之故），这些可能是男女小儿哮喘患病率差异的原因。

小儿哮喘患病率与年龄有关。我国1～6岁小儿哮喘患病率最高，学龄期逐年下降。哮喘起病年龄多在3岁内，占70.0%[2]。提示我国小儿发病多见于婴幼儿期，学龄前期发病率较高，是哮喘重点防治的对象。

五、环境对哮喘患病率的影响

环境对哮喘患病率的影响很重要。不同国家和地区或同一地区的不同人群患病率的差异很大程度上是由环境不同造成的。我国青海、西藏高原的小儿哮喘患病率很低，主要原因在于这两地区的气候较南方干燥，不利于尘螨及真菌等变应原的生长。Peat等报道，位于海边湿度较大的城市，8～10岁小儿患病率1992年较1982年增加了1.6倍，而内地相对干燥的城市只增加了0.5倍，室内尘螨含量前者增加了5.5倍，后者增加了4.5倍。进一步说明气候条件对哮喘患病率影响很大。Sporik等对英国一座海拔720m的城市中12～14岁小儿调查发现，虽然该地区空气污染很轻，室内尘螨含量也很低，但哮喘患病率并不低（6.3%），进一步研究发现这一地区养猫者较多，室内猫变应原含量很高，即使在不养猫的室内，猫变应原含量也较高，小儿对猫变应原的敏感性很大。提示室内变应原的增加是小儿哮喘患病率增加的原因之一。

空气污染对哮喘患病率的影响大小尚不能肯定，尤其不能确定某种污染物的增加对哮喘患病率是否有影响。我国的流行病学调查发现，工业区哮喘患病率并不高（0.83%）；湖泊海滨地区较高（1.65%），丘陵山区也较工业区高（约0.94%），而工业区空气污染的程度最高。国外对引起空气污染的几种主要物质如SO_2、NO_2、NO、臭氧和悬浮颗粒等进行了研究，证实SO_2可引起胸闷和支气管收缩（诱发症状的所需浓度，正常小儿大于5μl/L，哮喘患儿大于1μl/L，对运动性哮喘需0.25μl/L），而空气中SO_2最高浓度也只有0.25μl/L。因此，空气中SO_2增加仅能诱发运动性哮喘，无证据表明SO_2在该浓度时可引起气道反应性增加。NO_2是汽车废气中含量较高的一种空气污染物，正常人在接触高浓度NO_2后可致肺功能下降，停止接触后很快恢复，但当NO_2低于1μl/L时对肺功能无影响。哮喘患者接触浓度为0.1～0.3μl/L的NO_2时气道反应性略有增加，大部分流行病学研究未发现哮喘患病率与空气中NO_2含量相关。最近日本学者[12]总结了对其全国8个地区的3049名学生从一年级随访到六年级发现，NO_2与哮喘发病率的增高显著相关，同时发现空气中直径小于10μm的微粒子也与哮喘的患病率升高有关。臭氧造成的空气污染近年来呈增长趋势，有关其影响呼吸功能的研究很多，并发现当臭氧浓度为0.1～0.3μl/L时可使气道反应性增加，但对正常人和哮喘患者的影响无显著差异。进一步的研究发现，臭氧可使肺泡液中嗜酸性粒细胞含量增加，从而激发炎症反应,且这种炎症反应在停止接触臭氧后18小时仍持续存在。澳大利亚的一项研究表明,空气中臭氧浓度较高(0.12μl/L)的地区气道高反应性较臭氧浓度较低(0.06μl/L)的地区高,但临床症状无显著差别。这些研究表明,空气污染物 SO_2、NO_2 和臭氧单独对哮喘患病率影响很小,几种污染物的共同作用可能对哮喘患病率影响较大,有待进一步研究。

尽管如此,并不意味着环境污染与哮喘患病率无关,有些空气污染较重地区的哮喘患病率还是很高,如我国宁夏石嘴山钢铁厂地区患病率达3.13%,显著高于其他地区。德国的一项研究表明,工业污染较重、空气中 NO_2 含量较高的城市,支气管炎患病率较高,而汽车废气污染较重,空气中 SO_2 含量较高的城市,哮喘患病率较高。另外,母亲吸烟的小儿中,哮喘患病率是母亲不吸烟小儿的2.5倍,从而表明环境污染在哮喘发病中还是很重要的。空气污染物对哮喘的作用有:(1)对已形成气道高反应性的患者可作为触发因素引起气道狭窄;(2)可增加气道炎症反应,从而增高气道反应性;(3)可直接损伤气道,使正常人出现哮喘症状;(4)可影响免疫系统,导致气道过敏。有学者[13]报道母乳喂养有助于减轻被动吸烟对婴幼儿呼吸道的刺激,延迟哮喘起病的时间,降低患病率。

六、社会经济状况对哮喘患病率的影响

社会经济状况对哮喘患病率也有影响。在我国,城市中人口密度较高地区的哮喘患病率高于人口密度低的地区。Strachan 等(1992年)对英国5472例患儿家庭按经济状况分为五个级别发现,喘息的患病率、严重程度和夜间症状随经济状况的下降而增加;Crain 对纽约市的小儿研究发现哮喘累计患病率和现时患病率均随家庭经济收入的下降而增加;在西班牙裔小儿中这种差别更显著,低收入家庭的哮喘患病率是高收入家庭的2倍多,贫民区小儿哮喘患病率又较美国全国的小儿哮喘患病率高2倍。这些研究均表明社会经济状况对哮喘患病率有影响,其原因可能为:经济条件差者住房相对拥挤,居住环境差,哮喘诱发因素增加及医疗保健得不到保证等。

七、情感、心理因素对哮喘患病率的影响

近年随着人们对心理和情感问题的重视,有关心理、情感与哮喘的关系研究逐渐增多。近有报道,哮喘的发病与家庭创伤有关,尤其是母亲受创伤者,其孩子更易发生哮喘。另外有报道生活在暴力环境中儿童易患哮喘。Weil 等[14]报道有精神问题者所监护的哮喘儿童住院率是无精神问题的监护人监护的2倍,有行为异常的哮喘儿童喘息发作次数较无行为异常者多,肺功能也较差。

八、小儿哮喘与成人哮喘的关系

有些学者认为小儿哮喘进入成年期就会停止发作,但根据流行病学调查资料显示此观点欠妥。哮喘患儿进入青春发育期虽有30%~50%症状消失,但到成人期仍有再发可能,2/3以上患者继续发作,即使无哮喘症状,但其肺功能常为异常或持续存在气道高反应与咳嗽。轻度小儿哮喘患者的预后良好,仅5%发展为严重哮喘;而中度至重

度患儿在整个一生中常有不同程度的气道高反应与哮喘发作。重度哮喘尤其长期依赖激素、屡次住院和症状不易改善者，约95%发展为成人哮喘。最近国外提出ABC方案（antiasthma begins in childhood）即防治哮喘须在儿童期开始，力争早期诊治。

第三节　小儿哮喘死亡率

哮喘死亡率指一年内某一人群中因哮喘死亡的人数占整个被调查人数的比例，一般以十万分之几表示。近年随着《全球哮喘防治创议》方案在全球的推广应用，以及人们对哮喘发病机制的深入认识，使哮喘儿童得到更好的预防和治疗，尤其是吸入皮质激素等抗炎药物的应用，哮喘的死亡率在一些国家开始下降，但仍有部分国家哮喘的死亡率仍呈上升趋势。因此应继续加强对哮喘死亡率的研究，以利于寻找导致死亡率增加的原因，指导治疗和预防。由于哮喘患者死亡时常伴有其他疾病，使哮喘死亡率的调查比较困难。5～34岁年龄组人群哮喘死亡的诊断最可靠，而单纯小儿哮喘死亡率的报道很少，故现主要对5～34岁年龄人群进行讨论。

一、不同人群的哮喘死亡率

哮喘死亡率在种族、性别和年龄之间存在着差别。Arrighi等报道美国5～14岁儿童哮喘死亡率1940～1991年经历了三个阶段：白种人小儿1941～1964年无显著变化，约为$0.15/10^5$；1965～1977年每年递减$0.01/10^5$；1978～1991年又逐年增加，至1991年达$0.33/10^5$。黑种人小儿1941～1964年以每年$0.02/10^5$的速度增加，1965～1977年呈下降趋势，于1978年起再次上升，1980年为$0.9/10^5$，1991年为$1.22/10^5$，约为白种人小儿的4倍。Lang对美国费城5～34岁居民调查显示，1991年黑种人的哮喘死亡率（$1.57/10^5$）是白种人（$0.49/10^5$）的3倍。Targonski则报道1976～1991年间芝加哥5～34岁居民中，非洲后裔哮喘死亡率平均每年增加$0.17/10^5$，是白种人的（$0.02/10^5$）8.5倍。Grant等[15]1991年至1996年的研究显示，美国哮喘死亡率黑种人为$3.34/10^5$，白种人为$0.65/10^5$，受教育程度低的人群为$1.51/10^5$，受教育程度高的人群为$0.69/10^5$，低收入人群为$1.46/10^5$，高收入人群为$0.71/10^5$。Sears研究证实哮喘死亡率在新西兰也有种族差异，1981～1983年间毛利族人最高为$18.9/10^5$，其次是太平洋岛人为$9.4/10^5$，欧洲裔居民最低为$3.4/10^5$。造成这种差别的原因还不清楚。有研究表明，非白种人哮喘患病率、病情严重程度和住院率均高于白种人，且使用预防药物的量较白种人为少，从而导致死亡率较高。其根本原因可能是非白种人社会经济状况和受教育程度较白种人为低所致。

哮喘死亡率在各年龄组之间也有差异。有报道15～34岁年龄组哮喘死亡率是5～14岁年龄组的2倍。美国芝加哥地区，非洲后裔中20～34岁年龄组是5～19岁年龄组的3.5倍；巴西0～4岁年龄组显著高于5～34岁年龄组。这种差异不能用患病率的不同来解释，因为15～34岁年龄组和0～4岁年龄组的患病率均低于5～15岁年龄组，其可能与前两组患者病情较重有关。

性别之间哮喘死亡率的差异因年龄而异。美国1981～1991年间全年龄组女性哮喘死亡率增加了59%（由1.54/10^5增至2.46/10^5），男性增加了34%（由1.17/10^5增至1.57/10^5），差异显著。而5～34岁年龄组，女性增加了27%（由0.36/10^5增至0.46/10^5），男性增加了47%（由0.36/10^5增至0.53/10^5），差异不显著。这种差异也同种族有关，1968～1992年间，美国白人中女性显著低于男性，而黑人中女性略高于男性，造成这种差异的原因尚不清楚。

二、哮喘死亡率上升的原因

哮喘死亡率受许多因素的影响。导致哮喘死亡率上升的关键因素尚不能确定，以下几点值得考虑：(1)哮喘患病率在全球范围内呈上升趋势，这可能是死亡率上升的主要原因。但许多调查显示，死亡率上升的比例与患病率增加的比例并不一致。美国的一项调查表明，1978～1989年间哮喘死亡率上升了2倍，而患病率仅增加了20%。另外哮喘患病率有季节性，一般在季节交替时较高，而死亡率无季节变化，夏季反而略高。因此死亡率的上升，不能完全归咎于患病率的增加。(2)哮喘严重程度增加，有报道哮喘患者的住院率和急诊就诊次数较以往增加，提示哮喘严重程度呈增加趋势。(3)吸入β_2受体激动剂，某些国家通过回顾性调查发现，β_2受体激动剂的过度使用与哮喘死亡率增加有关，但对此观点也有相反意见（详见本节下一部分）。(4)病情判断和处理不当，有研究发现在急诊室死亡的哮喘患者中10%就诊时未被诊断为哮喘，甚至有少数死亡者从未被诊断过哮喘。另外，医师或患者自身对病情程度判断不正确，病情严重时未能及时察觉，以致未能及早应用足量皮质激素等抢救措施也是死亡率上升的一个重要原因。

三、β受体激动剂与哮喘死亡率的关系

β受体激动剂是一类强效的支气管舒张剂，是20世纪60年代末治疗哮喘急性发作时的较常用药物。但该药的使用并未使哮喘死亡率降低，使人们不得不对它与死亡率的关系进行研究。新西兰、英国和荷兰三个国家1920～1940年间哮喘死亡率很低，当英国和新西兰使用β受体激动剂（异丙肾上腺素）后，死亡率开始上升，尤其是使用大剂量的异丙肾上腺素后，死亡率迅速上升；荷兰未使用该疗法，死亡率未上升。从而推论这一时期(20世纪60年代中期到70年代初)英国和新西兰的哮喘死亡率与吸入大剂量的异丙肾上腺素有关。新西兰20世纪70年代末开始的第二次哮喘死亡率与吸入另一种β_2激动剂非诺特罗（酚丙喘宁）的增加相关。经病例对照研究证实哮喘死亡率增加与吸入非诺特罗有关后，政府对酚丙喘宁的使用进行了限制，哮喘死亡率也随之下降。为证实这种由时间相关性推出的结论，加拿大的研究发现，在综合了导致哮喘死亡率增加的其他因素后，仍显示哮喘死亡率的增加与吸入较多β_2激动剂有关。其机制可能在于长期吸入β_2激动剂会导致低血钾、心肌缺血、心律失常及掩盖炎症导致气道反应性增加，并可降低β受体与β_2激动剂的亲和力。但在巴西1991年与1980年相比，非诺特罗（酚丙喘宁）气雾液销售量增加了17倍，死亡率并未增加，反而下降。意大利Romano等[16]研究1980年至1994年哮喘的死亡率与β_2激动剂销售量的关系，未发现吸入β_2激动剂会导致哮喘死亡率增加。至于高选择性β_2激动剂如沙丁胺醇、特

布他林等是否与死亡率增加有关尚不能确定。大部分研究不支持吸入沙丁胺醇或特布他林会导致死亡率增加的观点，但也不能完全排除长期吸入这两种药物会产生耐药性，掩盖炎症导致气道反应性增加和心肌毒性的可能。因此，《全球哮喘防治创议》推荐对轻度哮喘患者在有症状时才吸 β_2 激动剂，对中至重度患者吸入 β_2 激动剂合用吸入皮质激素和其他控制药，症状控制后，及时停用前者，不主张长期有规则吸入，平时应依靠吸入皮质激素和其他控制药来控制哮喘发作。

四、抗炎药物与哮喘死亡率的关系

随着人们对哮喘是一种气道慢性炎症认识的加深，消除气道慢性炎症的药物得到开发和应用。目前用于哮喘的抗炎药物主要有吸入皮质激素。吸入皮质激素防治哮喘已有 30 余年的历史，其减少哮喘发作次数、减轻发作程度最终达到控制哮喘的功效，已得到学者们的一致肯定，且已成为目前控制哮喘的首选药物。近年有关吸入皮质激素对哮喘死亡率的影响研究逐渐增多。新西兰 20 世纪 80 年代哮喘死亡率为 $7/10^5$，近几年因推广吸入皮质激素及管理教育，死亡率下降至 $0.7/10^5$[2]。加拿大哮喘儿童有规律的吸入皮质激素可使哮喘的住院率降低 80%，同时明显降低了哮喘引起的死亡率[17]。日本 Suissa 等[18]报道自从应用吸入皮质激素和白三烯受体拮抗剂防治哮喘后，5 ~ 34 岁人群哮喘的死亡率由 1995 年的 $0.6/10^5$ 降至 1999 年的 $0.35/10^5$。中国香港 Kumana 等[19]研究发现 1984 年至 1994 年哮喘死亡率的下降与吸入皮质激素的增加显著相关。Goldman 等[20]报道以色列 5 ~ 34 岁年龄组哮喘死亡率由 1990 年至 1995 年逐年下降与吸入皮质激素的增加呈显著相关。

综上所述，哮喘死亡率在国家、地区、性别、年龄和种族间存在着差异。哮喘患病率和病情严重程度是影响哮喘死亡率的主要因素，β_2 激动剂对死亡率的影响仍需进一步研究。哮喘死亡率在 20 世纪 90 年代以前呈增加趋势，在某些国家近年有所下降，应归功于大力提倡吸入皮质激素疗法。因有很多研究表明吸入皮质激素不但能减轻气道炎性反应，降低气道高反应性，减轻甚至消除哮喘症状，长期吸入还可减轻发作程度，相应降低死亡率。

（韩连书　戴家熊）

主要参考文献

[1] 中华医学会儿科分会呼吸学组、中华医学会"中华儿科杂志"编辑委员会．儿童支气管哮喘防治常规(试行)．中华儿科杂志，2004，42：100
[2] 陈育智．支气管哮喘的流行病学和预后．见：陈育智，赵京，主编．儿童支气管哮喘的诊断及治疗．北京：人民卫生出版社，2004．10 ~ 16
[3] Valery PC, Purdie DM, Chang AB, *et al.* Assessment of the diagnosis and prevalence of asthma in Australian indigenous children. J Clin Epidemiol, 2003, 56:629 ~ 635
[4] Simon PA, Zeng Z, Wold CM, *et al.* Prevalence of childhood asthma and associated morbidity in Los Angeles County: impacts of race/ethnicity and income. J Asthma, 2003, 40:535 ~ 543
[5] Weitzman M, Gortmaker SL, Sobol AM, *et al.* Recent trends in the prevalence and severity of child-

hood asthma. JAMA, 1992,268(19):2673 ~ 2677

[6] Shohat T, Green MS, Davidson Y, *et al.* Differences in the prevalence of asthma and current wheeze between Jews and Arabs: results from a national survey of schoolchildren in Israel. Ann Allergy Asthma Immunol, 2002, 89:386 ~ 392

[7] 全国儿科哮喘协作组. 全国90万0 ~ 14岁儿童中支气管哮喘患病情况调查. 中华结核和呼吸杂志,1993,16(哮喘增刊):64 ~ 68

[8] Sly RM. Allergic disorders. in: Behrman RE, Kliegman RM, Arvin AM. Nelson Textbook of Pediatrics. 15th ed. Philadelphia: Saunders, 1996. 610

[9] Stachan DP, Aderson HR, Limb ES, *et al.* A national survey of asthma prevalence severity and treatment in Great Britain. Arch Dis Child, 1994, 70: 174 ~ 178

[10] Henriksen AH, Holmen TL, Bjermer L, *et al.* Gender differences in asthma prevalence may depend on how asthma is defined. Respir Med, 2003, 97:491 ~ 497

[11] De Marco R, Locatelli F, Sunyer J, *et al.* Differences in incidence of reported asthma related to age in men and women. A retrospective analysis of the data of the European Respiratory Health Survey. Am J Respir Crit Care Med, 2000, 162:68 ~ 74

[12] Shima M, Nitta Y, Ando M, *et al.* Effects of air pollution on the prevalence and incidence of asthma in children. Arch Environ Health, 2002, 57:529 ~ 535

[13] Chulada PC, Arbes SJ Jr, Dunson D, *et al.* Breast - feeding and the prevalence of asthma and wheeze in children: analyses from the Third National Health and Nutrition Examination Survey, 1988 ~ 1994. J Allergy Clin Immunol, 2003, 111:328 ~ 336

[14] Weil CM, Wade SL, Bauman LJ, *et al.* The relationship between psychosocial factors and asthma morbidity in inner - city children with asthma. Pediatrics, 1999,104:1274 ~ 1280

[15] Grant EN, Lyttle CS, Weiss KB. The relation of socioeconomic factors and racial/ethnic differences in US asthma mortality. Am J Public Health, 2000, 90:1923 ~ 1925

[16] Romano F, Recchia G, Staniscia T, *et al.* Rise and fall of asthma - related mortality in Italy and sales of beta2 - agonists, 1980 ~ 1994. Eur J Epidemiol, 2000, 16:783 ~ 787

[17] Suissa S, Ernst P. Inhaled corticosteroids: impact on asthma morbidity and mortality. J Allergy Clin Immunol, 2001,107:937 ~ 944

[18] Suissa S, Ernst P. Use of anti - inflammatory therapy and asthma mortality in Japan. Eur Respir J, 2003, 21:101 ~ 104

[19] Kumana CR, Kou M, Lauder IJ, *et al.* Increasing use of inhaled steroids associated with declining asthma mortality. J Asthma, 2001, 38:161 ~ 167

[20] Goldman M, Rachmiel M, Gendler L, *et al.* Decrease in asthma mortality rate in Israel from 1991 ~ 1995 is it related to increased use of inhaled corticosteroids? J Allergy Clin Immunol 2000,105(1 Pt 1):71 ~ 74

第二章　哮喘病因

引起哮喘发病的原因虽多,但不外乎内因和外因:内因即遗传因素;外因是环境因素。遗传因素与环境因素的双重作用引起哮喘的发病。

近代学者将引起哮喘发病原因分为两大类,即致病因素和诱发因素。致病因素是指引起哮喘首次发作的因素,是哮喘的主要病因,在哮喘的发生和发展中均起关键作用;诱发因素是指患者已患哮喘的基础上,诱发哮喘急性发作的因素,是每次哮喘发病的扳机,在促使哮喘病情复发和进一步发展中起主导作用。在上述两大病因中某些因素如变应(过敏)原、呼吸道感染(病毒为主)、有害气体、空气污染(一些学者认为空气污染主要为诱发因素)、食物和药物为致病和诱发双重因素[1],其中接触变应原和呼吸道病毒感染是引起哮喘发作加重和(或)是哮喘症状持续的主要因素;致病因素还有遗传因素。诱发因素还有吸入干冷空气、运动过度或换气过度、气候改变、地理因素、精神因素(紧张、恐慌)和内分泌因素。

第一节　遗传因素

人们早就观察到哮喘的发病存在家族的群集现象。双生子的研究发现,单卵双生子同患哮喘的概率显著高于双卵双生子。

一、家族调查和双生子的研究

过敏性疾病的家族聚集现象

哮喘患者家庭成员患有过敏性疾病如哮喘、特应性皮炎、荨麻疹和过敏性鼻炎等较一般群体的患病率高,特应性体质及一级亲属中更为明显。Schwartz 报道哮喘患者近亲中各种过敏性疾病的患病率为 23%~83%,远高于对照组。汪敏刚调查 200 例哮喘患儿一级及二级亲属中过敏性疾病包括哮喘、变应性鼻炎、荨麻疹,药物过敏等患病率较正常组高。哮喘患者本人也多患过或同时患有下列疾病:(1)特应性皮炎(俗称:“奶癣”多在出生后 2~3 个月时起病)。有人调查 566 例哮喘与特应性皮炎关系,结果显示 1/2 小儿哮喘和 1/3 成人哮喘患有“奶癣”史,且特应性皮炎起病的月龄越早,哮喘发病的年龄就越小(见第十二章第三节)。(2)变应性鼻炎:与哮喘同属于呼吸道过敏性疾病范畴,前者是后者的前哨站。有人统计 220 例变应性鼻炎中 40% 伴发哮喘(见第十二章第二节)。

双生子的研究

瑞典 Edforslubs 对一组 7000 对双生子的研究发现 2434 对单卵双生子中两人均患哮喘占 19.9%,而 4302 对双卵双生子中,两人均患哮喘仅占 4.8%。有人对运动诱发支气管收缩作了研究后,发现在单卵双生子全部发生而双卵双生子仅部分发生。

以往认为哮喘属单基因遗传病,但迄今还无任何确凿证据来证实哮喘或特应性是由某个或某几个基因引起的。当前倾向于认为哮喘是一种有明显家族聚集的多基因遗传病。虽然已发现很多相关的基因,但因果关系尚不能确立。最近认为哮喘的遗传形式不是单纯的孟德尔遗传形式,哮喘是位于不同染色体上的多个基因共同作用所致,这些基因就单个而言对表现型的影响较弱,但有累加效应。发病与否,还受环境因素的影响。哮喘的遗传度为60% ~70%,属高遗传度(>60%)疾病。哮喘患者子女的发病率大约相当于一般群体发病率的平方根(若按一般群体发病率为4%计算,则哮喘患者的子女哮喘发病率 = $\sqrt{0.04} = 0.2 = 20\%$),且患者的哮喘病情越重,家庭中患哮喘的人数越多,则其子女患哮喘可能性就越大。华云汉报道265例家系调查一级亲属患病率为17.8%,接近于一般群体发病率(4.2%)的平方根($\sqrt{0.042} = 0.21 \approx 20\%$。)

二、哮喘发病相关基因

哮喘发病相关基因的研究是随分子生物学的发展而出现的崭新领域,进展迅速。研究发现,与哮喘相关的基因分布于11个不同的染色体区域。哮喘的相关基因及其表现型非常复杂,学者们集中研究与哮喘特征密切相关的基因,这些特征包括血清总IgE、对变应原敏感性的调节、特应性反应和气道高反应性(BHR)。

体内总IgE水平高低与机体特应性体质相关,是特应性过敏体质的基础。母体IgE不能通过胎盘,脐血中IgE水平高的新生儿,以后发生过敏性疾病机会增多,提示人体IgE反应性由遗传因素决定的。血清总IgE水平的相关基因可能位于两个染色体区域,5q和11q。在5q相关基因位于或靠近编码一系列细胞因子(包括白介素 -4,白介素 -5,白介素 -13,白介素 -9和粒 - 巨噬细胞集落刺激因子等)的基因区域,但具体调控血清总IgE的基因并不十分清楚。有人提出血清总IgE与白介素 -4和白介素 -9的基因多态性有关,但未被证实。白介素 -13是调节IgE合成的重要细胞因子,与特应性、气道高反应性和哮喘的发病密切相关。Liu[2]发现在白介素 -13基因编码区第四外显子4257bp处,核苷酸由A替代G,A等位基因者血清总IgE显著高于G等位基因者。Cookson报道在11q中的某些遗传标记与血清总IgE水平有关,后来得到了其他学者的进一步证实。2003年Hecker[3]报道白介素 -21受体基因多态性(T -83C)与女性血清总IgE水平的增高密切相关,但在男性无此现象。高亲和力IgE受体的基因标记与血清总IgE有关;母系对子女的特应性体质的遗传影响较父系更高。

目前对变应原敏感性的遗传学研究提示,某些人体白细胞抗原相关的等位基因与个体对花粉变应原的敏感性有关。Moffatt报道位于14q与T细胞受体基因靠近的遗传位点能影响对屋尘螨变应原的敏感性。11号染色体上的某些标记与皮肤过敏试验的指数有关。Kruse[4]2003年发现$11q^{22}$上白介素 -18基因的多个单核苷酸基因多态性(SNP)可使机体对变应原的敏感性增强,这是对以往认为的$11q^{22}$与螨抗原过敏有关的进一步认识。2003年Allen [5]首先报道位于$2q^{14}$基因可作为哮喘的候选基因与哮喘的气道炎症有关。

气道高反应性有显著的家族聚集性,许多研究显示某些基因控制着哮喘患者气道对周围环境的反应性。Hopp发现单卵双胎气道高反应性的发生率显著高于双卵双胎。Young 等发现有哮喘家族史但无症状的正常儿童,其气道对组胺和乙酰甲胆碱的反应性均有不同程度的增高,提示气道高反应的发生与遗传因素关系密切。哮喘家族成员无症状性气道高反应性与遗传有关,在人群中存在着无症状性气道高反应性,潜伏着日后哮喘发作的可能,属隐匿性哮喘。Tounley 认为体内 MS 型基因与哮喘患者气道高反应性的遗传有关;有学者发现总 IgE 水平增高趋向与气道高反应可一起遗传。控制气道高反应的基因位于主要位点(major locus)附近,而主要位点调节 IgE 水平则位于染色体 5q。Postma[6] 认为有很充分证据表明位于 5q 上的某些标记与气道高反应性有关。近年研究发现气道高反应性与位于第 4. 7. 16 染色体上某些基因相关。β_2 肾上腺素受体的数量和功能与气道高反应性密切相关。Hall 报道在哮喘患者可引起 27 位氨基酸残基由谷氨酸代替谷氨酸盐的 β_2 肾上腺素受体基因型,能促进气道高反应性。

三、特应性与哮喘

Coca(1925 年)首先提出特应性(atopy)一词,后被文献广泛应用,成为一种公认的免疫遗传学术语。人们常把特应性理解为遗传因素,并以此代表与家族血统(即遗传)有明显关系的一类变态反应(过敏)性疾病(如变应性哮喘、特应性皮炎和变应性鼻炎)。特应性似乎是易感者发展为哮喘的重要的宿主因素。2002 年《全球哮喘防治创议》[7] 对特应性与哮喘关系提出新的观点,首先制定定义,再罗列调查结果,阐述特应性和哮喘关系并不密切。特应性定义:人体对周围变应原的反应,导致产生大量总 IgE 或特异性 IgE 抗体。在用各自地区特异性的标准抗原(变应原)行皮肤点刺试验呈阳性反应中,哮喘占 50%。对变应原过敏与发生哮喘之间的关系取决于年龄。小儿(3 岁内)对空气变应原过敏的,大部分在以后会发展为哮喘;8 ~ 11 岁过敏者发展为哮喘的比率与无过敏的小儿发生哮喘的比率无明显差异。大多数材料显示特应性的增加与哮喘的增加并不一致;既往大部分学者过分强调了特应性是哮喘发病的重要原因,目前认为特应性仅是引起哮喘发生的众多原因之一。

附:特应性的特征

(1)有明显的遗传因素和个体差异;(2)对变应原的敏感性高,注射变应原后,症状严重甚至发生过敏性休克而导致死亡;(3)不易脱敏;(4)血中 IgE 明显增高;(5)对多种变应原(包括吸入性、药物和食物等)均过敏。

通过对哮喘有关遗传特点的认识,应注意:(1)做好婚前遗传咨询,重视双方家族过敏史,预测子女患哮喘的危险性;尤其对哮喘患者,应避免选择患哮喘者为配偶,以减少其子女患哮喘的概率(双亲均患哮喘其子女患哮喘为 50%,单亲患哮喘则其子女发生率为 25%);(2)重视孩子出生后的环境条件,克服“哮喘病是爸妈给的,无法防治”的悲观论调。即使是单卵双生子中,两人均患哮喘者也仅占 19%,尚有很多双生子中一人患哮喘,另一人不患哮喘。哮喘是多基因遗传病,环境因素对哮喘的发病也起重要作用,故应重视环境因素对诱发哮喘的影响,即使患了哮喘,按现代防治方法可使哮喘的发作次数减少,发作程度减轻,最终获得满意控制。

第二节 环境因素

一、变应(过敏)原

吸入性变应原对气道持续刺激是引起气道慢性变应性炎症的主要原因。Holt 指出,1 周岁内的婴儿由于免疫系统发育尚未完善,最易对吸入变应原产生过敏。

室内变应原

随着人们生活水平的提高,室内多配备地毯、空调和湿化装置,使室内环境有利于屋尘螨、蟑螂、真菌、病毒和细菌的生长繁殖;实现双休日后,人们在家停留时间较前增多,接触室内变应原的机会也随之增加;另外我国大城市的居住条件虽有改善,但仍拥挤,自然通风较差,也易使室内尘螨和污染物聚集。因此须重视室内变应原对哮喘发生的不良影响。

螨

螨仍然是当今引起过敏性哮喘的最重要因素。小儿在没有螨生存的高原环境中,其哮喘和喘息的发生率明显低于适合螨繁殖的潮湿区域。青海和西藏的小儿哮喘发病率为全国最低,即是明证。与哮喘关系最密切的螨有四种,即屋尘螨,粉尘螨、宇尘螨和多毛螨。屋尘螨是最常见的室内变应原,以人体和动物脱落的皮屑为食物,在卧室地毯、床单、枕头、沙发和毛衣等处大量繁殖,其最佳繁殖条件为温度 23 ~ 27℃,相对湿度大于 55%,春秋季为其繁殖高峰。屋尘螨抗原(变应原)成分主要存在于螨体的各部位、分泌物和排泄物中,构成灰尘变应原的主要来源,包括半胱氨酸(第一组抗原)、丝氨酸(第三组抗原)和淀粉酶(第四组抗原),屋尘螨亦含有第二组抗原。尘螨的主要抗原是第一组和第三组。上述四种螨之间具有共同抗原。绝大多数尘螨抗原有水解蛋白活性,易接近免疫活性细胞。

陈育智(1994 年)报道全国 10 省市哮喘患儿螨皮试阳性率为 69.7%,正常小儿仅为 12.1%,两者有非常显著差异($P<0.001$)。Woolcock(1994 年)认为气道高反应性与接触屋尘螨,尤与藏在被褥中的尘螨有关。世界卫生组织(WHO)已把屋尘螨列为威胁全球的健康因素之一[9]。一般认为哮喘症状的发作与患者周围环境中螨的密度相关。国外学者曾提出被褥中每天每克灰尘含 100 ~ 500 个螨是诱发小儿哮喘发作的危险因素。但 Kivity(1993 年)发现哮喘患儿的被褥中平均每天每克灰尘含 2000 个螨;平时哮喘不发作,而在 10 月份哮喘发作严重,认为哮喘发作与接触螨数量多寡无关,而与其他因素特别是呼吸道病毒感染以及季节有关,也可能与患儿对尘螨反应的阈值水平有关。Lee(2003 年)[10] 提出新的除螨措施,详见第七章第一节。

宠物

近年来人们尤其小儿豢养宠物(如猫、狗和兔等动物)日益增多,与之接触较频繁,甚至同床而睡。这些宠物的唾液、尿和皮屑中存在着变应原,由此而诱发哮喘发作者为数不少。猫的变应原蛋白存在于毛皮(特别位于面部),皮脂腺分泌物和尿液,但不存在于唾液内。其主要变应原蛋白为 Fel d1,变应原呈小颗粒,直径为 3 ~ 4μm。易在空气中传播。有学者报道猫衣成为传递 Fel d1 到无猫区的运输工具。另有报道美国 188 例住进急诊室的哮喘患者中，30 例对猫变应原呈阳性反应、而 202 例对照者仅 1 例对猫变应原呈阳性反应。还有报道养一只猫的房间每克灰尘中含有猫 Fel d1 变应原为 10 ~ 1500μg，而不养猫的房间每克灰尘中猫变应原小于 1μg。狗的变应原蛋白为 Canf1 和 Canf2，其变应原特征与猫变应原相似，在猫与狗变应原物质之间有轻度交叉反应，人们对狗变应原的敏感性，不如对其他哺乳动物常见。在过敏个体中用狗浸出液作皮试呈阳性反应者达 30%（狗变应原可从狗毛和头皮屑纯化）。最近国外学者认为小儿未患哮喘或新生儿未诞生前，家中已养猫狗，当患哮喘或新生儿诞生后仍可继续饲养，非但不致敏，反而可减少其致敏性。Taylor 报道许多饲养兔类动物者对其尿蛋白发生过敏。

Kilburn（2003 年）[11]报道，学者们正在研究如何通过空气过滤设备来减少宠物变应原数量，从而减少和减轻对宠物过敏者哮喘发作的次数和程度。

蟑螂

分布遍及全球，系人类居住环境中常见的有害昆虫之一。Kang 等（1978 年）首先提出蟑螂与哮喘发病有关。近年南京、广州等地区也证实蟑螂的躯体、皮屑、粪便和虫卵均有较强的变应原。由蟑螂引起过敏性哮喘日益引起人们的重视，它的分泌物和死后的碎屑大量存在于屋尘和粉尘中，随时可被吸入气道。某些患者由于遗传因素，气道呈高反应性，吸入蟑螂的变应原产生变态反应而发生哮喘。殷凯生等对 49 名健康者和 210 例哮喘患者用黑胸大蠊（蟑螂的主要种类）抗原作皮内试验，并用 ELISA 法测定 17 例哮喘患者血清中抗黑胸大蠊特异性 IgE 抗体，结果显示哮喘患者黑胸大蠊抗原皮试阳性率达 61.8%，远高于健康对照组（8.1%，$P<0.001$），也高于美洲大蠊和南京地区其他 14 种常见抗原的皮试阳性率。沪宁沿线居民住宅中最多的蟑螂属黑胸大蠊（占 95% 以上）[9]。韩秀兰等（1995 年）报道 98 例哮喘患儿的螨阳性率为 58.2%、蟑螂为 40.8%，名列其他变应原之首，而 100 例正常儿童的蟑螂皮试阳性率仅为 7%（均用点刺法）。两组有显著差异（$P<0.001$）。从而认为蟑螂是北京地区诱发哮喘的重要变应原之一，仅次于螨。清除或避免与螨和蟑螂等变应原接触对哮喘防治具有重要意义。

真菌

真菌和酵母菌是室内气传变应原。室内最常见的真菌包括青霉、曲霉、交链孢霉、分支孢霉与假丝酵母等。O'Hollaren 等报道这些真菌变应原在美国与哮喘造成的死亡有关。天气阴暗、潮湿、闷热和室内通风不良，适合于真菌生长繁殖，装有空调及湿化装置的房间，也有利于其生长。

室外变应原

室外引起哮喘发作的最常见的变应原是花粉和真菌。

花粉

吸入花粉引起的哮喘称为花粉性哮喘。特应性体质者在一定地区和季节因吸入某些花粉可致哮喘季节性发作和季节性加重。由某种花粉引起的哮喘发作期限，一般取决于花粉期的长短，发作时症状与典型哮喘无异。近年来全球气温变暖导致开花季节提前并延长，因而增加了花粉性哮喘的发生（摘自南德意报，2006 年）；无并发症者哮喘的症状可随空气中花粉的消逝而缓解。花粉在空气中的浓度随地区和大气情况而异。花粉在雷雨交加期间，由雷电作用可使花粉颗粒变小，易到达下呼吸道，故在雷雨后诱发哮喘。与哮喘有关的花粉一般具有下列特点：(1)大多为风媒花粉，少数为虫媒花粉如田菁和向日葵花粉等；(2)分布广泛；(3)花粉体积小、产量大、授粉期长；(4)花粉抗原性强。引起变应性哮喘的花粉根据其植物种类及花粉散播季节可分为三类：(1)木本植物即树花粉，主要引起春季哮喘，有法国梧桐、枫、杨、榆、柏、构、桑、柳、松(上海在4、5月份空气中飘浮的花粉)，还有悬铃木、桦与银杏等；(2)禾木植物为主的草类花粉主要引起夏末秋初的哮喘发作，有狗尾草、梯牧草以及黑麦等；(3)秀草类花粉主要引起秋季花粉症，有豕草、蒿草、黎草和葎草。上海在9、10月份农田里开花的杂草多达116种，空气中飘浮着这些杂草的花粉。北京秋季过敏性花粉症主要由蒿草所致。

值得一提的是豕草致敏，豕草又名豚草(ragweed)，其分布广泛、繁殖力强大。一株豚草每年可产生数百万至十亿粒花粉，花粉颗粒轻而小，可被风吹飘至643.7km以外的远处，其抗原性极强，过敏者仅吸入50粒/m^3豚草花粉的空气即可诱发哮喘。在豚草花粉季节(8～10月份)其在空气中的浓度可高达20～1000粒/m^3以上。King等(1964年)由豚草花粉分离提纯到主要抗原成分E(AgE)，迄今仍为最纯的抗原之一。介导Ⅰ型变态反应的IgE是最初从豚草花粉过敏症患者的血清中分离、鉴定并加以命名的。以往，学术界一直认为我国无豚草分布，1987年南京殷凯生等[9]发现豚草是我国长江流域和东北地区一种常见的野生植物，并用嗜碱性粒细胞组胺释放试验证实豚草花粉是引起南京地区变应性哮喘最常见的变应原之一(豚草也是美国最多见的致敏性花粉)。

真菌

与室内真菌变应原相仿，其中与哮喘关系密切的是交链孢霉(链格孢霉 Alternaria)。20世纪90年代初有报道空气中的平菇孢子和其他蘑菇孢子也与哮喘发病有关[9]。

二、呼吸道感染

小儿呼吸道感染与哮喘发病的关系现已备受国内外学者的关注。既往将呼吸道感染诱发的哮喘称为内源性，变应原诱发的哮喘称为外源性。Stein(1994年)指出内源性与外源性的提法已不能反映现代的哮喘发病机制。笔者认为某些病原体既是感染原，又是变应原。

病毒感染

呼吸道的病毒感染与哮喘发病存在着密切关系(小儿较成人更为明显，尤其与5岁以下的小儿关系最为密切)。成人由呼吸道病毒感染引起哮喘发作者约为3%，而小儿则高达30%～42%，婴幼儿竟可达90%。病毒感染是诱发哮喘的最重要因素[12]。首次全国小儿哮喘流行病调查中(1988～1990年)发现95.2%的患儿其发作诱因为呼吸道感染[13]。同期笔者报道，上海小儿哮喘流行病学调查显示89.5%的患儿其发作与上呼吸道感染有关[14]。第二次全国城市儿童哮喘患病率调查(2000年)显示在哮喘致病和诱发因素中，由呼吸道感染引起者占94.62%[15]与10年前首次调查相当接近(仍占首位)，部分可能为变应性鼻炎所致。呼吸道感染，主要为病毒感染。成人以流感病毒与副流感病毒较多见；小儿以鼻病毒、副流感病毒及呼吸道合胞病毒（RSV）为常见（婴幼儿主要是呼吸道合胞病毒）。这些病毒大多在冬末春初和晚秋引起上呼吸道感染。Sigurs（2000 年）[16]指出婴幼儿期的呼吸道合胞病毒感染是日后发展为哮喘的危险因素，因该病毒感染而住院的患儿有 38% 在 7 岁时发展为哮喘，而对照组仅 2%。张忠鲁对哮喘急性发作病例作病毒分离和测定病毒特异性抗体 IgM，结果发现抗呼吸道合胞病毒、腺病毒、巨细胞病毒和单纯疱疹病毒抗体呈阳性，而健康者的抗体则为阴性。陈育智等在哮喘患儿中测得的抗体主要为副流感病毒和腺病毒的特异性抗体。病毒侵入机体后，不仅是感染原也是变应原，除引起呼吸道局部和全身的感染症状外，还刺激机体不断产生特异性 IgE。早在 1981 年 Welliver 即从感染呼吸道合胞病毒的婴儿鼻咽分泌物中检出抗呼吸道合胞病毒特异性 IgE 抗体。钱勇等[17]发现由呼吸道合胞病毒引起的毛细支气管炎伴喘息患儿鼻咽部黏膜中存在呼吸道合胞病毒 - IgE 和组胺增高，外周血嗜碱性粒细胞脱颗粒阳性率亦增高，随着病情缓解，鼻咽部组胺下降，嗜碱性粒细胞脱颗粒阳性率趋于正常，而呼吸道合胞病毒 - IgE 仍持续缓慢上升，并随访反复发作喘息的患儿，发现绝大部分患儿鼻咽部仍存在呼吸道合胞病毒 - IgE，这部分患儿常发展为哮喘。Welliver 检测了单纯上呼吸道感染和毛细支气管炎患儿的副流感病毒（PV）特异性 IgE，结果显示 8/12 例毛细支气管炎患儿副流感病毒 - IgE 呈阳性，而 10 例上感患儿仅 1 例为阳性。

病毒感染诱发哮喘发作的机制：（1）病毒刺激机体产生特异性 IgE，通过 IgE 介导释放炎症介质，引起哮喘发作；（2）降低气道 β 受体功能，增加胆碱能神经的敏感性；（3）损伤气道上皮，激活上皮细胞，暴露感觉神经末梢，引起气道反应性增高；一次感染后，气道高反应性可持续 6 ~ 8 周，造成反复咳嗽；上皮细胞受损后引起黏膜通透性增高，变应原易渗入，接触靶细胞。上皮细胞还可合成和分泌炎性细胞因子如粒 - 巨噬细胞集落刺激因子、白介素 -6 等；（4）2003 年国外发现呼吸道合胞病毒可提高 T 细胞亚群的神经激肽受体（NK1）的表达水平。这些细胞被 P 物质吸引和激活，在气道内形成炎性反应和气道高反应性持续较久[18]。Zambrano[19]（2003 年）指出高 IgE 哮喘患者的肺功能下降和炎性指标的增高是鼻病毒引起哮喘病情严重的危险因素，提示病毒引起哮喘发作的病情轻重，不仅是病毒本身的因素，且与病毒感染前患者的状态和感染后的病情相关。

2002 年《全球哮喘防治创议》指出婴儿期由感染呼吸道合胞病毒引起重型毛细支气管炎，日后发生哮喘机会增多，这一论点在学术界已达共识，但对轻型呼吸道合胞病毒感染和其他病毒反复引起上呼吸道感染是否与重型呼吸道合胞病毒感染相似，也易患哮喘，尚有争论。21 世纪初德国和美国学者[8]经流行病学调查显示轻型呼吸道合胞病毒感染和其他病毒反复引起上呼吸道感染对日后发生哮喘有保护作用（即使家族有特异性体质）与重型呼吸道合胞病毒感染的后果截然不同，可能与辅助性 T 细胞 -1（T_{H^1}）和辅助性 T 细胞 -2（T_{H^2}）的反应以何者为主有关，例如病情重者属 T_{H^2} 为主的反应。正常胎儿及新生儿期 T_{H^2} 占优势，若 T_{H^1} 受损或未受到刺激导致功能削弱，T_{H^2} 继续占优势则日后发生哮喘较多。相反，在婴儿期经常受外界轻型呼吸道合胞病毒及上呼吸道感染的刺激，T_{H^1} 逐渐占优势，日后发生哮喘的机会减少。感染时的年龄可能是决定免疫反应类型的重要因素之一，这在小鼠实验中得到了证实。

肺炎支原体感染

Berkovichs(1970 年)首先报道对 84 例哮喘患儿在哮喘发作期行血清学检查,发现 1/3 患儿存在感染,除病毒外肺炎支原体(MP)也是重要病原,对后者应用抗肺炎支原体药物后,哮喘很快得到控制。Dorigo 发现肺炎支原体感染引起哮喘发作占 24.7%,每隔 3~4 年流行 1 次,每当流行年度,该地区哮喘发作呈大幅度增加。近年来国内外报道小儿肺炎支原体感染的发病率随着检测技术的改进,有增加趋势。肺炎支原体感染与哮喘的关系,日益受到重视。笔者[17]于 20 世纪 80 年代中期发现在上海肺炎支原体感染流行与哮喘发病有关。郭章溉检测哮喘患儿血清中的肺炎支原体-IgM 和肺炎支原体-IgE,21/100 例(21%)的抗体水平≥1∶32,而对照组为阴性。刘世英(1996 年)[20]报道 18/121 例(14.9%)哮喘患儿血清中检测到肺炎支原体-IgE,还检测到肺炎支原体-IgG 和肺炎支原体-IgM;而在 37 例肺炎患儿中虽可检出肺炎支原体-IgG 和肺炎支原体-IgM,但未检测到肺炎支原体-IgE。重庆医大儿童医院认为 13% 的哮喘发作是由肺炎支原体感染诱发的。21 世纪初曹兰芳[21]提出同时检测肺炎支原体特异性抗体包括肺炎支原体-IgM,肺炎支原体-IgA,肺炎支原体-IgG 和肺炎支原体-IgE,为早期临床诊断提供较为可靠性的实验依据,并提出对由肺炎支原体引起的哮喘治疗可采用大环内酯类药物,同时分成三组分别加用小剂量吸入皮质激素、抗过敏和免疫调节剂,其中以吸入皮质激素组疗效最佳。

肺炎支原体引起哮喘发病机制如下:(1)感染肺炎支原体后产生特异性 IgE,初次感染肺炎支原体,体内产生特异性抗体效价极低,几乎无临床症状,再次感染肺炎支原体,导致产生特异性 IgE,通过 IgE 介导,释放炎性介质,与病毒感染一样,可引起哮喘发作;(2)肺炎支原体感染后引起气道上皮细胞坏死脱落,气道壁传入神经暴露,对外界的刺激敏感性增高形成气道高反应性;Wongtim 对感染肺炎支原体患者恢复期后第 4 周、第 12 周,分别用乙酰甲胆碱作吸入激发试验发现仍有 50%~70% 患者第一秒用力呼气容积下降超过 20%,正常人无此现象;(3)肺炎支原体感染直接损伤气道上皮细胞,造成炎症反应,肺炎支原体排列于纤毛上皮细胞之间,气道完整性受到破坏,T 淋巴细胞和上皮细胞被激活,募集炎性细胞,尤其嗜酸性粒细胞释放细胞因子。Pietsch 发现再次感染肺炎支原体,肿瘤坏死因子 α 和白介素-6 增加 10 倍,另外肺炎支原体可直接或间接灭活中性肽内切酶使气道呈持续炎症,导致气道狭窄。有些学者认为肺炎支原体感染诱发哮喘与遗传因素相关,在人体白蛋白抗原-DR 区可能存在与过敏性哮喘类似的连锁的过敏性疾病易感基因。肺炎支原体感染还可发生肺炎支原体脑炎、肝炎、肾炎、心肌炎和溶血等呼吸道外的并发症。

肺炎衣原体感染

肺炎衣原体(Cpn)是 20 世纪 80 年代末发现的一种衣原体,1989 年发现首例肺炎衣原体感染与哮喘有关。Hahn(1991 年)报道肺炎衣原体感染患者近半数病例出现喘息症状。Emre(1995 年)报道 11% 的哮喘患儿在急性发作期的鼻咽分泌物中被分离出肺炎衣原体;在肺炎衣原体培养阳性的哮喘患儿急性发作期血清标本中,85.7% 的病例被检测到特异性 IgE 抗体;肺炎衣原体感染与病毒、肺炎支原体感染一样均由特异性 IgE 介导的 I 型变态反应导致了支气管痉挛、气道炎症和气道高反应性的哮喘典型表现。但未发现特异性 IgG、IgG_4 抗体增加，而鲁继荣[22]（2001 年）报道哮喘患儿肺炎衣原体的 IgG 抗体滴度≥1∶16 者明显高于对照组，提示肺炎衣原体的 IgG 抗体可能参与哮喘免疫反应。肺炎衣原体若治疗不彻底可持续刺激机体，不断产生特异性 IgE，Ⅰ型变态反应持续存在，表现为顽固性哮喘发作可能是部分激素依赖的难治病例，虽经支气管舒张剂和皮质激素积极治疗，但症状控制不理想，此时应考虑可能与未完全清除肺炎衣原体感染有关，故应适当延长抗肺炎衣原体的疗程。

笔者认为呼吸道病毒、肺炎支原体和肺炎衣原体感染构成了小儿呼吸道感染的最主要病原。三者既是感染原又是变应（过敏）原。为了进一步明确小儿哮喘的主要病因和诱因，必须深入研究上述三者对哮喘患儿的 T_{H^1} 和 T_{H^2} 的作用，21 世纪国外已有呼吸道合胞病毒及其他病毒对其 T_{H^1} 和 T_{H^2} 作用的报道（详见本章病毒感染节）。在儿科领域拘泥于将哮喘划分为内源（感染）性和外源（过敏）性分类，显然没有必要。

细菌感染

大部分学者[12]认为细菌感染并不促使哮喘发作，曾推测溶血性链球菌感染可诱发哮喘，但未被证实。许以平等[17]从哮喘患者血中测到肺炎球菌和流感杆菌抗体，且在 C 反应蛋白（CRP）增高的哮喘患者血中也检测到细菌抗体，提示细菌感染在激发哮喘中可能有某些作用。范永琛认为鼻窦炎是引起小儿哮喘发作的因素之一，并指出约 1/3 病例可从鼻窦中洗出脓液，由于鼻窦炎分泌物向后流注（最近国外学者采用荧光检查未发现此现象），引起对气管和支气管的慢性刺激和继发性炎症，构成了慢性咳喘的主要原因。21 世纪初张正霞[23]认为细菌性鼻鼻窦炎可诱发喘息但未行测定特异性 IgE，在国内首次命名为鼻旁窦支气管炎并提出抗生素（阿奇霉素）、祛痰剂和免疫增强剂联合治疗，疗程以大于 2 个月为妥。他认为变态反应造成组织损害和窦口阻塞可导致继发性细菌感染，而细菌感染又可促使局部对变应原的吸收，循环往复，致使病情迁延难愈。一旦鼻鼻窦炎治愈后，哮喘症状随之明显改善，显著优于既往常规治疗措施。国外学者认为儿童鼻窦炎基本上属过敏性，阻塞后继发细菌感染，慢性细菌性鼻窦炎可加重哮喘发作。《全球哮喘防治创议》[8]（2002 年）指出除了鼻窦炎外，几乎没有细菌感染能使哮喘发作加重。Godfrey 对某些伴有持续或反复肺部感染的哮喘患儿行支气管肺泡灌洗液检查，发现半数患儿的灌洗液中中性粒细胞增高，细菌培养呈阳性，据此认为属于继发感染，需用抗生素，但不能替代抗哮喘治疗；并指出没有足够证据证明细菌感染可促使哮喘发作。笔者认为关键是未发现哮喘患儿血清中存在抗某种细菌特异性 IgE，缺乏与病毒、肺炎支原体和肺炎衣原体诱发哮喘相似的有力客观证据，还需检测 T_{H^1} 和 T_{H^2}。细菌感染与小儿哮喘的关系尚存在争论，有待进一步证实。

三、气候变化

气候是由气温、相对湿度及气压等因素组成。

气温

温带地区（如我国江南、华东）半数左右的哮喘患者发作时间集中在 4 月下旬、5 月、9 月下旬和 10 月。70% 哮喘患者发生于日平均气温在 21℃ 左右的天气，这正是季节交替的时刻。上半年是春末夏初，下半年是夏末秋初，前者从日平均气温 15℃ 上升到 21℃，哮喘患者逐渐增多，达 21℃时为最高峰，超过 21℃时，患者又逐渐减少。夏末秋初的日平均气温由 25℃逐渐下降到 21℃，患者增多达最高峰，当气温进一步下降，哮喘患者又逐渐减少，这提示哮喘患者对气温的变化特别敏感。气温的突然变化有如一种刺激因素，对具有气道慢性炎症及气道高反应的患者，一经接触这种刺激，如同吸入刺激性气体一样就会诱发哮喘；有学者认为日平均气温在 21℃时亦有利于花粉和螨的发育与繁殖，但秋季的花粉较春季少得多，为什么秋季的哮喘发作明显多于春季？入秋后螨数量虽增加，但当气温达 21℃时，哮喘发作人数明显上升，实际上这一气温并不是螨繁殖的最适宜温度（螨生存的最适宜温度为 25℃ ±2℃）。由此看来哮喘的发作可能是某些变应原或非变应原与气象因素共同作用所致。

相对湿度

空气潮湿时螨和真菌易于生长繁殖，相对湿度过高又可使人体皮肤的水分蒸发减少，常以加快呼吸来代偿，但若吸入过多干燥而寒冷气体则会促使哮喘发作。若相对湿度过低则呼吸道黏膜干燥，也易引起哮喘发作；运动性哮喘因气道干燥使哮喘症状加重。一般认为对人体生活最理想的相对湿度为 35% ~50%。

气压

气压低对哮喘发作有一定影响。气压突然下降，可使支气管黏膜的细小血管扩张，导致分泌液增加，支气管管腔变窄及气道平滑肌痉挛。气压低时各种变应原如花粉、真菌、细菌、灰尘及工业性刺激物等在空气中不易飘散，易被人体吸入。

四、被动吸烟与吸烟

被动吸烟和吸烟与呼吸道疾病（包括哮喘）的关系极为密切，早已受到人们的关注。被动吸烟和吸烟危害人们健康已成为不容置疑的事实。近年来世界卫生组织（WHO）指出：吸烟是危害健康但可预防的重要致病因素之一。吸烟时所产生的烟雾可分为直接吸入呼吸道的主流烟雾和香烟自然燃烧所弥散到四周环境中的侧流烟雾。就被动吸烟而言，主要受到侧流烟雾的影响。1 支烟所产生的侧流的烟雾是主流烟雾的 2 倍，侧流烟雾中含的有毒微粒浓度较主流烟雾多 1 ~4 倍。香烟的烟雾中含 4500 多种有毒化学物质，其中可被吸入的成分包括多环烃类、CO、CO_2、NO、NO_2、尼古丁和丙烯醛等。如果小儿在吸烟的室内停留 15 分钟以上就是被动吸烟。若停留 1 小时，被动吸烟者就吸入了相当于 1 支香烟的烟雾。当然被动吸烟的危害程度是与室内烟雾浓度、通风条件及与吸烟者接触时间密切相关，小儿可以成为被动吸烟的受害者。双亲吸烟尤其是母亲吸烟会导致其子女的肺生长发育不全或气道变应性炎症，而成为发生哮喘的高度危险因素。有人统计母亲（或父亲）在家每天吸烟 20 支，他们的子女患哮喘等下呼吸道疾病的危险性较不吸烟家庭高 2.8 倍。世界卫生组织强烈呼吁：被动的、强加的或非自愿的吸烟（即被动吸烟）同样有损人体健康。小儿绝大部分为被动吸烟的受害者。2002 年《全球哮喘防治创议》指出：主动吸烟对哮喘患者有下列影响：加速肺功能下降，加重哮喘病情，降低哮喘治疗的有效性。《全球哮喘防治创议》（2004 年修订本）指出：吸烟可削弱皮质激素的抗炎作用。笔者在临床实践中遇到一些主动吸烟且患有哮喘的小烟民（初中学生），原用吸入皮质激素控制良好，但染上吸烟习惯后，哮喘又频繁发作，不得不加大吸入皮质激素的剂量。有些婴幼儿患毛细支气管炎后喘息反复发作，在被动吸烟的环境下，吸入 β_2 激动剂和皮质激素收效甚微，离开该环境后，喘息发作即停止。

五、空气污染

当大气层积累的刺激物达到某种程度，足以对人体、动物和植物造成损害时称为空气污染。

室外污染物

主要有两种类型即工业烟雾和光化学烟雾，前者含二氧化硫；后者包括臭氧、氧化氮，在一定区域，工业和光化学烟雾可共存。在污染严重的城市，其能激发支气管收缩、短暂增加气道高反应性、增加变态反应。应用柴油的交通工具，燃烧散发的颗粒，吸收草花粉的变应原（附在其表面，自身为载体，而被吸入，从而增加花粉变应原在肺内沉积，花粉抗原性随之增加）。某些研究显示臭氧、氧化氮、酸性烟雾和颗粒与哮喘症状加重明显相关（详见第一章环境对哮喘患病率的影响）。

室内污染物

现代建筑技术虽能减少室内的空气流动，但增加了室内污染物负荷。应用地毯和有垫的家具有利于螨的繁殖。建筑和家具用泡沫、胶水、压缩板等含有甲醛等能蒸发有机化合物，油漆释放胩，还有煮饭烹饪过程中散发出的一些气体，均可能激发哮喘，但尚需进一步证实。

第三节　胃食管反流

婴幼儿因其食管下端括约肌发育未臻完全，贲门括约肌松弛，一定量的胃内容物反流入食管，引起食管黏膜表层糜烂、迷走神经暴露、局部炎症性和化学性刺激，通过迷走神经介导，以致支气管收缩，发生喘息；但也有学者观察到因哮喘发作时支气管痉挛，肺内气体贮留，膈肌下降，又因应用平喘药物使食管下端括约肌张力下降，而发生松弛，故认为胃食管反流是哮喘的后果；但大多数学者指出胃食管反流可能是哮喘病因而不是结果，哮喘可使胃食管反流加重，形成恶性循环。20 世纪 60 年代后期才发现哮喘常与胃食管反流共存，小儿哮喘并存胃食管反流的现象，近年来高达 50% ~60%（成人为 60% ~80%）。临床表现：学龄儿童上腹部反复烧灼感，咽下疼痛或咽酸水，饮水后可减轻。婴幼儿虽无上述主诉，但常于餐后喘息加重，夜间喘息发作。当患儿出现下列情况应考虑到胃食管反流：（1）哮喘经平喘药治疗后症状加重或对治疗出现耐药现象；（2）有典型或不典型的胃食管反流症状；（3）在睡眠，大量进餐后或平卧时喘息加重；（4）使用支气管舒张剂后，呼吸系统症状加重。检查方法：近年来提倡 24 小时食管内检测 pH，[24]它是目前诊断胃食管反流最有效的方法，通过动态监测食管远端和近端 pH 值的变化，结果以 Demeester 积分、SAP 表示（操作法见中华结核和呼吸杂志 2005，28（11）：738）[25]但有学者认为此法仅提示胃食管反流可能造成喘息的因素，并不能直接证明食管内 pH 值下降肯定与呼吸系统疾病相关，确定这种相关性需要同时评价患儿的呼吸功能和反流记录。用痰液分析、肺闪烁显相和食管酸化法等方法也不能确定胃食管反流诱发哮喘和哮喘患儿伴有胃食管反流。国外报道用内镜检查发现55/105哮喘患儿有病变存在，但其诊断价值有限。[25]

第四节　运动

一、运动与哮喘的关系

运动属于物理性刺激，是引起哮喘症状短暂发作的最常见的诱发因素。运动不同于接触抗原或病毒感染，不会引起长期后遗症，也不引起气道高反应性。小儿好动，其日常活动度较成人大，且常参加竞争性活动，因其活动度大、时间长往往会引起运动性哮喘发作。运动诱发哮喘的程度与吸入不同性质的空气有关，吸入温暖而潮湿的空气引起哮喘发作者罕见（如游泳），相反吸入寒冷且干燥空气引起哮喘发作者大有人在（如室外溜冰）。哮喘发作亦与活动类型有关，如间断性游戏较持续跑步 6～8 分钟发生哮喘要少。小儿大哭大笑亦可诱发哮喘，其机制与运动诱发哮喘相似（主要由于过度通气所致）。运动开始因儿茶酚胺释放，并不立即发生哮喘，在运动 6～10 分钟和停止运动 1～10 分钟后哮喘发作最为严重。

二、运动诱发哮喘的机制

（1）由运动引起过度通气刺激肥大细胞释放组胺、中性粒细胞趋化因子等炎症介质，造成支气管痉挛；经应用色甘酸钠、抗白三烯药物能抑制运动诱发哮喘，证实运动能诱发哮喘；（2）过度通气，气道热量丢失增加，造成温度降低，低温的气道环境有利于支气管平滑肌细胞去极化收缩与组胺作用加强；（3）运动时经气道损失水分增加，促使支气管纤毛周围呈暂时性高渗状态，渗透压增加，可引起支气管平滑肌痉挛；（4）运动时气道受寒冷和干燥气体刺激，通过神经反射引起支气管收缩。

第五节　精神因素

一、精神因素与哮喘的关系

精神因素的作用常在哮喘长期反复发作的基础上演变而来，少数是在特应性体质与哮喘同时存在的一种状态。事实上哮喘在反复发作数年后，每一病例或多或少存在精神因素的作用（婴儿一般不存在精神因素的作用）。哮喘发作虽含有精神因素，但不是一种单纯的神经症（临床上从未见到神经症是哮喘的原发因素）；但哮喘可引起神经症，后者可促使前者发作频繁和病情加重。小儿哮喘除婴儿外与精神因素亦存在一定关系，例如双亲对哮喘的认识不足，遇到子女哮喘发作，初期症状并不重，但已惊慌不安，手足无措，更有甚者闻及子女咳嗽数声就提心吊胆，学龄患儿目睹此状成为恶性刺激，促使病情加重，其性格变得忧郁、悲观失望。有些家长因其子女哮喘发作痛苦而过于溺爱，百依百顺，导致某些患儿以哮喘发作为借口，向父母提出不合理要求来满足个人欲望。

哮喘有时确可人为发作，故某些学者提出"双亲分居法(parentectomy)"以治疗小儿哮喘，有学者认为精神刺激与暗示疗法可诱发或治疗哮喘。

二、精神因素诱发哮喘的机制

精神因素诱发哮喘的机制较复杂。哮喘与忧虑之间在生物学和病理生理方面可能有重叠关系。Peter 指出哮喘同样符合生物—心理—社会医学发病模式，受生物学(身)、精神心理学(心)和社会因素相互作用的影响。精神因素诱发哮喘机制可能通过下列途径：(1)大脑皮质—丘脑—迷走神经兴奋，分泌乙酰胆碱，增加支气管平滑肌张力；由某些不良暗示诱导哮喘发作可用阿托品控制，支持这一假说，但尚待进一步证实；(2)特应性体质，受到外界刺激时，不能分泌足量的儿茶酚胺；(3)伴有精神忧虑的哮喘患者，对过度通气的敏感性提高；(4)海马回功能异常，哮喘患者可能存在与基因相关的海马回血流、血容量及氧代谢的异常，影响海马回的功能，可能使其对各种刺激更为敏感，恐惧、精神紧张等不良情绪更易出现而引起哮喘发作。

临床医务人员有时可能将恐惧引起过度通气误认为哮喘恶化，不适当地增加平喘药(如茶碱和 β_2 激动剂)，从而加重哮喘患者的兴奋和焦虑；相反若将患者哮喘发作误为由精神紧张或焦虑引起的通气过度，不采用支气管扩张剂，就会延误病情。

第六节　药物

随着临床用药种类的逐年增多，由药物引起支气管痉挛，导致哮喘发作者(药物性哮喘)也渐趋多。曾有某些药物能引起严重支气管痉挛甚至致死的报道。

一、诱发哮喘的常见药物

引起支气管痉挛的药物有下列数种。

(1)解热镇痛剂；(2)染料和防腐剂；(3)β 受体阻断剂；(4)抗生素；(5)磺胺药；(6)蛋白类制剂；(7)抗肿瘤药；(8)平喘药，平喘药引起药物性哮喘者为数极少，气雾剂引起者可能由赋形剂所致。

上述各类药物以阿司匹林、染料和 β 受体阻断剂较为常见(最常见的是阿司匹林)。典型阿司匹林过敏主要见于成人，但小儿亦可发生，敏感者即使接触微量的阿司匹林，就可发生典型鼻、眼充血甚至气道阻塞。阿司匹林与其他非甾体抗炎药(包括吲哚美辛、非诺洛芬、萘普生和保泰松)有较大的交叉反应性，但对乙酰氨基酚、水杨酸钠等有良好耐受。

二、药物诱发哮喘的机制

各类药物诱发哮喘的机制不尽相同，学者将其机制归纳为十类：(1)变态(过敏)反应；(2)特异反应；(3)正常的药理作用；(4)对呼吸道黏膜的局部刺激；(5)对前列腺素合成的抑制；(6)β 受体阻滞理论；(7)补体系统的活化；(8)缓激肽抑制学说；(9)乙酰化理论；(10)结构相似学说。阿司匹林与其他一些解热镇痛药诱发哮喘的机制颇为复杂[9]，包括上述的(2)、(5)、(7)、(8)和(9)的作用。近年来多数学者均支持前列腺素合成的抑制学说。阿司匹林因抑制环氧酶，使前列腺素 E 的合成减少，后者具有舒张气道平滑肌的作用，同时促使花生四烯酸合成更多白三烯 D4(LTD4)和白三烯 C4 等，白三烯 D4 具有强烈的收缩支气管平滑肌作用。普萘洛安与普拉洛尔等可阻断支气管平滑肌上的 β_2 受体，导致哮喘严重发作，需给予大剂量的 β_2 激动剂和抗胆碱药物才能缓解。青霉素和其他抗生素主要通过由特异性 IgE 介导的Ⅰ型变态反应诱发支气管痉挛[9]。

第七节　食物

食物能否诱发小儿哮喘发作，历来颇多争论，大部分学者认为食物引起哮喘不多见。Rance[26](2003 年)指出对哮喘患者而言，应注意其发生食物过敏的可能性，因其发生严重食物变态反应的危险性较非哮喘患者高 15 倍。

引起哮喘发作的食物和食物添加剂有多种。Palosuo[27](2003 年)指出小麦粉是引起面包师职业性哮喘发作的重要原因；笔者[14]报道，1990 年上海哮喘流行病学调查显示，食物诱因以鱼虾多见；Arshad 认为妊娠期内孕妇不食鸡蛋，1 岁内婴儿及其母不食鸡蛋有助于减少婴儿特应性的发生；有学者认为，在妊娠期摄入去除变应原食物，实际上分娩出小儿的特应性并不减少，且不利于孕妇及胎儿营养；另外腰果也会诱发哮喘。食物添加剂如亚硫酸盐类作为食品(用于土豆、小虾、干果、啤酒和葡萄酒加工)以及药品的防腐剂与重症哮喘发作和突然死亡有关，过敏者应避免。其他食物添加剂包括黄色染料、酒石黄、苯甲酸盐、谷氨酸钠是否会引起过敏，证据尚不足，若有怀疑，亦需避免。冷饮也可引起哮喘发作(属饮食不当类占 21.4%[14])。已有较充分证据显示，母乳喂养可减少哮喘的发生，尤其(1 岁内)婴儿因母乳(特别是初乳)含有丰富的分泌型免疫球蛋白 A(sIgA)，能增加婴儿黏膜上皮的抗感染能力，有助于减少病毒引起喘息性下呼吸道疾病的发生。非母乳喂养的婴儿缺乏上述抗呼吸道感染的能力，其呼吸道感染，尤其呼吸道合胞病毒感染的机会就会增加，从而导致哮喘发作。若要明确对某种食物过敏，需做双盲激发试验。

2002 年《全球哮喘防治创议》[8]指出母乳喂养的小儿对日后哮喘发生有无保护，尚有争论。虽然食物过敏与哮喘发生之间关系仍不明确，但某些证据显示婴儿食物过敏后可发生哮喘，食物过敏性肠病和结肠炎患儿，以后发生哮喘的比例较高；对食物过敏者发生过敏性疾病较发生哮喘为高。有学者在实验室发现 Ω－3 多不饱和脂肪酸有抗炎作用，但几乎没有证据显示摄入鱼油会改善控制哮喘，也无证据显示其有害性。摄入含有维生素 C 的水果即使少量，也可减轻喘息症状，尤其对易感者[8]。但《全球哮喘防治创议》(2004 年)修订本指出[28]定期补充维生素 C 或镁不会增加临床疗效。

第八节　其他

金首饰、香水也可引起哮喘发作，应尽可能避免。肥胖也是引起哮喘发作的原因之一。

新西兰学者(2004 年)报道,近年来哮喘患者日增尤其是发展中国家城市哮喘的发病率远高于农村,主要原因是由于人口城市化和生活方式西方化所致。城市卫生条件日益改善以及人们减少了对病菌的接触机会,导致人体免疫系统出现过度反应,从而产生过敏,且大多数哮喘病均由过敏引起。

近有学者发现,小儿对音响、电视、微波炉、电脑等发射的电磁辐射的调节功能差、易致敏而诱发哮喘。

(鲍一笑 戴家熊 韩连书 包 军)

主要参考文献

[1] 李明华,官茹明. 病因学. 见:李明华,殷凯生,朱栓立,主编. 哮喘病学,北京:人民卫生出版社,1998.9~10

[2] Liu X, Nickel R, Beyer K, *et al*. An IL-13 coding region variant is associated with a high total serum IgE level and atopic dermatitis in the German multicenter atopy study (MAS-90). J Allergy Clin Immunol, 2000, 106(1 Part 1):167~170

[3] Hecker M, Bohnert A, Konig IR, *et al*. Novel genetic variation of human interleukin-21 receptor is associated with elevated IgE levels in females. Genes Immuno, 2003, 4(3):228~233

[4] Kruse S, Kuehr J, Moseler M, *et al*. Polymorphisms in the IL-18 gene are associated with specific sensitizatin to common allergens and allergic rhinitis. J Allergy Clin Immunol, 2003, 111(1):117~122

[5] Allen M, Heizmann A, Noguchi E, *et al*. Positional cloning of a novel gene influencing asthma from chromosome 2q14. Nat Genet, 2003, 35(3):258~263

[6] Postma DS, Bleecker ER, Amelung PJ, *et al*. Genetic susceptibility to asthma bronchial hyperresponsiveness coinherited with a major gene for atopy. N Engl J Med, 1995, 333(14):894~900

[7] Haward TD, Whittaker PA, Zaiman AL, *et al*. Identification and association of polymorphisms in the interleukin -13 gene with asthma and atopy in a Dutch population. AM J Respir Cell Mol Biol, 2001, 25(3):377~384

[8] Lenfant C. Global initiative for asthma: Global strategy for asthma management and prevention Revised. 2002, Maryland: National Institutes of Health USA, 2002. 28~40

[9] 殷凯生. 支气管哮喘概述. 见:殷凯生,主编. 哮喘病的治疗. 南京:南京大学出版社,1995. 3~36

[10] Lee IS. Effect of bedding control on amount of house dust mite allergens, asthma symptoms and peak expiratory flow rate. Yonsei Med J, 2003, 44(2):313~322

[11] Kilburn S, Lasserson TJ, Mckean M. Pet allergen control measure for allergic asthma in children and adults. Cochrane Database. Syst Rev, 2003,1: CD 002989

[12] Sly M. Allergic disorders. in: Behrman RE, Kliegman RM, Arvin AM. Nelson textbook of pediatrics. 15th ed. Philadelphia: Saunder, 1996. 610~614

[13] 全国儿科哮喘协作组. 全国 90 万 0~14 岁儿童中支气管哮喘患病情况调查. 中华结核和呼吸杂志,1993,16(哮喘增刊):64~66

[14] 戴家熊,吴凤宝,陆际晨. 见:上海医学会儿科呼吸协作组. 上海市 0~14 岁小儿哮喘整群抽样调

查报道. 临床儿科杂志, 1994, 12(2):107 ~ 109
[15] 陈再历, 陈育智, 马煜等. 中国 0 ~ 14 岁城市儿童哮喘患病率调查. 哮喘杂志, 2002, 8(2): 63 ~ 67
[16] Sigurs N, Bjarnason R, Sigurbergsson F, *et al*. Respiratory syncytial virus bronchiolitis in infancy is an important risk factor for asthma and allergy at age 7. Am J Respir Crit Care Med, 2000, 161(5): 1501 ~ 1507
[17] 戴家熊, 彭宜君. 支气管哮喘. 见: 戴家熊, 彭宜君, 主编. 小儿变态反应(过敏)性疾病. 上海: 同济大学出版社, 1991. 44 ~ 45
[18] Piedimonte G. Contribution of neuroimmune mechanisms to airway inflammation and remodeling during and after respiratory syncytial virus infection. Pediatr Infect Dis J, 2003, 22: S66 ~ 75
[19] Zambrano JC, Corper HT, Rakes GP, *et al*. Experimental rhinovirus challenges in adults with mild asthma: response to infection in relation to IgE. J Allergy Clin Immunol, 2003, 111(5):1008 ~ 1016
[20] 刘世英, 赫宝兰, 任亦欣. 支原体感染与哮喘发病关系的研究. 中华儿科杂志, 1996, 34(2): 137 ~ 138
[21] 曹兰芳, 陆伟蓉, 毛海英等. 肺炎支原体特异性 IgA 抗体检测的临床意义. 临床儿科杂志, 2002, 20(3):134 ~ 136
[22] 鲁继荣, 王玥, 张一宁等. 肺炎衣原体感染与小儿哮喘发作的关系. 哮喘杂志, 2001, 7(1): 23 ~ 25
[23] 张正霞, 相运刚, 蔡晓红等. 小儿副鼻窦支气管炎临床诊断探讨. 中华儿科杂志, 2002, 40(9): 525 ~ 529
[24] 李云珠. 儿童哮喘的鉴别诊断. 见: 邓伟吾, 郭雪君, 主编. 肺部变应性疾病. 上海: 上海科学技术出版社, 2000. 151
[25] 钟南山, 赖克方. 中华医学会呼吸病学分会哮喘学组. 咳嗽的诊断与治疗指南(草案). 中华结核和呼吸杂志, 2005, 28(11):738 ~ 744
[26] Rance F, Micheau P, Marchac V, *et al*. Food allergy and asthma in children. Rev Pneumol Clin, 2003, 59(2 pt 1):109 ~ 113
[27] Palosuo K. Update on wheat hypersensitivity. Curr Opin Allergy Clin Immunol, 2003, 3(3): 205 ~ 209
[28] 陈育智. 哮喘管理与预防全球创议:2004 更新版方法学及新建议总结. 上海: 第二医科大学瑞金医院儿童哮喘和变态反应性疾病学术论坛, 2005, 12 ~ 15

第三章　哮喘发病机制

哮喘的发病机制最初认为是由控制气道平滑肌的神经与体液受体发生异常所致[1]；随着免疫学进展，之后认为哮喘发病机制属于Ⅰ型变态反应，即由变应原与肥大细胞表面的IgE结合，引起肥大细胞释放炎症介质，导致哮喘发作。这较神经与体液受体学说进了一步，但仍不全面[2]；长期以来学者们发现哮喘患者的痰液和末梢血中嗜酸性粒细胞增多，死于哮喘严重发作者的气道呈广泛性炎症变化。直至20世纪80年代随着纤维支气管镜的应用和免疫学的进一步发展，学者们对哮喘患者的支气管肺泡灌洗液（BAL）和活检标本，进行广泛研究，对哮喘患者的气道局部炎症有了更深入的了解。在迟发相哮喘反应阶段或由甲苯二异氰酸甲酯（TDI）所诱发的职业性哮喘患者，其气道除常驻的肥大细胞外，还有嗜酸性粒细胞、淋巴细胞等炎性细胞浸润，它们分泌一系列炎症介质、细胞因子，这些因子不仅引起速发相哮喘反应，还可引起迟发相哮喘反应。神经机制在此过程中亦起重要作用。1995年世界卫生组织（WHO）和美国国立卫生院出版的《全球哮喘防治创议（GINA）：全球哮喘管理和预防策略》[3]明确提出哮喘是由嗜酸性粒细胞、肥大细胞和T细胞等多种炎性细胞参与的气道慢性炎症（此系变态反应即过敏性炎症），这种慢性炎症导致气道对多种刺激因子的反应性增高。2002年《全球哮喘防治创议》修订本、2003年我国《支气管哮喘防治指南》及《儿童支气管哮喘防治常规》[4~6]均重申了上述定义，更强调由多种细胞（增加了中性粒细胞、气道上皮细胞）和细胞组分参与的气道炎症性疾病。

本章详细阐述哮喘的发病机制，主要涉及气道炎症、气道高反应和气道重塑（构）的机制。

第一节　气道炎症发生和发展的机制

气道炎症发生和发展的机制主要涉及遗传因素和免疫反应，后者包括IgE介导（依赖）、T细胞调控和非IgE介导（依赖），T细胞调控的炎症介质和细胞因子释放过程，加上血管内皮黏附分子的作用，将血循环中的炎性细胞，吸引并固定在气道黏膜上导致气道持续慢性炎症，气道高反应性、气道重塑和气道狭窄。

一、遗传

大多数过敏性哮喘患儿具有特应症（atopy）的特征，提示有遗传倾向。当前将与哮喘发病有关的基因分为三类，即哮喘特异基因、决定IgE合成的基因和决定个体吸入抗原后产生特异性免疫反应的基因（详见第二章哮喘病因）。哮喘患者气道炎症的发生和发展与遗传关系密切。当代学者[7]普遍认为哮喘是多基因的遗传病；哮喘的发病是由基因易感性和环境因素共同作用所致。

二、免疫学基础

免疫反应可分为抗体介导和细胞介导的两种类型,这两种免疫类型均参与气道炎症的发生和发展。当变应原(抗原)进入人体,首先由巨噬细胞和树突细胞摄取并加工后递呈给T细胞$CD4^+$、T_H0幼稚辅助性T细胞,T淋巴细胞被激活,这一过程是启动和扩大气道变应性炎症至关重要的一步。T_H0在白介素-12调节下定向分化为T_H1和T_H2。T_H1主要产生白介素-2(刺激淋巴细胞增生)、干扰素γ(IFNγ,阻止B细胞激活和IgE的合成)和肿瘤坏死因子α(TNFα);T_H2则分泌与哮喘密切相关的细胞因子包括白介素-3、白介素-4,白介素-5,白介素-9,白介素-13和白介素-16[4]。白介素-3和白介素-5能促进嗜酸性粒细胞的分化、增生和活化并抑制其凋亡,白介素-4和白介素-13则促进IgE的合成。

IgE介导(依赖)、T细胞调控的炎症途径

主体细胞是肥大细胞和嗜碱性粒细胞,60%~70%哮喘患者的气道炎症与此途径有关。当抗原(变应原)进入机体与Ⅱ类分子结合成复合体,激活T_H亚群,使之释放白介素-2、白介素-4和白介素-13。B细胞在T_H2分泌的白介素-4参与下与一系列细胞表面受体及黏附分子相互作用,先克隆增生浆细胞,再使其分泌IgG和IgM功能转变为分泌特异性IgE。IgE通过Fc段与肥大细胞或嗜碱性粒细胞表面的IgE Fc受体相结合,患者即对该种抗原处于"致敏"状态。当同种抗原再次进入患者体内,与肥大细胞或嗜碱性粒细胞表面的IgE桥联,IgE受体中的α亚基迅速磷酸化,甲基转移酶和腺苷酸环化酶同时被激活,导致细胞膜磷脂甲基化及环腺苷酸(cAMP)的合成。此时,Ca^{2+}闸门开放,Ca^{2+}内流,随着细胞内Ca^{2+}的增加,磷脂酶A_2活化,使磷脂水解,产生花生四烯酸(AA)。AA经环氧化酶作用形成前列腺素(PG),经脂氧化酶作用形成白三烯(LT)等。细胞膜磷脂代谢发生上述系列变化后,促使细胞内颗粒与细胞膜融合,即脱颗粒,释放各种炎症介质(包括组胺、白三烯、前列腺素、血栓烷、缓激肽、血小板活化因子和细胞因子),作用于各种效应细胞,引起支气管平滑肌收缩、血管扩张充血、黏液分泌亢进,促使气道痉挛狭窄,哮喘发作,此称速发相哮喘反应(IAR),参见图3-1、3-2。

非IgE介导(依赖)、T细胞调控的炎症途径

肥大细胞或嗜碱性粒细胞在释放以收缩支气管为主的炎症介质的同时,又释放能募集炎性细胞于气道局部的炎症介质,主要为趋化因子包括嗜酸性粒细胞趋化因子和中性粒细胞趋化因子,加上黏附分子的作用,使嗜酸性粒细胞、中性粒细胞向气道内游走、集结并活化,释放出炎症介质。尤其嗜酸性粒细胞在白介素-5作用下发育和激活后,释放出白三烯C_4、细胞毒蛋白(嗜酸性粒细胞过氧化物酶、主要碱性蛋白、嗜酸性粒细胞阳离子蛋白、嗜酸性粒细胞衍生神经毒素)、血小板活化因子等(见图3-1),并建立"自身持续环"造成周而复始的恶性循环,引起更严重、更持久的慢性炎症,同时导致气道高反应性,促使症状反复发作,直至气道重塑,病变不可逆。此过程称迟发相哮喘反应(LAR)。

有人用峰速仪监测哮喘患者与变应原接触后的反应,发现呼气峰流速(PEF)有2次下降(图3-3),符合速发相哮喘反应与迟发相哮喘反应的发病规律。速发相哮喘反应在接触变应原10分钟内发生呼气峰流速下降,30分钟达高峰,持续2~3小时。$β_2$激动剂

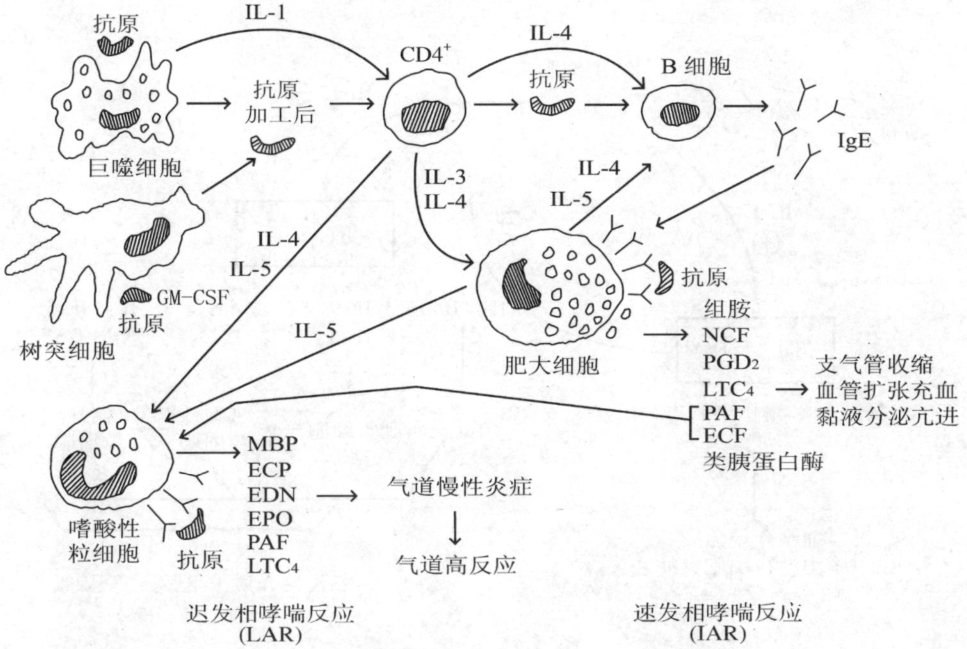

图 3-1　哮喘发病(包括 IAR 和 LAR)机制简图

[引自 Nelson textbook of pediatrics 16th ed 2000:646(笔者略作增减)]

MBP:主要碱性蛋白;ECP:嗜酸性粒细胞阳离子蛋白;EDN:嗜酸性粒细胞衍生的神经毒素;EPO:嗜酸性粒细胞过氧化物酶;NCF:嗜中性粒细胞趋化因子;ECF:嗜酸性粒细胞趋化因子;PGD_2:前列腺素 D_2;PAF:血小板活化因子。

对速发相哮喘反应有防治作用。吸入色甘酸钠或奈多罗米仅有预防作用。长期吸入皮质激素对速发相哮喘反应也有防治作用(既往认为无此作用)。迟发相哮喘反应在接触变应原 3~4 小时才发生呼气峰流速下降,4~8 小时达高峰,可持续 12 小时,甚至数天或数月,尤在形成气道高反应后,哮喘反复发作,常表现为夜间哮喘发作。吸入皮质激素对迟发相哮喘反应有良好的防治作用,色甘酸钠或奈多罗米对迟发相哮喘反应作用较差。β_2 激动剂不能抑制迟发相哮喘反应和气道高反应,若与吸入皮质激素合用则相得益彰。必须指出速发相和迟发相哮喘反应两者关系密切,常有重叠,有时难以截然分开。

速发相哮喘反应属肥大细胞介导(依赖),以气道平滑肌痉挛为特征,而迟发相哮喘反应属嗜酸性粒细胞介导(依赖),以气道炎症反应为特征。多数学者认为两者均通过 IgE 途径完成,但 Holgate 认为速发相哮喘反应是由 IgE 介导的免疫反应而迟发相哮喘反应则是由细胞介导的免疫反应(见图 3-4)。

当今对 IgE 介导的变态反应的作用持有异议。许以平介绍国外实验报告:(1)敲除 B 细胞基因的小鼠不能产生 IgE 及其他免疫球蛋白,但仍可呈现气道高反应(BHR)和气道炎症;(2)经采用抗 $CD4^+$ 的抗体注入卵清蛋白(OVA)致敏的小鼠,从而达到去

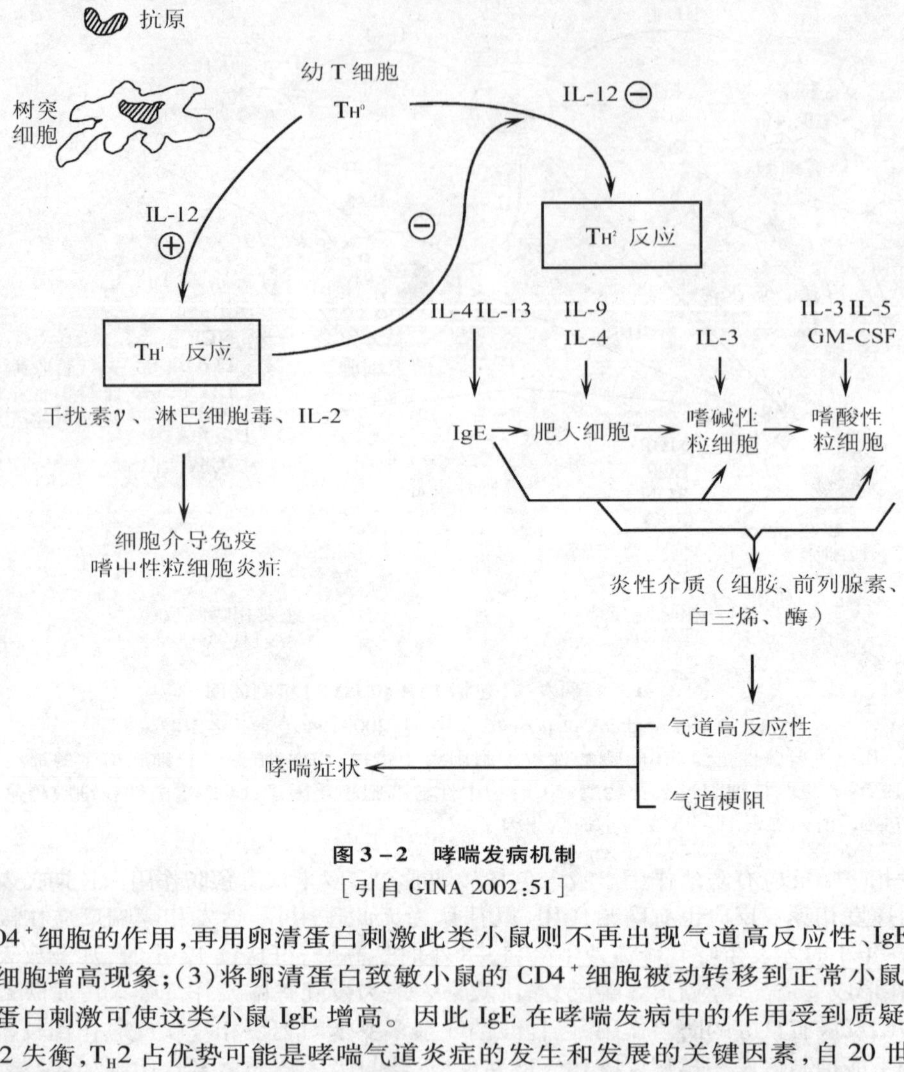

图 3－2　哮喘发病机制

［引自 GINA 2002:51］

除 $CD4^+$ 细胞的作用，再用卵清蛋白刺激此类小鼠则不再出现气道高反应性、IgE 和嗜酸性细胞增高现象；(3)将卵清蛋白致敏小鼠的 $CD4^+$ 细胞被动转移到正常小鼠，再用卵清蛋白刺激可使这类小鼠 IgE 增高。因此 IgE 在哮喘发病中的作用受到质疑。T_H1 与 T_H2 失衡，T_H2 占优势可能是哮喘气道炎症的发生和发展的关键因素，自 20 世纪 80 年代以来在哮喘发病机制学说中占了主导地位。经近 20 年的深入研究发现 T_H1/T_H2 细胞比值的调节与 Toll 样受体(Toll-like receptor TLR)、$CD4^+$、调节 T 细胞(regulatory T cell，Treg 或 Tr)和树突细胞(DC)有关。经 TLR 所介导的信号和传导系统可促进 DC 表达相关免疫分子，促进免疫细胞的成熟和分化并促进 $CD4^+$ 向 Tr 细胞分化，而 Tr 细胞具有免疫抑制功能，能调节 T_H1 与 T_H2 活性细胞的比例。树突细胞(DC)是抗原递呈细胞，目前发现 DC 能分泌白介素－12，诱导 T_H0 分化为 T_H1，若白介素－12 分泌减少则驱动 T_H0 向 T_H2 分化，增加白介素－4 合成导致 T_H2 的分化和增生[8]。

近年发现变应原可不通过 IgE 介导而激活 T 细胞分泌细胞因子，直接刺激肥大细

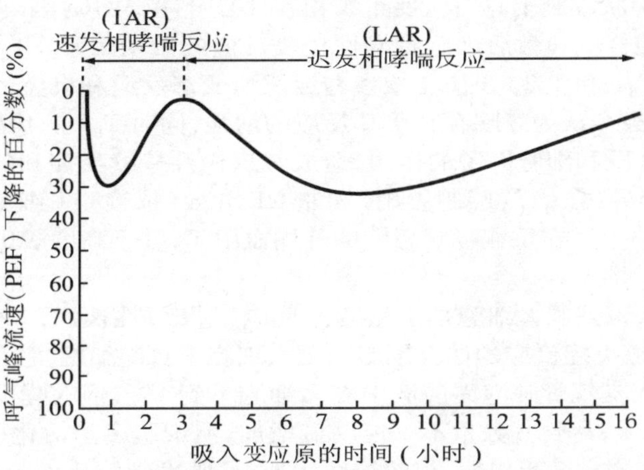

图 3－3　吸入变应原后最大呼气流速 2 次下降(IAR 与 LAR)的变化

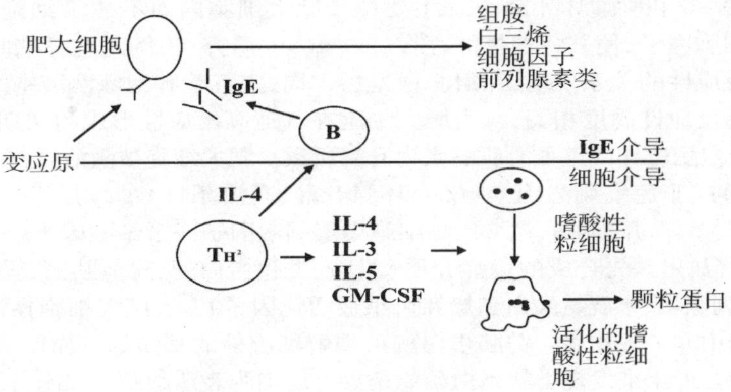

图 3－4　哮喘炎性反应的发病机制

［引自 Holgate，Stephen T. Inflammatory Mechanisms in Asthma. 1998：354］

胞和嗜酸性粒细胞引起炎症。

三、炎性细胞与哮喘

哮喘的气道炎症反应属变应性炎症，具有下列特征：气道局部浸润的炎性细胞主要是嗜酸性粒细胞、肥大细胞和 T 细胞而非中性粒细胞(它居于极次要地位)；各类型哮喘无论是发作期还是缓解期，始终存在此炎症反应，可被吸入皮质激素为主的抗炎治疗所控制(改善或阻止)。

参与哮喘气道炎症发生和发展的炎性细胞主要有 T 细胞、肥大细胞、嗜酸性粒细胞、上皮细胞和巨噬细胞。

T 细胞

T 细胞在哮喘气道炎症的发生和发展中起中枢作用。特定的 T 细胞受体与递呈抗原(变应原)的树突状细胞上具有主要组织相容性复合体(MHC)编码的抗原相互作用,成为免疫球蛋白的合成和激活细胞特异性免疫反应的始动因素。T_H 根据其分泌细胞因子的不同分为 T_H1 和 T_H2。T_H1 主要参与迟发型变态反应和机体的抗病毒反应,T_H2 与哮喘密切相关,当今认为哮喘存在 T_H2 反应的增强,同时 T_H1 的功能减弱。通过 T_H2 释放的一批炎症介质和细胞因子的作用,造成气道慢性持续炎症和气道高反应性。详见免疫基础 IgE 介导(依赖)、T 细胞调控和非 IgE 介导(依赖)、T 细胞调控的炎症途径和图 3-1、3-2、3-4。在重症哮喘患者的外周血中 T_H 处于高度活化状态。

肥大细胞

学者们早就认识到肥大细胞是Ⅰ型变态反应(过敏)性疾病和哮喘发病的重要效应细胞[9],它是气道炎症反应的始动细胞。肥大细胞来自髓细胞,它含有特征性电子致密颗粒[10]。正常人支气管肺泡灌洗液中肥大细胞不到1%,但在哮喘患者的支气管肺泡灌洗液中可占2%,尽管其数量不一定明显增加,但细胞多呈活化(激活)状态,同时发现肥大细胞的产物类胰蛋白酶、组胺浓度增加,且肥大细胞比例与组胺浓度、气道狭窄和气道高反应性的程度相关。有学者在哮喘患者黏膜活检标本检出白介素-4、白介素-5、白介素-6 和肿瘤坏死因子 α 主要位于肥大细胞内而不在 T 细胞内,推测肥大细胞能贮存细胞因子,使其活性持续存在。Ferguson 研究 17 例儿童哮喘时肥大细胞激活和气道高反应性的关系发现,在组胺激发后 1 周,支气管肺泡灌洗液中类胰蛋白酶的含量和气道高反应性高度相关,认为肥大细胞在气道高反应性形成的初期发挥作用,可能通过类胰蛋白酶诱导气道平滑肌的张力升高所致。肥大细胞被激活后,在免疫性(IgE、交联的抗 IgE)或非免疫刺激因素(C5a、环腺苷酸、高渗条件)的作用下[9],同时在白介素-3、白介素-5、白介素-8、粒-巨噬细胞集落刺激因子或干细胞因子(SCF)的增强作用下脱颗粒,释放出预先合成的炎症介质(组胺、类胰蛋白酶、胃促胰酶、缓激肽)和新合成的介质(前列腺素、半胱氨酸白三烯和血小板活化因子)[9]。肥大细胞在慢性持续性哮喘和气道重塑中亦发挥作用。类胰蛋白酶可裂解细胞外的基质如胶原Ⅳ、纤维素并可激活金属蛋白酶。近年来发现类胰蛋白酶能诱导上皮细胞表达细胞间黏附分子(ICAM-1)和白介素-8,还能促进上皮细胞、成纤维细胞和平滑肌细胞的增生及嗜酸性粒细胞的趋化和激活,因此肥大细胞不仅引起速发相哮喘反应而且还导致迟发相哮喘反应,但某些学者对此持不同意见:认为肥大细胞仅在前者反应中起重要作用,而对在后者反应中和气道高反应中的作用尚未阐明[10]。近年来发现肥大细胞不仅由抗原与抗体桥联引起炎症介质的释放,其他炎症介质和渗透压的改变也可引起肥大细胞释放炎症介质。

嗜酸性粒细胞

嗜酸性粒细胞是哮喘的主要炎性细胞,也是哮喘特征性的浸润细胞。哮喘可以认为是慢性嗜酸性粒细胞炎症。许多病理学者称哮喘为慢性脱屑性嗜酸性粒细胞增多性支气管炎。成熟的嗜酸性粒细胞主要在外周血中循环,最终定位于气道炎症部位。嗜酸性粒细胞在迟发相哮喘反应中起主导作用,是主要效应细胞。位于气道黏膜下的嗜酸性粒细胞呈低密度、颗粒溶解,激活状态。白介素-5、白介素-3、血小板活化因子、粒-巨噬细胞集落刺激因子能促进嗜酸性粒细胞分化、成熟、激活并延迟凋亡。白介素-5 为嗜酸性粒细胞趋化提供信息,起核心介导作用。粒-巨噬细胞集落刺激因子、黏附分子和趋化因子募集血液中嗜酸性粒细胞，浸润于气道局部。嗜酸性粒细胞被激活后释放主要碱性蛋白、嗜酸性粒细胞阳离子蛋白、神经毒素（嗜酸性粒细胞衍生）、嗜酸性粒细胞过氧化物酶，这些蛋白对气道上皮均有毒性作用。外周血和支气管肺泡灌洗液中嗜酸性粒细胞数量和嗜酸性粒细胞阳离子蛋白浓度与哮喘程度轻重密切相关。在体外活化的嗜酸性粒细胞和主要碱性蛋白可促使已被分离的完整上皮的支气管反应性增高。主要碱性蛋白可抑制上皮细胞衍生的松弛因子。嗜酸性粒细胞还释放血小板活化因子，继而产生一系列的细胞因子，包括白介素－3、白介素－5、白介素－6、白介素－8、粒－巨噬细胞集落刺激因子及白三烯 C_4 等[4,9]，均参与炎症反应。近期发现嗜酸性粒细胞是粒－巨噬细胞集落刺激因子、白介素－5 和 β－转化生长因子的主要来源，因此嗜酸性粒细胞与粒－巨噬细胞集落刺激因子、白介素－5 之间相互作用成为启动和增强气道炎症性反应的主导。嗜酸性粒细胞建立自身维持环吸引更多的嗜酸性粒细胞聚集到反应部位，从而形成一种周而复始的持续炎症反应。在迟发性哮喘反应中起主导作用。

气道的嗜酸性粒细胞对皮质激素的作用非常敏感，后者可使前者的数目减少甚至消失，气道高反应性随之改善。吸入皮质激素可抑制由嗜酸性粒细胞产生的致纤维化细胞因子（IGF－1）和血管内皮生长因子（VEGF），从而可减轻气道的重塑[9]。2002 年《全球哮喘防治创议》[4]报道，有学者应用抗白介素－5 单克隆抗体（抗白介素－5 抗体）为期 16 周，使血和痰液中的嗜酸性粒细胞减少到几乎测不到的水平，但抗白介素－5 抗体对抗原诱发的速发相和迟发相哮喘反应无作用，对气道高反应亦无作用。另有学者报道用外源性白介素－12 或 IFNγ 来减少嗜酸性粒细胞，但对生理过程和临床症状均无任何有益作用，对于嗜酸性粒细胞作为重要的气道致炎细胞的作用，尚须进一步探讨。

上皮细胞

既往认为气道上皮细胞仅是黏膜的一道屏障，现今认为上皮细胞在哮喘的免疫炎症反应中具有重要的调节作用。上皮细胞能分泌细胞因子和表达黏附分子，对炎性细胞发挥趋化、募集和激活作用，使炎性细胞浸润于气道。气道上皮－免疫炎性细胞之间的作用，对气道炎症和气道高反应性的形成，具有关键作用；气道上皮的破坏促使哮喘慢性炎症的发展；气道上皮细胞对气道重塑也有重要作用（详见气道重塑的机制）。

多种因素如臭氧、二氧化硫、病毒感染、炎性细胞产物如蛋白酶、氧自由基和嗜酸性粒细胞的主要碱基蛋白均可引起上皮细胞的破坏，能使哮喘患者气道上皮细胞脱落增加。上皮细胞脱落后很快由周围的细胞移行修补以维持上皮的完整性。在气道重塑中，气道上皮经炎性细胞破坏，上皮细胞被激活，分泌促纤维化生长因子但不参与修复过程（参见气道重塑的机制）。上皮细胞受损可激发细胞产生细胞因子、花生四烯酸代谢产物、内皮缩血管肽、氧化氮及趋化因子，且激活细胞间黏附分子－I 促进炎性细胞进入黏膜和气道腔。新浸润的细胞又可招引和激活炎性细胞，进一步加重炎症反应。

巨噬细胞与树突细胞

近年来学者们关注巨噬细胞在哮喘发病机制中的作用。2002 年《全球哮喘防治创议》指出巨噬细胞能分泌多种产物（细胞因子），其中许多细胞因子在气道损伤和修补方面起了较大作用。巨噬细胞能合成并分泌纤溶酶原活化因子（plasminogenactivator）和能降解各种细胞外基质大分子包括弹性蛋白在内的金属蛋白酶。巨噬细胞还通过分泌生长因子如血小板衍生生长因子(PDGF)、基本成纤维细胞生长因子(b－FGF)和β型转化生长因子(TGF－β)来参与气道重塑。巨噬细胞和树突细胞均具有递呈抗原的功能,是哮喘免疫应答的关键一步(图3－1,图3－2)。树突细胞的亚型为树突细胞Ⅰ型和Ⅱ型。Liu[11]报道前者可促进T_H细胞向T_H1细胞分化而后者促进T_H细胞向T_H2细胞分化。

四、炎症介质与哮喘

在速发相哮喘反应中由IgE介导的肥大细胞脱颗粒而释放的一批炎症介质如组胺、前列腺素、白三烯、血小板活化因子等诱发以气道平滑肌痉挛为主(图3－1)的气道反应,其中白三烯和血小板活化因子作用强度大、范围广,组胺作用较弱。兹将在哮喘发病中起重要作用的上述炎症介质以及其他炎症介质,对其来源、与哮喘关系及其在哮喘发病机制中的作用和其他事项,以列表形式,作一简要阐述(表3－1)。某些炎症介质如腺苷,5－羟色胺作用较弱,有些作用尚未明了故不予赘述。

表3－1　重要炎症介质的来源、与哮喘的关系、在哮喘发病机制中的作用及其他

项目 名称	来　源	与哮喘关系	在哮喘发病机制中的作用	其　他
组胺	由组胺酸在L－组胺酸脱羧酶作用下脱羧而成	哮喘患者在哮喘发作期和缓解期的血浆组胺浓度均高于正常(夜间浓度更高),伴皮质醇浓度下降	刺激组胺受体(H_1R)引起气道平滑肌收缩、黏膜水肿和血管舒张;刺激H_2R引起气道平滑肌舒张、抑制组胺释放和B细胞分化,从而抑制IgE的合成	在正常人体中H_1R与H_2R之间存在平衡制约。哮喘患者H_2R量的减少及其功能减弱导致H_1R功能相应增强。用H_1R拮抗剂防治哮喘,但疗效不理想
白三烯(LT)	由花生四烯酸经脂氧化酶作用代谢而成;半胱氨酸白三烯(CysLT)主要由肥大细胞、肺巨噬细胞和嗜酸性粒细胞合成;哮喘发作时集结在肺内的炎性细胞均能生成LT,T_H2可促进LT的合成。最近发现5－脂氧化酶和LTC_4合酶启动子多态性可影响白三烯合成酶的形成[12]	哮喘患者支气管肺泡灌洗液(BAL)中LTB_4、LTC_4、LTD_4和LTE_4量显著高于正常人,有症状患者高于无症状患者。哮喘患儿在发作期血浆中LTD_4显著高于缓解期和正常儿	CysLT使气道平滑肌强烈收缩,LTE_4最强;LTC_4和LTD_4使气道黏液分泌亢进和黏膜水肿;LTB_4和LTE_4对中性和嗜酸性粒细胞有趋化作用,LTB_4有较强的气道致炎效应;CysLT促进T_H2分泌细胞因子而抑制T_H1分泌细胞因子,LT参与IAR、LAR和气道重塑	抗白三烯药(白三烯受体拮抗剂与合成抑制剂)控制哮喘的疗效较佳。注:CysLT包括LTC_4、LTD_4、LTE_4和LTF_4

（续表）

项目 名称	来　源	与哮喘关系	在哮喘发病机制中的作用	其　他
血小板活化因子（PAF）	由嗜碱性粒细胞、嗜酸性粒细胞、中性粒细胞、肥大细胞、巨噬细胞、内皮细胞和表皮细胞合成和释放	哮喘患者血浆及BAL中的PAF量明显高于正常人，LAR阶段明显高于IAR阶段，并与气道反应性呈正相关	PAF通过促进血小板聚集、激活后释放5－羟色胺、组胺和LTD_4而产生支气管平滑肌收缩作用，近认为PAF是支气管平滑肌的致痉因子；PAF对嗜酸性粒细胞，中性粒细胞和巨噬细胞有趋化和激活作用，能促使这些细胞释放炎症介质、致微血管渗漏；使气道反应性增高；降低支气管平滑肌对β_2激动剂的敏感性	迄今认为PAF是诱发气道变应性炎症和气道高反应性的最重要炎症介质。银杏苦内脂与人工合成的PAF受体拮抗剂已引入临床，有一定疗效
前列腺素（PG）	由花生四烯酸经环氧化酶（环加氧酶）作用代谢而成，肺内各种细胞均可产生	哮喘患者血清中的$PGF_{2\alpha}$及其代谢产物显著增加，BAL中PGD_2，$PGF_{2\alpha}$量是正常人的12～22倍	PGD_2、$PGF_{2\alpha}$能使气道平滑肌收缩、气道阻力增加，肺顺应性下降以及肺血管收缩，PGD_2对嗜酸性粒细胞和中性粒细胞加强趋化；使微血管收缩和渗出增多，PGE_2和PGI_2能使支气管平滑肌松弛但为时短暂，PGI_2能促使血小板聚集，PGE能使血管通透性增加、释放氧自由基和溶酶体酶	抑制PG合成和拮抗PG药物虽已进入临床试验，但无肯定效果。皮质激素抑制磷脂酶A_2的活性导致不能合成花生四烯酸，从而阻断PGs和LTs的来源
内皮缩血管肽（ET）	由支气管肺泡上皮细胞合成和释放。IL－1、TNFα和组胺诱导气道平滑肌细胞以及上皮细胞合成	哮喘患者血浆与BAL中的ET含量明显增加，哮喘发作期高于缓解期，并与FEV_1呈负相关	ET有强大的支气管平滑肌收缩作用（其作用居炎症介质之首）；激活磷脂酶促进花生四烯酸的代谢，并促进LT，PAF，PG和OFR的合成与释放；从而加重炎性反应，增加血管通透性，促进炎性细胞向气道内聚集；损伤气道上皮细胞，增加气道反应性	过敏性哮喘患者经特异性脱敏治疗后，血浆中的ET－1含量显著下降，经皮质激素治疗后BAL中的ET－1量明显低于未用激素组[13]

（续表）

项目 名称	来 源	与哮喘关系	在哮喘发病机制中的作用	其 他
缓激肽	血浆 α_2 球蛋白激肽原经激肽酶作用而成	哮喘患者发作期的血浆和 BAL 的缓激肽量增高	缓激肽是支气管内迷走神经 C 纤维的强大刺激物，诱发气道内速激肽大量释放，从而参与支气管平滑肌收缩和神经源性气道炎症	学者们正在研制激肽受体的拮抗剂
氧自由基（OFR）	PAF，GM－CSF，IL－3 和 IL－5 能诱发嗜酸性粒细胞和中性粒细胞释放超氧阴离子（O_2^-）	哮喘患者 BAL 中 OFR 含量显著增加与病情严重程度呈正相关。夜间发作者 BAL 凌晨 4 时 OFR 含量明显高于下午 4 时，与 FEV_1 呈负相关，过敏性哮喘患者经变应原激发后 BAL 中 O_2^- 含量亦明显增加	OFR 破坏气道炎性细胞膜，促使炎症介质释放；参与花生四烯酸的代谢，促进 PG 和 LT 的合成与释放；引起支气管平滑肌收缩（动物实验已证实，在人体尚未明确）	近有报道 SCG 通过抑制 NADPH 酶的合成达到阻止 OFR 的生成[14]。应用抗氧化物制剂的疗效，有待进一步证实，检测超氧化物歧化酶（SOD）和脂质过氧化物（LPO）能提示 OFR 的增高与否（详见第五章第十一节）
一氧化氮（NO）	由NO 合成酶氧化左旋精氨酸而成，经血管内皮细胞、上皮细胞、中性粒细胞、巨噬细胞、血小板和部分神经细胞释放	哮喘患者呼出气中的 NO（eNO）量较正常人高 2～3 倍，同时诱导型 NO 合酶（iNOs）亦明显增加	NO 低浓度时使支气管平滑肌松弛，哮喘患者 iNOS 合成增多，导致合成大量 NO，使气道上皮细胞脱落坏死，气道渗出物增加从而加重气道炎症和高反应性	2004～2005 年国外推荐测定呼出气中的 NO 浓度有助于诊治哮喘（详见第五章第十一节）
嗜酸性粒细胞毒性蛋白	由嗜酸性粒细胞释放	哮喘患者痰液和支气管活检组织中的 MBP 含量明显增加，血浆和 BAL 中的 ECP 含量显著高于缓解期和正常儿，在 LAR 阶段其量增加尤甚，且与 FEV_1 呈负相关	嗜酸性粒细胞毒性蛋白具有强大的细胞毒作用，使多种细胞受损，增加气道炎症和气道高反应性，在 LAR 反应中起重要作用	皮质激素对嗜酸性粒细胞毒性蛋白有强大的抑制作用。ECP 在哮喘患者的血清中含量稳定，与哮喘病情程度密切相关，测定其含量可作为判断病情的一项敏感性指标[15,16]

五、细胞因子与哮喘

细胞因子是指活化的免疫细胞和某些基质细胞分泌的介导和调节免疫及炎症反应的小分子多肽。迄今已发现数十种，约半数参与哮喘气道慢性炎症的形成。随着免疫学和分子生物学的进展，对哮喘发病机制的研究进入了分子水平。现就与哮喘发病关系密切的几种细胞因子，将其来源、与哮喘关系、在哮喘发病机制中的作用和其他有关问题列表 3－2 进行阐述。

表 3－2　主要细胞因子的来源、与哮喘关系、在哮喘发病机制中的作用及其他

项目/名称	来　源	与哮喘关系	在哮喘发病机制中的作用	其　他
IL－1	由单核、巨噬细胞合成，由肥大细胞与 IgE 结合后合成、释放	哮喘患者吸入变应原后，BAL 和支气管组织中 IL－1 明显增高；哮喘豚鼠呼吸阻力增加与血浆中 IL－1 呈正相关	IL－1 传递巨噬细胞与 T 细胞之间的信息；增加嗜酸性粒细胞（EOS）的毒性；增强气道高反应性[17]；促进 B 细胞和 T 细胞的增生与分化；诱导血管内皮细胞和气道上皮细胞 ICAM－1 的表达；对中性粒细胞和巨噬细胞有趋化性；促进 LAR 的发生[17]	IL－1 受体拮抗剂能降低哮喘豚鼠的 IL－5；促进嗜酸性粒细胞的凋亡；减少嗜酸性粒细胞阳离子蛋白的释放[18]；能抗炎症[19]，但 Hang 认为其基因与过敏性哮喘无关[20]
IL－2	由T_H1 分泌	哮喘患者支气管活检组织和 BAL 中 IL－2mRNA 阳性细胞明显增加。有症状的哮喘患者在前两者中的 IL－2 和可溶性 IL－2 受体含量显著高于无症状者。IL－2 活性与 FEV_1 呈负相关，与气道高反性呈正相关	IL－2 是 T 细胞生长因子，能活化 T 细胞；刺激 B 细胞和 EOS 使其增生与分化	
IL－3	由T 细胞和肥大细胞产生	动物实验显示用重组 IL－3 刺激小鼠脾脏后，肥大细胞数增加 100 倍；重组 IL－3 可增加嗜碱性粒细胞释放组胺的能力	IL－3 促进骨髓造血干细胞分化、生长成肥大细胞并使其增生与活化，是肥大细胞赖以生存的细胞因子。可增加人类血中 EOS 的数目并提高其释放细胞因子的能力；增加内皮细胞的黏附性	IL－3 促进肥大细胞或嗜碱性粒细胞增生和活化作用，需依赖 IL－4，IL－10 和 IL－16 的参与[21]

（续表）

项目 名称	来　源	与哮喘关系	在哮喘发病机制中的作用	其　他
IL－4	由CD4⁺（主要T_H2）和肥大细胞产生	哮喘患者的血浆、BAL和支气管活检组织中IL－4明显增多。在后两者中IL－4mRNA阳性细胞数目亦显著增多，有症状者显著高于无症状者，并与气道阻力、气道高反应性呈正相关[22]	IL－4在促进B细胞的生长、分化、增生和分泌抗体、合成IgE中起关键作用；对T_H2细胞的增生起辅助作用；激活巨噬细胞和肥大细胞释放炎症介质；诱导B细胞和单核细胞上的CD23的表达[23]；与IL－5一起促使EOS的聚集和激活	用IL－4抗体可阻止动物哮喘反应的发生。IL－4受体拮抗因子能显著抑制哮喘小鼠的BHR、气道EOS的浸润、黏液分泌和T_H2分泌细胞因子[24]
IL－5	由CD4⁺（T_H2）、肥大细胞和EOS产生	哮喘患者吸入变应原或经PHA、IL－2刺激后其支气管活检组织中，IL－5及其mRNA阳性细胞明显增高。用外周血单核细胞体外培养IL－5含量增多	IL－5促进EOS激活、增生、分化、成熟；诱导其向气道内浸润，在控制EOS介导的气道炎症反应中IL－5起核心作用；刺激B细胞增生和分化；促进内皮细胞黏附	将IL－5注射于致敏豚鼠，其BAL的炎性细胞数增加。用抗IL－5单抗处理后，再用变应原刺激，BAL中EOS明显减少、气道反应性降低，LAR也得到抑制[25]
IL－6	由T细胞、单核/巨噬细胞、内皮细胞产生	哮喘患者血清中IL－6显著高于正常人，急性期高于缓解期。单核细胞和肺巨噬细胞经变应原刺激后IL－6生成显著增加。哮喘豚鼠的支气管活检组织中IL－6mRNA阳性细胞明显增加与血清中IL－6呈正相关[26]。	IL－6促进B细胞增生、分化和成熟；诱导B细胞分泌IgM、IgG、IgA；协同IL－4、IL－13、IL－5促进人体IgE的合成	用IL－6拮抗剂或抗IL－6抗体均能显著抑制由IL－4诱导的B细胞合成IgE

（续表）

项目 名称	来　源	与哮喘关系	在哮喘发病机制中的作用	其　他
IL－8	由单核、巨噬细胞产生。T细胞、内皮细胞和成纤维细胞在IL－1、TNFα诱导下合成和释放。亦可由EOS产生	哮喘患者的BAL[27]、支气管活检组织和痰液中IL－8含量明显增高，痰液中含量与病情轻重呈正相关。哮喘患儿在哮喘发作期IL－8的含量明显高于稳定期和正常儿童[27]	IL－8能吸引单核细胞、EOS、嗜碱性粒细胞、中性粒细胞和T细胞向炎症区域集结，加重炎症变化。在IL－3协同下刺激嗜碱性粒细胞释放组胺和白三烯	过敏性哮喘患者吸入变应原后BAL增加的IL－8含量，经吸入BDP（每天500μg/2次）2周，其量明显下降。COPD患者血中的IL－8含量亦高[28]，提示IL－8的增高不是哮喘病的特异性指标
IL－10	由单核/巨噬细胞、T细胞和B细胞产生	哮喘患者的合成IL－10能力较正常人为低	IL－10能抑制多种细胞合成的其他细胞因子（称为细胞因子合成的抑制因子），直接或通过对抗原递呈细胞的控制来抑制变应原导致的特异性免疫反应，此对控制哮喘有利	口服皮质激素在减轻哮喘患者症状的同时可提高其IL－10的水平，提示IL－10可能对哮喘的治疗具有潜在的应用价值
IL－12	由巨噬细胞、树突细胞分泌	哮喘患者血中的IL－12下降，气道活检组织中IL－12mRNA阳性细胞较正常人明显减少[29]	IL－12能促进T_H1发育和IFN_γ分泌，抑制T_H2发育；若IL－12分泌不足可使T_H1下降和促进T_H2细胞发育，从而使IL－13分泌增多，哮喘发病；用IL－12注入哮喘小鼠可抑制由OVA刺激导致的气道高反应、肺EOS浸润、IgE、IL－4和IL－3的升高[30]，因此IL－12具有抗哮喘的潜力	哮喘患者血清中的IL－12下降而IL－13升高，用皮质激素可纠正此现象[31]。两者的平衡与否，影响哮喘的发病
IL－13	由T_H2分泌	哮喘患者的血清IL－13升高，气道活检组织中IL－13mRNA阳性细胞较正常人增多[29]	IL－13促进B细胞的成熟与分化，向合成IgE转换，引起IgE的分泌、BHR的形成和黏液分泌，其作用机制不依赖IgE和EOS的参与，较IL－4的作用更重要，同时还能上调CD23的表达。在变应原诱发哮喘起关键作用；抑制由IL－12引起的T_H1的炎症和趋化因子的产生	IL－13基因Argl-loGln变异能上调IL－13表达水平[32]；用抗IL－13抗体治疗哮喘小鼠，其气道反应性、胶原沉积和杯状细胞的增生均明显下降[33]

（续表）

项目/名称	来 源	与哮喘关系	在哮喘发病机制中的作用	其 他
GM-CSF（粒－巨噬细胞集落刺激因子）	由T细胞、单核细胞、血管内皮细胞和成纤维细胞等产生 IL－2可诱导GM － CSF的生成	哮喘患者的BAL中GM－CSF显著增高，支气管活检组织中其表达量亦明显增加。与活检组织中EOS量呈正相关而与PC20* 呈负相关	GM－CSF在气道变应性炎症的作用中，主要与EOS有关，促进后者增殖、活化、趋化和释放毒性物质，并阻止其凋亡。通过激活STAT* 来抑制气道粒细胞的凋亡[34]。还可刺激中性粒细胞的增生、趋化；刺激单核、巨噬细胞表达CD23	皮质激素抑制GM－CSF的生成，吸入丙酸倍氯米松1000μg/d，2周，支气管活检组织中GM－CSF含量明显下降
干扰素γ（IFNγ）	由T_H1和NK细胞产生	过敏性哮喘患儿的外周血单核细胞经PHA变应原刺激后，干扰素γ生成量显著低于非过敏哮喘儿及正常儿	干扰素γ可抑制T_H2的活性；减少T_H2细胞产生的IL－4（干扰素γ与IL－4是一对相互拮抗的细胞因子）；抑制B细胞CD23的表达和IL－4mRNA的转录，从而抑制IgE的合成与释放[35]。抑制与病毒感染相关的哮喘发生[36]，抑制肺部EOS的浸润[37]，显示干扰素γ具有预防哮喘的潜力	皮质激素可促进干扰素γ的产生
TNFα（肿瘤坏死因子）	由巨噬细胞、T细胞和肥大细胞产生	哮喘患者急性发作期时的BAL及血中TNFα含量明显增加，经过变应原或LPS刺激后，其生成量亦显著高于正常人	TNFα在哮喘发病中的作用尚未明，可能有下列作用：激活炎性细胞的产生和释放炎症介质；激活T细胞和B细胞的免疫反应；介导中性粒细胞向炎性部位浸润	儿童期曾患哮喘至成人期无症状者，在气道反应性增高个体，TNFα和可溶性受体均增高，提示TNFα与过敏性气道轻微炎症有关

* PC20 降低FEV_1（PEF）的20%预计值所需的刺激剂浓度；STAT：signal transducer and activator of transcriptions

综合表3－2所示细胞因子在哮喘发病机制中起着重要的促进和调节作用。细胞因子作为信使，在细胞之间传递重要信息，相互诱导、相互促进、相互制约，通过促进或抑制免疫反应的途径，参与哮喘的炎症反应，同时可决定炎症类型和持续时间。其中白介素－3、4、5、13和粒－巨噬细胞集落刺激因子与哮喘关系更为密切。尽管动物实验已证实细胞因子的单克隆抗体或其受体拮抗剂在消除气道炎症，减轻哮喘症状中有一定作用，但真正的临床价值尚未确定。令人欣慰的是皮质激素尤其吸入皮质激素对促进炎症反应的细胞因子的产生有抑制作用，而对抑制炎症反应的细胞因子如白介素－10、12和干扰素－γ的产生具有促进作用。

六、黏附分子与哮喘

在哮喘的气道炎症反应中，大量炎症细胞如嗜酸性粒细胞、中性粒细胞、肥大细胞和淋巴细胞等由血管内浸润至支气管黏膜及黏膜下层。近年的研究证实，血液中炎性细胞黏附于血管内皮，并跨越内皮，转移至气道的过程是由黏附分子介导的。因而，黏附分子与哮喘的关系及其在哮喘发病机制中的作用备受学者们的关注。

黏附分子的分类及功能

黏附分子是一类介导细胞与细胞、细胞与细胞外基质间黏附的膜表面糖蛋白。黏附分子种类繁多，主要有免疫球蛋白超家族、整联蛋白家族与选择蛋白家族三类，每类中有多种黏附分子。

免疫球蛋白超家族　该类黏附分子因其结构与免疫球蛋白具有很大的同源性而得名，成员众多。与哮喘关系较密切、研究较多的有细胞间黏附分子－1（ICAM－1）和血管细胞黏附分子－1（VCAM－1）。ICAM－1的分子量为76～114kD，属于淋巴细胞功能相关抗原－1（LFA－1），为整联蛋白的一种黏附分子的配体。在正常情况下，ICAM－1很少表达或不表达，当受到变应原、细胞因子（如白介素－1、TNFα等）刺激后，多种细胞如内皮细胞、活化T细胞、单核细胞、嗜酸性粒细胞和上皮细胞等均可表达ICAM－1。ICAM－1与淋巴细胞功能相关抗原－1（LFA－1）相互作用，介导T细胞与T细胞、血细胞与血管内皮细胞间的黏附作用，促进炎症的发生与发展。血管细胞黏附分子－1（VCAM－1）是β_1整联蛋白亚家族中极迟出现的抗原－4（VLA－4）的配体分子量为100～110kD，表达于活化的内皮细胞表面，介导淋巴细胞与内皮细胞间的黏附作用。

整联蛋白家族　该类分子皆具有异二聚体结构，由不同的α链和β链组成。根据β亚单位的不同，又分为3个亚家族，即VLA亚家族、白细胞整联蛋白亚家族（包括LFA－1，Mac－1，P150，P90）和细胞黏附素亚家族。在哮喘中研究较多的为LFA－1和VLA－4，前者（分子量为130～210kD），广泛表达于T细胞、B细胞、粒细胞、单核细胞和活化的巨噬细胞表面，是ICAM－1的配体，介导细胞间黏附。VLA－4（分子量为130～150kD），可在T细胞、B细胞和单核细胞上大量表达，具有促进淋巴细胞与活化的内皮细胞黏附，介导同型细胞间的聚集和异型细胞间黏附的功能。

选择蛋白家族　该类分子包括选择蛋白P、选择蛋白E和选择蛋白L三类。选择蛋白P（分子量为150kD），通常储存于内皮细胞和血小板的胞质内，受刺激后数分钟即动员到细胞表面，主要参与介导白细胞与内皮细胞的起始黏附。选择蛋白E（分子量为115kD），主要表达在活化的内皮细胞上。其功能也是介导白细胞与内皮细胞的起始黏附，这种黏附作用较选择蛋白P介导的更稳定，且可导致被黏附细胞的活化，促进白细胞迁移到血管外。选择蛋白L（分子量为75～80kD），表达于多形核细胞、单核细胞和某些淋巴细胞表面。选择蛋白L不仅可介导多形核细胞与淋巴细胞，黏附于活化的内皮细胞表面，还可作为特异性归巢受体，介导某些淋巴细胞亚群归巢于外周淋巴结。

黏附分子在哮喘中的表达变化

欲了解黏附分子在哮喘中的作用，首先应确定其在哮喘中的表达变化。Kobayashi等报道无论是变应性还是非变应性哮喘患者的血清中可溶性细胞间黏附分子－1（sI-

CAM－1)、可溶性血管细胞黏附分子－1(sVCAM－1)和可溶性选择蛋白E含量均显著高于正常人,发作期明显高于缓解期,而缓解期与正常人无显著差异。哮喘患者经吸入变应原激发后,支气管肺泡灌洗液中的可溶性细胞间黏附分子－1和可溶性血管细胞黏附分子－1含量较激发前明显增加。支气管活组织检查发现,正常人气道上皮细胞和血管内皮细胞仅有少量细胞间黏附分子－1表达,无选择蛋白E和血管细胞黏附分子－1表达,而变应性哮喘患者的气道上皮细胞和血管内皮细胞的上述三者表达量明显增加,且其配体LFA－1、VLA－4和Mac－1在嗜酸性粒细胞和单核细胞上的表达也显著增加。这些结果提示黏附分子在哮喘中的表达和释放增加,尤在哮喘发作期增加更明显。诱导黏附分子表达的主要因素是变应原及炎症反应中所产生的细胞因子,如白介素－1～白介素－8、肿瘤坏死因子α和粒－巨噬细胞集落刺激因子等。

黏附分子在哮喘发病机制中的作用

黏附分子介导的炎性细胞跨越内皮转移是哮喘炎症反应发生的关键步骤。这一跨越内皮转移过程至少分三步:(1)局部产生的白介素－1、肿瘤坏死因子α、脂多糖等诱导内皮细胞上细胞间黏附分子－1、血管细胞黏附分子－1、选择蛋白E和选择蛋白P表达增加,白细胞上的选择蛋白L与内皮细胞上的选择蛋白E和选择蛋白P相互作用,使白细胞沿血管内皮细胞产生滚动现象;(2)细胞因子(白介素－4和白介素－8)诱导白细胞上LFA－1、VLA－4、Mac－1、P150、P90表达增加,同时伴随选择蛋白L脱落;(3)白细胞上的LFA－1、VLA－4与内皮细胞上的细胞间黏附分子－1和血管细胞黏附分子－1相互作用,导致白细胞快速黏附,并移行到血管外。抗选择蛋白E、细胞间黏附分子－1、LFA－1、VLA－4的单抗能抑制炎性细胞的跨膜迁移。对哮喘动物模型的研究进一步证实了这种作用。Sun等报道致敏小鼠经静脉注射抗细胞间黏附分子－1单抗预处理后,再用乙酰胆碱激发,其PC_{20}明显增高,表明抗细胞间黏附分子－1单抗可降低气道高反应性,从而间接证明细胞间黏附分子－1可引起气道高反应性。Wegner等对猴的研究,不仅证实抗细胞间黏附分子－1和选择蛋白E单抗可降低气道高反应性,还发现这两种单抗可抑制支气管肺泡灌洗液中嗜酸性粒细胞的聚集。对哮喘患者的研究也发现支气管肺泡灌洗液中可溶性细胞间黏附分子－1和可溶性血管细胞黏附分子－1含量与支气管肺泡灌洗液中嗜酸性粒细胞、淋巴细胞和中性粒细胞数量呈正相关。进而说明黏附分子在哮喘发病中的作用机制在于介导炎性细胞向气道内迁移。有学者[39]发现细胞间黏附分子－1是鼻病毒的主要受体,入侵的鼻病毒可促使其表达增加,激活炎症前基因,导致白介素－6、白介素－8和粒－巨噬细胞集落刺激因子等的释放。最终导致气道炎症的形成和气道高反应性的发生。

黏附分子在哮喘诊断和治疗方面的展望

有学者报道,持续接触变应原的患者,即使在无临床症状的情况下细胞间黏附分子－1的表达也可检出,认为细胞间黏附分子－1的表达可作为气道轻微炎症的标志。Vignola等通过支气管刷检发现,哮喘患者气道上皮细胞上ICAM－1的表达量与病情严重程度呈正相关,认为支气管刷检气道上皮细胞上ICAM－1的表达可作为估计病情的一项指标。在治疗方面,用抗黏附分子单抗治疗哮喘动物显示出乐观前景。业已证实皮质激素、色甘酸钠、环孢素、甲氨蝶呤、氯雷他定和抗细胞间黏附分子－1单抗具有抗黏附分子作用[39]。

综上所述，黏附分子在哮喘患者的支气管黏膜内炎性细胞、上皮细胞和血管内皮细胞上的表达增加，其主要通过介导细胞间黏附，与趋化因子一起发挥对炎性细胞的吸引、运输和固定作用，促进炎性细胞跨越血管内皮向气道内浸润，引起炎症反应和气道高反应性，在哮喘的发病机制中起着重要作用。

细胞因子、黏附因子和一些新的炎症介质成为学者们研究的热点，研究证实了上述因子在哮喘发病中的作用。当前形成这样一个概念：炎症介质是细胞发挥作用的“效应物质”，细胞因子是细胞相互作用的信使，黏附因子则是细胞间相互作用的桥梁，最终导致气道慢性炎症。

第二节　神经致喘机制

2003 年国外学者明确提出下列三条外周性自主神经控制气道功能的途径。

肾上腺素能途径　由肾上腺髓质或交感神经节释放的儿茶酚胺介导，引起支气管松弛。

胆碱能途径　由神经介质乙酰胆碱介导，引起支气管收缩。

非肾上腺、非胆碱能途径（NANC）　由两个相互拮抗的部分组成：（1）抑制成分（NANCi）由副交感神经传出纤维组成，通过释放血管活性肠肽（VIP）和 NO 引起气道平滑肌松弛，并有抗炎和抑制免疫功能；（2）兴奋成分（NANCe）通过速激肽（神经激肽 A 和 P 物质）诱导气道平滑肌收缩并有促炎和刺激免疫的功能。

NANC 的抑制和兴奋两个部分的相互拮抗维持气道的正常生理状态，若平衡失调就发生疾病。神经肽在其中起着重要作用，重要神经肽包括：P 物质、神经激肽 A（NKA）、神经激肽 B（NKB）[GRD（降钙素基因相关肽）和 GRP（促胃酸释放肽）]，还有血管活性肠肽。当变应原进入气道刺激感觉传入神经，尤其是无髓鞘传入神经 C－纤维末梢，神经肽就可经轴突反射从神经侧支释放，引起黏液分泌，平滑肌收缩、微血管通渗性增加和炎性细胞趋化和浸润，此称神经源性炎症。血管活性肠肽位于气道胆碱能神经传出部，与乙酰胆碱一起释放，它具有强有力的人类气道松弛作用，成为胆碱诱导气道收缩的抑制物质。

哮喘患者气道中的嗜酸性粒细胞、中性粒细胞和肥大细胞能释放神经肽酶（如类胰蛋白酶）使血管活性肠肽迅速降解、功能下降，导致胆碱能神经引起反射性气道收缩的程度加重；气道上皮细胞含有中性肽链内切酶（脑啡肽酶），它可迅速裂解 P 物质和神经激肽 A；哮喘气道炎症可使气道上皮细胞受损而脱落，脑啡肽酶量亦随之明显减少，由此导致感觉神经肽的作用大为加强。气道上皮细胞和平滑肌内皮细胞表面还存在内肽酶（NEP），其能灭活神经肽，在中度和重度哮喘患者内肽酶活力减少，但轻度患者并不减少[3]。

神经免疫联合反应：气道上皮细胞下存在密集感觉神经网。环境中任何因素的刺激作用于神经网，由高亲和力的 P 物质（神经激肽受体 1、NK1）介导，能提高支气管淋巴组织中 T 细胞亚群 NK1 受体的表达水平，尤其 mRNA 水平，通过感觉神经分泌的 P

物质吸引和激活，在气道局部形成新的炎症反应，持续一段时间，此时气道一直处于高反应状态，此过程称神经免疫联合反应，虽在呼吸道合胞病毒感染的小鼠已得到证实[40]，但尚需进一步研究。

第三节 气道高反应性机制

正常儿和哮喘患儿接触某些非特异性刺激物如雾、二氧化硫、尘埃、冷空气、组胺和乙酰胆碱等，刺激气道的感觉受体，引起反射性支气管收缩（生理性保护机制）。但正常儿与哮喘患儿支气管收缩程度有天壤之别，前者非常轻微而后者因存在气道高反应性表现严重。

气道高反应性（BHR）是指气道对某些非特异性刺激的反应性增高。气道高反应性是哮喘特征性病理生理变化，其发生的主要病理基础是气道炎症。笔者[41]于20世纪80年代初用日本生产的Astograph仪首先发现顽固性哮喘患儿具有气道高反应性，吸入BDP后能降低其反应性（图5－10，图5－11），加吸丙酸倍氯米松喷鼻剂后，反应性又进一步下降，2年后澳大利亚学者有相似的报道。气道高反应性的程度与气道炎症轻重呈正相关。近年研究发现某些基因位点与气道高反应性相关。

一、遗传因素

气道高反应性的形成具有家族遗传倾向，哮喘家族中非哮喘者的气道反应性也高于正常。气道高反应性相关的一些基因变异，常与血清总IgE的合成有关，多位于染色体$5q^{31\sim33}$区域。白介素－13是促进气道高反应性形成的重要因子，白介素－13基因－1111、4257和4738位点单核苷酸基因变异与气道高反应性有显著相关性。Howard[42]提出变异基因可能通过调节白介素－13的合成或活性，也可能由肾上腺素能β_2受体基因的变异引起气道高反应性，但其机制尚未完全明了。

二、炎症因素

当前普遍认为气道炎症是引起气道高反应性的最重要因素。通过炎症介质包括前列腺素、血栓烷、白三烯、组胺以及血小板活化因子的支气管收缩作用导致气道高反应性。气道慢性炎症破坏气道黏膜上皮的完整性，末梢神经暴露易与变应原及效应细胞接触，后者又释放炎症介质加重气道炎症。气道炎症伴水肿、纤维组织和平滑肌的增生，导致气道平滑肌收缩效应增加，形成气道管腔狭窄，吸入变应原颗粒易于嵌塞，气道阻力增加，此刻的肌肉轻度收缩就可造成管腔完全阻塞，因此管腔狭窄在形成气道高反应性占有重要地位。

三、神经因素

支气管和肺内各种类型细胞及气道平滑肌细胞存在β_2受体，若这些受体发生数量改变，功能缺陷（“功能转换论”）及副交感神经系统兴奋性增高可引起气道高反应性。非肾上腺素非胆碱能（NANC）抑制神经系统的神经递质血管活性肠肽和肽组胺酸甲硫氨基酸(PHM)功能受损引起气道平滑肌收缩。其运动由多单位型向单单位型转变,产生明显自发性节律运动。上述情况均可导致气道高反应性。最近提出神经免疫联合反应也可引起气道高反应性。

Norn 发现植物血凝素介导的组胺释放可能是气道高反应性的一个新机制。

在众多引起气道高反应性的因素中主要是气道持续炎症,特别嗜酸性粒细胞分泌毒性蛋白颗粒引起上皮细胞损伤和脱落,导致纤毛清除功能下降和气道神经末梢暴露,前者造成吸入的各种刺激物易沉积在气道黏膜表面,使气道处于高敏状态,后者使胆碱能神经处于超敏状态。由此而造成气道高反应性。气道高反应一旦形成,机体对各种刺激物的敏感性明显增加,较正常人气道敏感性高 100 ~ 1000 倍,对正常人无影响的微不足道的刺激即可引起气道强烈收缩,导致哮喘频繁发作。有学者发现当哮喘患者吸入变应原后,诱发速发相和迟发相哮喘反应,检查 BAL 时,当嗜酸性粒细胞增多时,气道高反应性随之出现。哮喘患者几乎均存在程度不等的气道高反应性。但有气道高反应性者并非都是哮喘。2002 年《全球哮喘防治创议》[4] 指出气道高反应性也可见于慢性阻塞性肺病(COPD)、囊性纤维化病和变应性鼻炎。此外接触臭氧、长期吸烟、上呼吸道病毒感染、变应性肺泡炎、热带性肺嗜酸性粒细胞浸润症、支气管扩张、结节病、急性呼吸窘迫综合征(ARDS)和左心衰竭也可出现气道高反应性。小儿因解剖生理关系其气道反应性通常较成人更敏感,更易于产生气道高反应性。气道反应性增高的程度在哮喘患者与正常人之间,无绝对界限。尽管哮喘患者的气道反应性较高,但与正常人之间也存在明显重叠,只有量的区别而非质的不同。经气道高反应性检查,证实受试者的气道反应性属正常,基本上可排除哮喘。

第四节　气道重塑的机制

气道上皮经炎症细胞作用而受损,上皮细胞被激活,分泌大量促纤维化生长因子,但却不参与修复过程,导致上皮修复延期,同时产生 β 型转化生长因子(TGF - β)使成纤维细胞增生,并分化演变成肌原成纤维细胞,这是气道重塑(目前多称重构)的关键步骤。激活的肌原成纤维细胞产生间质胶原 Ⅰ、Ⅲ 和 Ⅴ 等,沉积于网状层状体,使其密度随之增加,导致气管上皮下基底膜增厚,这一病理变化仅发生于哮喘,提示与本质异常的发病机制相关[4]。肌原成纤维细胞又产生一系列的生长因子、细胞因子等促使气道平滑肌细胞增生,神经网状结构的增生与微血管渗透增加[4]。除引起基底膜增厚外,大气道(软骨)、小气道(黏膜)管壁增厚,气道弹性减弱,变为僵硬,气道和肺实质周围之间相互依赖的关系也消失。

生长因子在组织修复过程中发挥重要作用。巨噬细胞、淋巴细胞、肥大细胞和粒细胞均可产生细胞因子与生长因子,调节成纤维细胞的增生、趋化和分泌活性。粒 - 巨噬细胞集落刺激因子和单核细胞趋化因子 - 1(MCP - 1)在哮喘患者的气道中增加。β 型转化生长因子(TGF - β)和表皮生长因子在哮喘患者的气道上皮细胞中也增加。上皮细胞表达 TGF - β 的水平与基底膜的厚度呈正相关,提示上皮细胞、成纤维细胞和胶原的沉积存在相互作用[43]。

弹性蛋白是气道结缔组织中的另一类成分。弹性蛋白对于维持气道的功能和呼吸时弹性回缩具有重要作用。Bousquet[43,44]发现哮喘患者气道黏膜和黏膜下层的弹性蛋白发生断裂、紊乱、增厚,并从正常网络结构中消失。巨噬细胞和其他炎性细胞分泌的酶可溶解弹性蛋白,不正常的修复过程可引起弹性蛋白结构的紊乱和增厚,这些改变导致弹性回缩力的下降。

上皮细胞是许多细胞因子和炎症介质(如粒-巨噬细胞集落刺激因子等)的来源,还可募集(趋化)嗜酸性粒细胞并抑制其凋亡,使气道炎症持续存在,导致胶原沉积、基底膜增厚和平滑肌增生,最终形成气道重塑(图3-5)。气道重塑是支气管壁持续炎症的结果,造成不可逆的结构和功能改变,导致气流严重受限。最近发现,即使轻度哮喘发作,部分患者亦可发生气道重塑。应早期干预,并有规则地应用吸入皮质激素可预防其发生。在吸入皮质激素1~2年后,经第一秒用力呼气容积(FEV_1)测定,证实大部分患者,长期异常的气道梗阻能完全逆转,但尚有部分患者可无症状地残存着气道梗阻,则提示已形成气道重塑。对这类患者(小儿罕见)在应用中大剂量吸入皮质激素的基础上,加用长效吸入$β_2$激动剂和白三烯受体拮抗剂疗效较佳。

对哮喘气道重塑的长期效应已有深入研究,20世纪80年代初以前哮喘被认为是

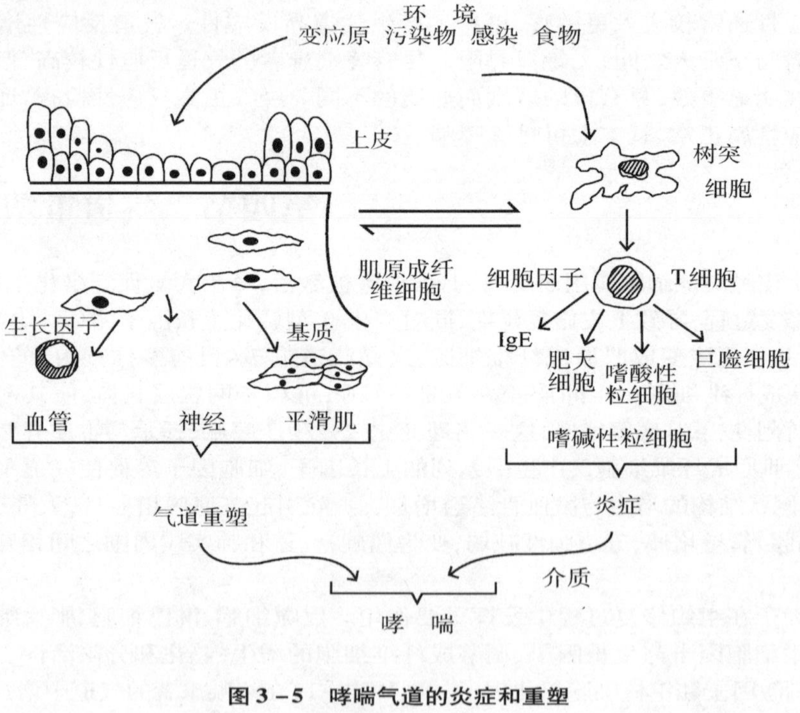

图3-5 哮喘气道的炎症和重塑

[引自:GINA,2002:52]

注:将速发相哮喘反应及迟发相哮喘反应统称为炎症,而将部分由迟发相哮喘反应的气道持续炎症变化造成的气道重塑称为重塑,并与炎症并列,由图可见气道重塑病理变化相当突出

完全可逆的气道疾病。但 Brown(1984 年)认为成人哮喘存在持续气道狭窄,即使予抗炎和舒张支气管治疗也不会消失。Kelly(1988 年)报道在 7 岁时曾诊断为哮喘,随访至 28 岁的患者中,发现中、重度哮喘患者的气流阻塞程度高于正常和轻度间歇哮喘患者。Peat 报道哮喘患者第一秒用力呼气容积随年龄增加而下降的速度高于正常人,提示气道持续炎症促进慢性气道阻塞随年龄增加而增加。气道重塑见于几乎所有被研究的哮喘患者中。非过敏性哮喘的气道重塑较过敏性哮喘为严重。哮喘慢性气流阻塞是一个缓慢发展过程,可能需要数十年的时间,这与纤维化的肺部疾病明显不同。

第五节　气道狭窄与呼吸衰竭

由于气道慢性持续炎症造成气道平滑肌缩短变硬、气道壁炎性细胞浸润、充血水肿、基质沉积,导致气道壁肿胀变厚,形成气道重塑。肺实质过度膨胀,肺组织对周围气道支持丧失,黏液分泌亢进,气道管腔积聚大量黏稠分泌物,导致气管尤直径为 2 ~ 2.5mm 的小支气管极度狭窄,阻力显著增加。呼气时梗阻最严重。气道梗阻虽广泛,但整个肺内气道并非完全一致。有些患者可能发生节段性肺不张,导致通气、灌注(血流)比例失调严重。肺膨胀过度引起顺应性降低,呼吸用力增加。呼气通过梗阻气道,经肺压力增加,造成气道狭窄更甚。某些细小支气管过早关闭,胸腔内压力增加,影响静脉回流,心搏出量减少,出现奇脉。另外肺泡通气不足,造成血中 CO_2 过高,依赖过度通气进行代偿,故在气道梗阻早期血中 CO_2 会暂时下降(代偿性下降),但随着时间推移,仅吸入空气,不能增加氧分压和血氧饱和度,且血中 CO_2 滞留逐渐增加,遂形成低氧血症和高碳酸血症。前者干扰乳酸转变为 CO_2 与水,引起代谢性酸中毒;后者血中碳酸增加,碳酸分离为氢离子和碳酸氢盐离子,引起呼吸性酸中毒。低氧与酸中毒会导致肺血管收缩,造成肺动脉高压,引起心肺变化;低氧与血管收缩会对肺泡Ⅱ型细胞造成损害,以致肺表面活性物质产生减少,加重肺不张的发生(图 3-6), 形成恶性循环。呼吸肌、膈肌极度疲劳,血氧更低,碳酸血症更重,最终发生呼吸衰竭,威胁生命。

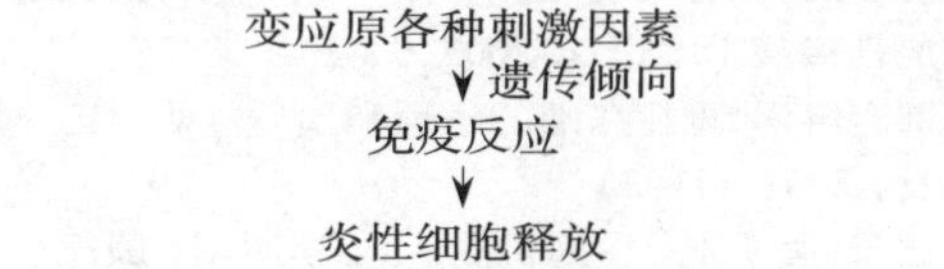

图 3-6　哮喘发病简要机制及病理生理变化

[引自 Nelson textbook of pediatrics 16th 2000:665]

(鲍一笑、戴家熊、韩连书、包　军)

主要参考文献

[1] Bigby HE, Wasserman JI. Bronchial asthma. In: Stein JH. Internal Medicine. 4th ed. St. Louis: Mosby, 1994. 2387 ~ 2389

[2] 钟南山. 为提高我国哮喘防治水平而努力. 中华结核和呼吸杂志, 1993, 16(哮喘增刊): 3 ~ 4

[3] Lenfant C. Global initiative for asthma (GINA): Global strategy for asthma management and prevention. Maryland: National Institutes of Health (USA), 1995. 6 ~ 47

[4] Lenfant C. Global initiative for asthma (GINA): Global strategy for asthma management and prevention (Revised 2002). Maryland: National Institutes of Health (USA), 2002. 50 ~ 58

[5] 中华医学会呼吸病学分会哮喘学组. 支气管哮喘防治指南. 中华结核和呼吸杂志. 2003, 26(3): 132 ~ 138

[6] 中华医学会儿科分会呼吸学组. 儿童支气管哮喘防治常规(试行). 2003 年修订 中华儿科杂志, 2004, 42(2): 100 ~ 107

[7] Sly M Allergic disorders in: Behrman RE, Kliegman RM, Jenson HB. Nelson textbook of pediatrics. 16th ed. Philadelphia: Saunder, 2000, 665

[8] 俞善昌. 变态反应/过敏——一个全身性的疾病. 上海第二医科大学瑞金医院儿童哮喘和变态反应性疾病学术论坛. 2005, 6 ~ 7

[9] 刘春涛译, 重症哮喘的病理和预后. 见: 冯玉麟, 刘春涛(译). 难治性哮喘. 北京: 人民卫生出版社, 2001. 11 ~ 33

[10] 黄茂, 殷凯生. 发病机制. 见: 李明华, 殷凯生, 朱栓立, 主编. 哮喘病学. 北京: 人民卫生出版社, 1998. 83 ~ 98

[11] Liu YJ, Kadowaki N, Rissoan MC, *et al*. T cell activation and polarization by DC_1 and DC_2. Curr Top Microbiol Immunol, 2000, 251: 49 ~ 59

[12] Coffey M, Peters – Golden M. Extending the understanding of leukotrienes in asthma. Curr Opin Allergy Clin Immunol, 2003, 3(1): 57 ~ 63

[13] Redington AE, Springall DR, Chatei MA, *et al*. Endothelin in bronchoalveolar lavage fluid and its relation to airway obstruction in asthma. Am J Respir Crit Care Med, 1995, 151(4): 1034

[14] Kilpatrik LE, Jakabovics E. McCawley LJ, *et al*. Cromolyn inhibits assembly of NADPH oxidase and superoxide anion generation by human neutrophils. J Immunol, 1995, 154(7): 3429

[15] 何小南, 郭在晨. 哮喘患儿血清嗜酸细胞阳离子蛋白的临床观察. 中华儿科杂志, 1995, 33(6): 335

[16] Woollery KL, Adelroth E, Wooley MJ, *et al*. Effects of allergen challenge on eosinophil cationic protein and granulocyte-macrophage colony stimulating factor in mild asthma. Am J Respic Crit Care Med, 1995, 151(6): 1915

[17] Okada S, Inoue H, Asano M. *et al*. Adjuvant effect of interleukin – 1 on the development of late asthmatic response in guinea pigs. Int Arch Allergy Immunol, 1993, 100(2): 164

[18] XuF, Zhang HQ. Effects of interleukin – 1 receptor antagonist on the apoptosis of eosinophil in guinea pig with asthma. Yao Xue Xue Bao, 2003, 38(9): 661 ~ 664

[19] Gohlke H, Illig T, Bahnweg M. *et al*. Association of the interleukin – 1 receptor antagonist gene with asthma. Am J Respir Crit Care Med, 2004. 1. 169(11): 1217 ~ 1223

[20] Hang LW. Hsia TC, Chen WC, *et al*. Interleukin – 10 gene – 627 allele variants not interleukin – 1 beta

gene and receptor antagonist gene polymorphisms are associated with atopic bronchial asthma, J Clin Lab Anal. 2003, 17(5):168 ~ 173

[21] 李明华,官茹明,毛山. 免疫学. 见:李明华,殷凯生,朱栓立,主编. 哮喘病学. 北京:人民卫生出版社,1998. 34

[22] 鲍一笑, 王永午, 苏渊等. 白介素 -4 分泌失调与哮喘患儿 IgE 过多合成的关系. 中华实用儿科杂志, 1994, 9(5):293 ~ 294

[23] 韩连书, 苏渊, 孔宪涛等. 哮喘患儿淋巴细胞 IgE 低亲和力受体(CD23)的表达与调控. 中华儿科杂志,1996, 34:410 ~ 411

[24] Zavorotinskaya T, Tomkinson A, Murphy JE. Treatment of experimental asthma by long-term gene therapy directed against IL - 4 and IL - 13. Mol Ther, 2003, 7(2):155 ~ 162

[25] Akutsu I, Kojima T, Kariyone A, *et al.* Antibody against interleukin - 5 prevents antigen-induced eosinophil infiltration and bronchial hyperreactivity in the guinea pig airways. Immunol Lett, 1995, 45 (1 ~ 2):109

[26] 孙树梅,王永午. 白细胞介素 6(白介素 -6)免疫调节剂与临床疾病. 医学综述, 1996, 3:124

[27] 冯学斌,刘凤,黄薇,等. IL - 6, IL - 8, TNF - α 及 IFN - γ 在儿童哮喘不同病期的变化. 上海免疫学杂志, 1997, 17(5):271

[28] Nocker RE, Schoornbrood DF, Van - de - Graaf EA, *et al.* Interleukin - 8 in airway inflammation in patients with asthma and chronic obstructive pulmonary disease. Int Arch Allergy Immunol, 1996, 109 (2):183

[29] Naseer T, Minshall EM, Leung DY, *et al.* Expression of IL - 12 and IL - 13 m RNA in asthma and their modulation in response to steroid therapy. Am J Respir Crit Care Med, 1997, 155(3):845 ~ 851

[30] Kuribayashi K, Kodama T, Okamura H, *et al.* Effects of post-inhalation treatment with interleukin - 12 on airway hyperreactivity. eosinophilia and interleukin - 4 receptor expression in a mouse model of asthma. Clin Exp Allergy, 2002, 32 (4):641 ~ 649

[31] Wang L, Zhang X, Xue YW , *et al.* Changes of serum interleukin IL - 12 and IL - 13 in asthmatic patients and regulatory effects of glucocorticoids on them . Zhong hua Nei Ke Za Zhi, 2003, 42(1): 24 ~ 26

[32] Arima K, Umeshita - Suyama R, Sakata Y, *et al.* Upregulation of IL - 13 concentration in vivo by the IL - 13 variant associated with bronchial asthma. J Allergy Clin Immunol, 2002, 109(6):980 ~ 987

[33] Blease K, Jakubzick C, Schuh JM, *et al.* IL - 13 fusion cytotoxin ameliorates chronic fungal-induced allergic airway disease in mice. J Immunol, 2001, 167 (11):6583 ~ 6592

[34] Turlej RK, Fievezl, Sandersen CF, Dognes, *et al.* Enhanced survival of lung granulocytes in an animal model of asthma; evidence for a role of GM - CSF activated STAT 5 signalling pathway. Thorax, 2001, 56(9) :696 ~ 702

[35] 戴家熊,韩连书. 支气管哮喘的病因发病机制及防治研究进展. 中华儿科杂志;1996,34(2): 141 ~ 142

[36] Dai JX(戴家熊), You CH(尤春华),Qi ZT(戚中田), *et al.* Children respiratory viral disease treated with interferon aerosol. Chinese Med J(Engl), 1987, 100(2):162 ~ 165

[37] Gao Z, Kang Y, Xu Y, *et al.* inhibition of allergic responsiveness in a murine asthma model via IFN - gamma transgene expression . Chin Med J (Engl). 2002,115 (10):1470 ~ 1474

[38] Halasz A, Cserhati E, Cseh K. Role of TNF system in the pathomechanism of bronchial asthma. Orv Hetil, 2002,143 (11):553 ~ 557

[39] 盛锦云. 黏附分子与黏附分子治疗在抗过敏性呼吸道疾病防治中的展望. 哮喘杂志,1997, 3(1):16

[40] Piedimonte G. Contribution of neuroimmune mechanism to airway inflammation and remodeling during and after respiratory syncytial Virus infection. Pediatr Jnfect Dis J,2003,22:S66 ~ 75

[41] Dai JX(戴家熊),Lu SC(陆书昌). Effect of combination of inhaled steroid(BDP) on asthma and allergic rhinitis in childhood. J Aerosol Med 1991,14(Suppl):72

[42] Howard TD, Whittaker PA, Zaiman AL, *et al*. Identification and association of polymorphisms in the interleukin – 13 gene with asthma and atopy in a Dutch population. Am J Respir Cell Mol Biol, 2001, 25 (3):377 ~ 384

[43] Bousquet J, Vignola AM, Chanez P, *et al*. Airways remodeling in asthma no doubt, no more? Int Arch Allergy Immunol, 1995, 107 (1 – 3):211 ~ 214

[44] Bousquet J, Lacoste JY, Chanez P, *et al*. Bronchial elastic fibers in normal subjects and asthmatic patients ,Am J Respir Crit Care Med , 1996, 153(5):1648 ~ 1654

第四章　哮喘分期、临床表现、病情评估和分类

第一节　哮喘分期及其临床表现

为了便于规范化治疗和管理，根据患儿临床表现和肺功能检查将哮喘全过程分为急性发作期（exacerbation），慢性持续期（persistent）及临床缓解期（remission）。[1]

一、急性发作期

哮喘急性发作，往往在发作前出现先兆症状，表现为胸闷（学龄患儿能主诉胸闷）、咳嗽，其次为打喷嚏、鼻塞、流涕、鼻痒、咽痒、眼痒和流泪等。1990 年上海 0 ~ 14 岁小儿哮喘整群抽样调查报道[2]哮喘先兆症状以咳嗽为最常见（97.5%），其次为鼻部症状包括打喷嚏（77.3%）、鼻塞（74.5%）、流涕（73.5%）和鼻痒（52%），其总和超过咳嗽。这些鼻部症状部分提示变应（过敏）性鼻炎的表现，被误诊为“感冒”者颇多。先兆期至哮喘发作开始的时间并不一致，可从数秒、数分钟至数小时，但大部分在数分钟后哮喘发作。对下列情况如小儿白天过于顽皮吵闹、气温变化、气候阴湿，尤在某些节气（如春分、立夏、寒露、冬至等）应注意先兆期的表现，若能在先兆期及时防治则有利于控制哮喘的发作。但部分小儿哮喘急性发作不一定有先兆期，常为突然发作，往往因受凉、运动、吸入某种刺激性气体或变应原所致，一般分为下列三期。

第一期表现为发作性刺激性干咳，似异物刺激呛咳，偶可闻及哮鸣音，继之黏液分泌物积聚，此时可吸入 β_2 激动剂或口服平喘药，症状迅速缓解或自行缓解。若由变应原引起者，发病初即喘，但咳嗽不多，痰量较少。病情发展 2 ~ 3 天后，咳嗽较多，痰量亦增，痰色白有泡沫，黏稠如胶，不易咳出，并含有水晶样小颗粒，到发病终止前，痰易咳出，或吐出黄痰后终止发作。由感染引起的急性哮喘，常先有咳嗽而后引起哮喘。咳嗽剧烈时引起胸痛，痰因感染而呈黄绿色。如感染症状控制，痰液由黄绿色转呈白色，由黏稠转为稀薄，痰量由多转少，哮喘亦逐渐缓解，其他感染症状亦随之减轻或消失。近年来发现病毒、肺炎支原体和肺炎衣原体均可刺激机体产生特异性 IgE，因此兼有感染原和变应原的作用，其临床表现，尤其痰液性质，不一定完全符合上述改变。

第二期气道狭窄变重，随之气喘逐渐加剧，患儿自觉气短，出现呼吸加深，呼气延长。婴幼儿喜欢家长抱着，其头俯贴于家长肩上，年长患儿则取坐位，双手支撑于双膝或双臂托于桌上，头俯在双臂上，情绪转为急躁，面色苍白，个别面红耳赤，鼻翼扇动，呼气呻吟。婴儿出现哮喘患儿的体征，通常表现为胸骨上窝、肋间和剑突下部凹陷；胸部膨满，触觉震颤正常或减弱，叩之两肺呈过度清音，心浊音界叩不清，肝浊音界下移，两肺可闻及较多呼气性高音调哮鸣音或伴其他干性啰音。此时需积极治疗，除吸入、口服平喘药外，还需静脉给予支气管舒张剂及皮质激素。

第三期：病情未控制而进一步恶化，表现为严重支气管痉挛或梗阻，患儿喘憋加重，

发绀明显,烦躁,甚至意识模糊。两肺呼吸音及哮鸣音几乎不能闻及(须除外气胸),呼吸表浅,甚至不规则,称为哮喘严重发作(原称哮喘持续状态),应积极抢救,如适量加大上述药物剂量、给氧、纠正酸中毒,准备辅助机械通气。若仅凭哮鸣音不多或未闻及,误认为病情好转,则坐失抢救良机,导致患儿窒息死亡[3]。

此外,在病程中因患儿使劲应用腹肌和膈肌,诱发腹痛较常见,呕吐亦常见,随哮喘症状好转而缓解。因肺膨胀过度,肝脾可能触及。桶状胸是严重慢性持续发作的表现,但罕见。杵状指在无并发症的哮喘患儿中少见,常提示其他慢性阻塞性肺病,如囊性纤维病。哮喘急性发作期分度的诊断标准参见表 4-3。

婴幼儿哮喘的急性发作有时会误诊,缺乏合理治疗措施,导致病情转剧,反复发作。在 1996 年第五届全国儿科呼吸道会议上,一些学者对婴幼儿哮喘的诊断仍持怀疑态度,认为 3 岁以下不应诊断哮喘,由此影响防治效果,加之婴幼儿期呼吸道解剖生理特征(呼吸道管腔柔软、血管丰富、黏膜纤毛运动差,易于阻塞),一旦发作,缺氧严重,危及生命;又因婴幼儿不易合作,无法用峰速仪测定呼气峰流速(PEF),主要依赖观察其临床表现。下列指标有利于判断病情:(1)精神状态(轻度发作,精神如常,活泼,若出现烦躁或嗜睡,常提示病情严重);(2)气短和讲话等方式(轻度发作仅在活动或哭闹后出现气短,随着病情加重,发展为讲话语调软弱、哭声短暂、喂养困难,休息安静时也出现气短,甚至喂奶或进食被迫暂停);体位由平卧位转为坐位和前弓位;(3)呼吸和脉搏频率超过正常最高值(病情越重,频率越快);(4)呼吸辅助肌参与呼吸动作(婴儿若出现点头呼吸、胸骨上窝凹陷、肋间隙和剑突下部凹陷,提示病情严重);(5)哮鸣音:轻度发作常于呼气终末期可听到散在哮鸣音,当病情转重,哮鸣音质和量均有改变,响亮、弥漫,甚至满布整个肺部,但当进入呼吸衰竭期,哮鸣音反而减弱,甚至听不到;(6)唇周和鼻唇沟青紫:尤其安静时出现此现象,提示病情严重。

二、慢性持续期

哮喘本身是一种慢性疾病。慢性持续指在相当长时间内,每周均不同频度和(或)不同程度地出现喘息、气急、胸闷、咳嗽等症状。[4]虽用平喘药能暂时控制症状但缓解期甚短。某些小儿具有特应性体质,平时不重视预防,用药不当,又因反复呼吸道感染,治疗不理想,导致气道慢性炎症和气道高反应性持续存在,因此哮喘呈慢性持续,但程度较成人为轻,持续时期亦短。成人多合并肺气肿,虽不在急性发作期,但亦常感胸闷气急、动辄气促,半夜常惊醒,并咳嗽气急伴哮鸣音,小儿发生上述情况者罕见。

三、临床缓解期

临床缓解期是指哮喘患儿症状和体征消失,第一秒用力呼气容积或呼气峰流速≥80%预计值,并维持 4 周以上[1]。

附:咳嗽变异型哮喘

哮喘的主要临床表现为喘息,而咳嗽则作为哮喘患儿急性发作的先兆症状,这是传统的认识。近年来学者们发现[5]某些哮喘患儿仅表现为咳嗽,不伴喘息,痰极少,没有呼吸道感染证据，若对这些患儿用乙酰胆碱或组胺作吸入激发试验，结果显示其气道反应性明显增高，因而才认识到这种咳嗽实质上是一种不典型的哮喘表现，但常被误诊为"伤风感冒"和"支气管炎"，经过常用的化痰止咳药和多种抗生素的治疗难以奏效，而经使用支气管舒张剂，辅用吸入皮质激素后咳嗽消失。钟南山[6]（2005 年）指出咳嗽变异型哮喘是一种特殊类型的哮喘。属于慢性咳嗽范畴（病程≥8 周）。咳嗽是其唯一或主要临床表现，无明显喘息、气促等症状或体征，但有气道高反应性。临床表现：主要表现为刺激性干咳，通常咳嗽较剧烈，夜间咳嗽为其重要特征。感冒、冷空气、灰尘、油烟等容易诱发或加重咳嗽。诊断：常规抗感冒，抗感染治疗无效，支气管舒张剂治疗可有效缓解咳嗽症状，此点可作为诊断和鉴别诊断的依据。肺通气功能和气道高反应性检查是诊断咳嗽变异型哮喘的关键方法（参阅第六章咳嗽变异型哮喘诊断标准）；咳嗽变异型哮喘治疗原则与哮喘治疗相同，疗程不少于 6 ~ 8 周。

第二节　哮喘病情严重程度评估

一、患儿病情严重程度评估

包括新发生的哮喘患儿和既往已经被诊断为哮喘而长时间未规范应用药物治疗的患儿。一般根据治疗开始前 1 个月内喘息发作的频率、程度、肺功能情况进行评估，分为 4 级（表 4 – 1）。

表 4 – 1　哮喘病情严重程度分级的判断指标[1]

级别 \ 症状及肺功能	日间症状	夜间症状	PEF 或 FEV_1 占预计值（%）	PEF 变异率（%）
一级（轻度间歇）	<1 次/w 发作间歇无症状	≤每月 2 次	≥80	<20
二级（轻度持续）	≥1 次/w，但非每天有症状，发作时可能影响活动	>每月 2 次	≥80	20 ~ 30
三级（中度持续）	每天有症状 影响活动	>1 次/w	60 ~ 80	>30
四级（重度持续）	持续有症状 体力活动受限	频繁	≤60	>30

注：（1）患儿只要具有某级严重程度的一个特点，就可将其列为该级别，即严重程度分级按最严重一项来确定；（2）任何一级，甚至轻度间歇发作，均可出现严重的哮喘发作；（3）呼气峰流速变异率：每天早晨和傍晚定时测定呼气峰流速，连续 7 天以上，然后计算每天呼气峰流速变异率。

$$\text{PEF 变异率（\%）} = \frac{\text{24 小时内最高 PFE 值} - \text{24 小时内最低 PEF 值}}{\text{1/2（24 小时内最高 PEF 值} + \text{24 小时内最低 PEF 值）}} \times 100$$

二、规范化治疗期间患儿病情严重程度评估

当患儿已经处于规范化治疗期间(一般1个月),对病情控制不理想的患儿应重新进行哮喘病情严重程度的评估,根据其目前病情的严重程度和治疗前的级别进行综合判断,确定患儿病情的实际严重级别,以指导下一步治疗(表4-2)。

表4-2 规范化治疗后哮喘严重程度及重新综合判断级别原则[1]

治疗前判定的病情级别	治疗后病情严重程度			
	轻度间歇	轻度持续	中度持续	重度持续
轻度间歇	轻度间歇或持续	轻度持续	中度持续	重度持续
轻度持续	轻度持续	中度持续	重度持续	重度持续
中度持续	中度持续	重度持续	重度持续	重度持续

三、哮喘急性发作时病情的严重程度评估

哮喘急性发作是指喘息、气促、胸闷、咳嗽等症状突然发生,或在慢性炎症的基础上突然加剧,以第一秒用力呼气容积、呼气峰流速下降为特征,重者出现低氧血症或CO_2贮留。病情轻重、进展、持续时间不一,重者可在数分钟内危及生命。应对病情作出及时与全面的评估,以便迅速给予有效的个体化治疗(表4-3)。

表4-3 哮喘急性发作期分度的诊断标准

临床特点	轻 度	中 度	重 度	危重度
气促	走路时	稍事活动时	休息时	
体位	可平卧	喜坐位	前弓位	
讲话能力	能成句	成短句	说单字	难以说话
精神意识	可能有焦虑、烦躁	时有焦虑、烦躁	焦虑、烦躁	嗜睡、意识模糊
出汗	无	轻微	大汗淋漓	
呼吸频率*	轻度增加	增加	明显增加	减缓或暂停
辅助呼吸肌活动及三凹征	通常无	通常有	通常有	胸腹反常运动
哮鸣音	散在,常在呼气末出现	响亮、弥漫	响亮、弥漫	减弱乃至消失
脉搏(次/min)*(>8岁)	<100	100~120	>120	减慢或不规则
吸入短(速效)β_2受体激动剂后PEF占正常预计值或本人最佳值的百分数(%)	>80	60~80	<60或β_2受体激动剂作用持续时间<2小时	
PaO_2(吸空气mmHg)	正常	>60	<60 可能有呼吸衰竭	

（续表）

临床特点	轻 度	中 度	重 度	危重度
$PaCO_2$（mmHg）	<45	<45	>45	
SaO_2（吸入空气,%）	>0.95	0.91～0.95	<0.90	
pH	-	-	-	降低

*注 (1)清醒儿童的呼吸频率指标：<2 个月：<60 次/min；2～12 个月：<50 次/min；1～5 岁：<40 次/min；6～8 岁：<30 次/min。(2)儿童的正常脉搏频率范围：2～12 月个月：<160 次/min；1～2 岁：<120 次/min；2～8 岁：<110 次/min

正常小儿呼吸频率和心率参见表 4－4。

表 4－4 正常小儿呼吸频率和心率(次/min)

年 龄	呼 吸	心 率
新生儿	40～50	120～140
<1 岁	30～40	110～130
2～3 岁	25～30	100～120
4～7 岁	20～25	80～100
8～14 岁	18～20	70～90

上表摘自朱子扬主编“儿科体检诊断学”1992.2：21

笔者认为表 4－2 规范化治疗后哮喘严重度及重新综合判断级别的原则的应用价值不大，由表 4－1 和表 4－3 已能综合估计病情。轻度间歇发作患儿可骤然变为严重发作，中度或重度发作经短期积极处理迅速转为轻度持续，已屡见不鲜，关键在于随机应变，灵活掌握，不必拘泥。一般先按中度持续（三级）入手，根据处理后情况来更改措施，并密切随防。

表 4－1、4－2 和 4－3 均引自 2003 年《儿童支气管哮喘防治常规》[1]。

第三节 哮喘分类

沿袭传统观念将哮喘分为外源性、内源性和混合性三大类。外源性属变应型，内源性属感染型。20 世纪 90 年代初和 2000 年全国和上海小儿哮喘的两次流行病学调查显示，呼吸道感染尤其上呼吸道感染是诱发哮喘的最常见病因，小儿哮喘发作与呼吸道感染尤病毒感染关系密切[2,5,7]，因此认为小儿哮喘以内源性居多。而国外大多数学者认为小儿哮喘以外源性占多数，两者结论截然不同。笔者于 20 世纪 80 年代末曾指出内源性与外源性哮喘有内在联系，前者是现象，后者是本质。业已证实感染（内源）性哮喘的病原体（如病毒、肺炎支原体和肺炎衣原体）均可作为吸入性变应原，刺激机体产生特异性 IgE，并由此介导产生Ⅰ型变态反应，因此感染性可转化为变应性，感染性哮喘不应仅隶属于内源性哮喘之列。这种分类几无临床价值。5 年后 Bigby 和 Wasserman(1994 年)[8]指出内源性与外源性的分类不能切实反映当代观点。1996 年出版的《西氏内科学》和《呼吸病学》等已将此分类法删除。2000 年出版的《Nelson 儿科学》同样认为外源性和内源性的分类是人为的。两者的免疫基础均为诱导介质释放,造成黏膜损害是相同的[9]。2002 年《全球哮喘防治创议》指出:气道活检显示内源性哮喘存在 T_H2 细胞因子伴炎性细胞病变恰与外源性哮喘相似。

当今国外学者对哮喘分为过敏性和非过敏性类型持有积极态度,认为此分类与哮喘的预后和治疗关系密切。美国 Taussig[10]经长期系统的研究将小儿哮喘分为三种类型:(1)出生时气道功能低下的婴儿哮喘多在 3 岁时缓解;(2)由病毒感染尤其呼吸道合胞病毒和 2 岁后鼻病毒引起喘息常在 11 ~13 岁缓解;(3)真正变应性哮喘常持续到成年;(1)、(2)两型为非变应性。国内外学者正致力于病毒感染和哮喘关系的研究,尤其是如何引起气道高反应成为研究热点,2003 年嘉兴会议开始提出将小儿哮喘分为变应和非变应两类,但正确分类须有确切的依据。

(戴家熊　郑珠丽)

主要参考文献

[1] 中华医学会儿科学分会呼吸学组. 儿童支气管哮喘防治常规(试行),(2003 年修订)中华儿科杂志,2004,42(2):100 ~107

[2] 戴家熊,吴凤宝,陆际晨. 上海市 0 ~14 岁小儿哮喘整群抽样调查报道. 临床儿科杂志,1994,12(2):107 ~109

[3] 戴家熊,彭宜君. 支气管哮喘. 见:戴家熊,彭宜君,主编. 小儿变态反应(过敏)性疾病. 上海:同济大学出版社,1991. 39 ~113

[4] 林江涛. 支气管哮喘. 见:王辰. 呼吸学新进展. 北京:中华医学电子音像出版社,2005. 73

[5] 黄绍光. 为什么有的哮喘病人表现为刺激性咳嗽? 见:邓伟吾,戴家熊,张爱莉,主编. 哮喘病百问. 上海:上海科学技术出版社,1996. 48

[6] 钟南山,赖克方. 中华医学会呼吸病学分会哮喘学组. 咳嗽的诊断与治疗指南(草案). 中华结核和呼吸杂志,2005,28(11):738 ~744

[7] 陈育智. 康小会. 支气管哮喘的流行病学和预后. 见:陈育智,赵京,主编. 儿童支气管哮喘的诊断及治疗. 北京:人民卫生出版社,2004. 12

[8] Bigby HE, Wasserman JI. Bronchial asthma. In: Stenin JH. Internal Medicine 4th ed. St Louis: Mosby, 1994. 2387 ~2397

[9] Sly M. Allergic Disorders. In: Behrman RE, Kliegman RM, Jenson HB. Nelson Textbook of Pediatrics. 16th ed Philadelphia: Saunder, 2000. 665

[10] Taussig LM, Wright AL, Holberg CJ, *et al*. Tucson children's respiratory study: 1980 to present. J Allergy Clin Immunol, 2003, 111:661 ~675

第五章　实验室检查

实验室检查对诊断哮喘、明确变应原、评估病情、评价药物的疗效及探讨哮喘的发病机制均有重要意义。随着免疫学的进展及分子生物学研究的深入,实验室检查的范围不断扩大。但并非每位患儿都需全面检查,应根据患儿的病情、发作程度、不同病期、特定环境与医院条件有针对性地选择有关检查项目。例如患儿在急性发作时应把检测的重点集中在对病情判断、鉴别诊断和指导治疗有帮助的简易项目,可作简易肺功能测定,即用峰速仪测定呼气峰流速[1~4]、胸部X线检查、血气分析、心电图等检查。俟病情稳定或进入缓解期可考虑进行对确定发病因素、肯定诊断、估计预后和制定今后防治等有帮助的检查项目,可作气道高反应性的测定、肺功能检查、变应原检测和免疫学等检查,其中与哮喘关系最密切的检查项目是肺功能、气道反应性测定和血气分析。最近国外学者指出采用单项检查指标往往会过高估计哮喘的控制程度,宜应用复合检查指标。

第一节　实验室常规检查

一、血常规检查

哮喘患儿的血红蛋白及红细胞计数均在正常范围内,若合并肺气肿或肺心病造成慢性缺氧(小儿罕见)时,红细胞计数可轻度增高。若合并细菌性呼吸道感染,周围血白细胞总数及中性粒细胞可增高。几乎所有哮喘患者的周围血嗜酸性粒细胞都有不同程度的增高,通常在6%以上。儿童哮喘增高更为显著。少数严重特应性体质的患儿甚至可高达20%~30%,嗜酸性粒细胞直接计数在$0.4\times10^9/L \sim 0.6\times10^9/L$,涂片用伊红亚甲基蓝染色显示众多的嗜酸性粒细胞及从细胞分裂出来的颗粒。嗜碱性粒细胞正常值范围还无明确界限,一般定为$0.04\times10^9/L$左右,姚永芳以$>0.05\times10^9/L$为阳性,许以平以$>0.033\times10^9/L$为阳性。

二、痰液检查

哮喘患者痰量不定,无合并呼吸道感染时痰液常呈白色泡沫状,咳嗽较剧时,支气管壁的毛细血管可破裂使痰中带血;晨起的痰液较黏稠,可含有半透明且质地呈弹性的胶冻样颗粒,被称为“哮喘珠”(Laennec 珠),小儿痰液不易咳出,这些特征未引起注意。若由过敏引起哮喘发作,初起痰量少,2~3天后痰量虽多,但仍黏稠,当病情减轻或缓解前,痰液变稀,吐出黄痰。若由感染引起者痰初呈黄或绿色(但黄色痰不完全提示感染存在),当感染控制后,痰液转为白色,由黏稠变为稀薄,痰量亦减少,哮喘病情随之改善。从上述痰液质与量的改变,亦可间接估计病情的变化,痰液经染色用显微镜观察可见大量嗜酸性粒细胞。小儿哮喘以引起痰液中嗜酸性粒细胞增多为其特点[5]。2004

年国外学者认为诱导痰检查嗜酸性粒细胞数，其敏感性高于呼气峰流速传统检查。若合并细菌感染，嗜酸性粒细胞数量减少而中性粒细胞数增多。此外，在显微镜下还可见到黏液栓和(或)尖棱结晶(夏科结晶)。婴幼儿痰液不易咳出，需用吸引器吸出再做检查，近提倡诱导痰液法检查。痰液作细菌培养，意义不大，因附加细菌感染罕见，因常易被口咽部微生物所污染。近年发现哮喘患者的痰液中含有主要碱性蛋白(MBP)，嗜酸性粒细胞阳离子蛋白(ECP)、嗜酸性粒细胞衍生的神经毒素(EDN)等，由嗜酸性粒细胞释放的毒性蛋白增加，其中嗜酸性粒细胞阳离子蛋白与慢性炎症明显相关[6]，测定其含量成为哮喘诊断、鉴别诊断和预后判断的主要指标之一。最近上海第五人民医院用诱导痰液法测定炎性细胞和细胞因子含量，显示吸入皮质激素后两者明显下降。

三、胸部X线检查

哮喘患儿若无并发症，胸部X线检查无特殊发现，少数患儿仅呈单纯性过度充气或肺门阴影加深，肺纹增粗。Hodson观察218例哮喘患儿的X线胸片发现，正常者占73%，单纯过度充气者占15%；过度充气并有肺门血管阴影增浓者占12%；75%～80%的急性发作有上述异常变化[7]，6%～10%有肺实变或萎缩性肺不张表现，特别发生于右肺中叶的可能持续数月，若不发热，无需反复胸部X线摄片。若哮喘严重发作，经积极治疗后病情改善不明显，可在床边摄片，借以发现气胸、纵隔气肿、肺大疱和颈部皮下气肿。此外胸部X线检查还可发现胸部感染性炎症、结核病变、肺气肿和肺不张的病变。

附：胸部CT和磁共振检查

CT和磁共振能相互补充，可发现用传统X线检查不能发现的病变，尤其发现肺实质变化。一般用于探查疑及支气管旁肿大的淋巴结及肿瘤压迫支气管所致的喘息(胸部X线片亦能发现)；有时可用CT诊断肺气肿或阻塞性病变。

四、心电图检查

长期哮喘反复发作，心电图可出现P波高尖(肺性P波)、电轴右偏、RV_1和RV_2增高及SV_5、SV_6加深等右心负荷增加的改变(小儿罕见)。当病情严重时，已用过较大剂量的肾上腺素和氨茶碱等药，尤其静脉滴注异丙肾上腺素，心电图显示心动过速和心律不齐，β_2激动剂虽有选择性，但长期大剂量吸入或静脉滴注亦可出现上述变化。

第二节　肺功能检查

哮喘基本病理生理变化是由气道慢性变应(过敏)性炎症引起气道可逆(极少数因气道重塑形成不可逆)性阻塞和气道高反应性。肺功能检查可客观反映上述病理生理变化的存在及其改变程度。测定肺功能对明确哮喘诊断、估计气道阻塞的程度和气体交换障碍、气道高反应性、测定气道对吸入变应原、化学物或运动的反应(支气管激发试验)、药物治疗的评价、长期病程的预测，均有较大意义，其中最有用的检查是对吸入支气管舒张剂前后的测定，以显示气道阻塞的可逆程度。吸入支气管舒张剂后，第一秒用力呼气容积(FEV_1)或呼气峰流速(PEF),较吸入前提高10%,则强烈提示哮喘,若无此反应,不能除外哮喘,可能因哮喘呈慢性持续或处于接近最大的肺功能状态。轻度持续的缓解期,肺功能通常无异常变化。近年来推荐测量肺功能用于不典型哮喘患儿的诊断,借以发现咳嗽变异型哮喘和运动性哮喘等。

一、肺功能变化的表现

通气功能——气流阻力增加

哮喘发作时累及大、小气道,呼气阻力明显增加,表现为第一秒用力呼气容积、呼气峰流速、最大通气量(MVV)、最大呼气中段流量(MMFR)、用力肺活量(FVC)等均明显下降。一些反映小气道功能变化的指标如50%肺活量最大呼气流量(Vmax50)、25%肺活量最大呼气流量(Vmax25)等也降低,大气道变化于哮喘缓解期则逐步恢复,但小气道功能异常仍可持续存在。

通气肺功能检测以用峰速仪测量呼气峰流速为最常用。《全球哮喘防治创议》1995年和2002年修订本以及我国《支气管哮喘防治指南》及《儿童支气管哮喘防治常规》(2003年)均推荐其良好的应用价值,可与第一秒用力呼气容积一并作为估计哮喘病情重要依据之一[1~4]。

肺容量变化

哮喘发作时呼吸阻力明显增加,呼气阻力又大于吸气阻力,造成过多的气体贮留在肺内。因此静态肺容量,如功能残气量(FRC)、残气容积(RV)、残气容积占肺总量比值(RV/TLC%)等均增加;补吸气容积(IRV)、补呼气容积(ERV)、肺活量(VC)均降低。

气体分布不均匀

哮喘发作时吸入肺部的气体分布极不均匀。存在明显的呼气延迟和减低区域,即使在缓解期亦存在气体分布不均匀。肺通气过程中气体的分布一般用多次呼吸氮清洗法及^{139}氙或^{81}氪吸入分布法或一次呼吸法描记的呼气容积进行测定。

气流阻力的变化

用体容积描记仪测定气流阻力可发现支气管痉挛涉及全部气道的气流阻力增加与第一秒用力呼气容积下降有一定相关性。

肺弥散量变化

哮喘发作由于肺泡腔扩大,局部气体分布不均匀,总体肺通气效能降低和通气/血流灌注(V/Q)比异常,从而影响肺弥散量。哮喘严重发作或吸入组胺、乙酰甲胆碱等诱发剂后,肺弥散量可下降,应用支气管舒张剂后或症状缓解期,肺弥散量可恢复至正常(常用一氧化碳弥散量来表示)。由于测试方法不同,患者合作程度不一,支气管痉挛及阻塞程度的差异,常导致测定结果各异,故不易作出确切的结论[8]。

上述各项肺功能检查均需患儿密切合作,婴幼儿,甚至部分学龄前患儿常难以配合。近年国外开展一些无需特别配合的肺功能检查,如强力振动(FOT)和多次阻断技术(MOT)直接测定患儿的气道阻力或顺应性;用快速胸腹挤压法(RTC)测定功能残气量及最大呼气流速(Vmax FRC)来显示患儿气道狭窄程度、气道阻力大小及气道高反应性的可逆性,还用呼吸音频谱分析来监测患儿呼吸音的变化,将哮喘发作的哮鸣音、咳嗽音和其他呼吸音作区别,间接反映其气道阻塞的情况[9]。20 世纪 80 年代中期黄达枢用肺量计测定婴儿啼哭作为肺功能检查;北京儿童医院采用 2600 - 婴儿肺功能仪测定 12 例(3 个月至 5 岁)喘息发作患儿,结果显示其流速 - 容量曲线的呼气相升支较陡峭,降支容量轴倾斜明显,似成人慢性阻塞性肺病(COPD)的图形。近年来随着脉冲振荡技术(impulse oscillametry, IOS)的发展,新型肺功能测定仪相继问世,只要让患儿自主平稳呼吸 1 分钟,用电脑对呼吸波进行计算分析,就可获得呼吸阻抗及其分布情况[如总气道阻力(R_5)和中心气道阻力等]。吸入短效 β_2 激动剂后,R_5 改善(下降)较第一秒用力呼气容积及呼气峰流速(上升)更敏感[10]。

二、峰速仪测量呼气峰流速

用精密肺功能仪检查哮喘患儿的气道功能改变,诚然较正确而全面,但需在设备完善的医院和规定的时间内进行,因而受到条件限制。鉴于哮喘的主要病理变化是气道黏膜炎症反应和支气管痉挛造成的气道狭窄,导致阻塞。气流通过气道的速度因阻塞而减慢,气道阻塞越重,气流速度越慢,因此测量呼气流速可作为估计哮喘病情的重要方法之一。常用肺量计测量第一秒用力呼气容积和峰速仪测量呼气峰流速来表达,后者较前者应用的仪器简单且价廉,可随身携带;呼气峰流速与第一秒用力呼气容积有良好的相关性。当前国内外学者一致倡导用最简单和最有价值的峰速仪测量呼气峰流速来监测哮喘病情。有学者建议曾有哮喘严重发作史、中度以上哮喘患者,呼气峰流速的变异率(见以下说明)>20% 者;远离医疗机构而不便及时就诊和随访者,家中应备有峰速仪。最近国外学者建议每位哮喘患者应随身备带一只峰速仪。2002 年《全球哮喘防治创议》强调:对病情估计不足的严重哮喘和曾住院患者尤其需长期用峰速仪监测。短期监测则用于建立诊断,探索环境可能存在的触发因素和评价治疗的功效,从而明显改善预后;并可测定呼气峰流速的昼夜变化(变异率)来探索速发相哮喘反应和迟发相哮喘反应及气道高反应的变化。

峰速仪测量呼气峰流速的方法

国内外常用的峰速仪有两种类型:圆筒式(图 5 - 1),手扶式(图 5 - 2)。

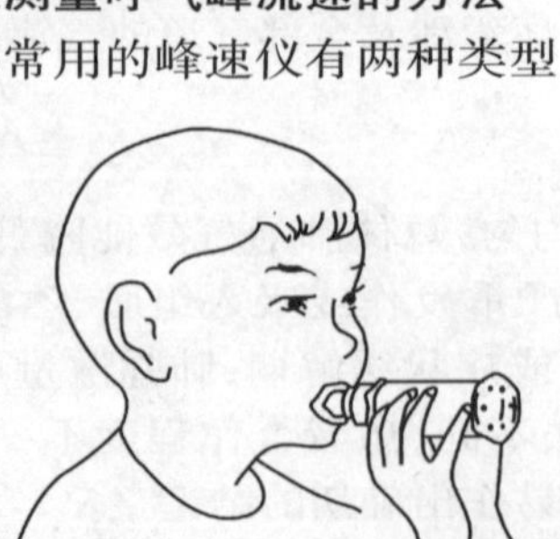

图 5 - 1 圆筒式峰速仪

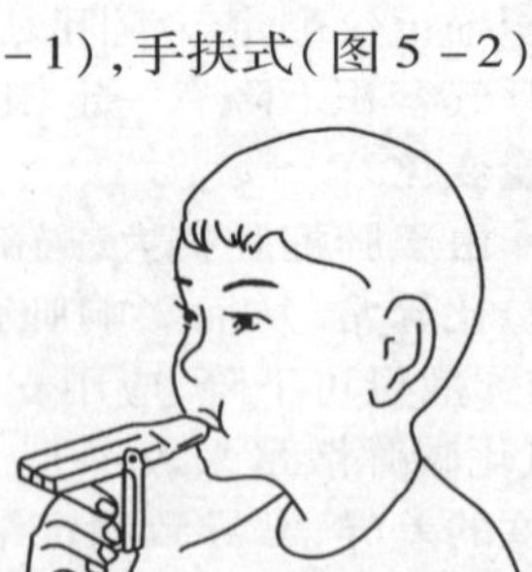

图 5 - 2 手扶式峰速仪

应用前需仔细检查峰速仪上的游标箭头是否随峰速仪上下移动而变位,若发生此变化则需另选一合适的峰速仪。用手指轻柔地将游标箭头移到刻度表上的零位置。手持峰速仪，手指置于刻度表的两侧（图 5 -1）或手指握紧手扶架（图 5 -2），避免阻挡游标在测试中移动。受试者取站立位，嘱其尽量深吸气，迅速将峰速仪的咬口插入口腔，口唇包紧咬口，峰速仪取水平位（图 5 -1、图 5 -2），立即用最大力气和最快速度将气呼出。整个呼吸动作需"一气"完成，中间不能停顿，然后将峰速仪由口腔拔出，观察峰速仪的游标箭头指向的刻度，重复 3 次，取其最高值（此值即为呼气峰流速），同时测量患儿身高。学龄儿童的呼气峰流速正常值参见表 5 -1 与图 5 -3、图 5 -4。呼气峰流速值亦可按公式计算：男性（5 ~ 14 岁）呼气峰流速（L/min）=5.29 × 身高（cm）-427.1。女性（5 ~14 岁）呼气峰流速（L/min）=4.94 × 身高（cm）-399.8。学龄前儿童的正常呼气峰流速参考值较少。林华宗等（1995 年）用峰速仪（英国产）测量苏州市学龄前健康儿童，各年龄组呼气峰流速正常值参见表 5 -2，林华宗又对 10 例学龄前哮喘经常发作患儿测量呼气峰流速，按回归方程式推算，均有不同程度下降，平均下降 17.89%。

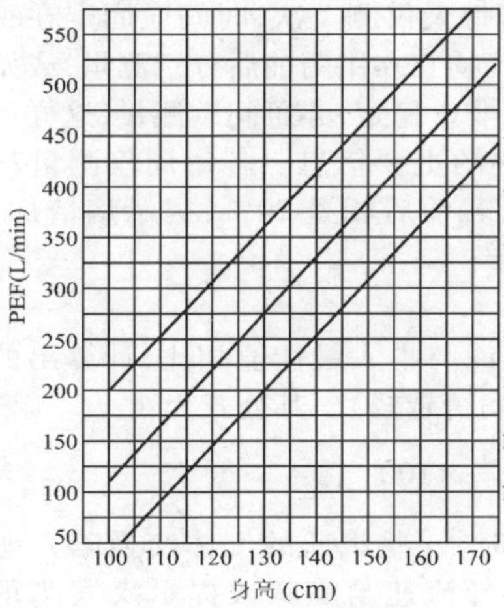

图 5 -3　男性（5 ~14 岁）身高与呼气峰流速（均值 ± 标准差）

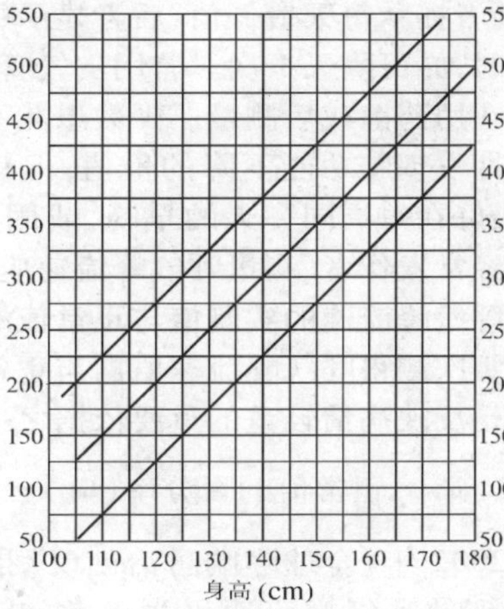

图 5 -4　女性（5 ~14 岁）身高与呼气峰流速（均值 ± 标准差）

［摘自：丁燕等译. 临床医生指南，1994：10］

表 5 -1　学龄儿童呼气峰流速（PEF）正常值*（L/min）

身高（cm）	男			女		
	平均值	标准差	标准误差	平均值	标准差	标准误差
110 ~	256	32.4	7.0	214	34.1	6.3
120 ~	277	46.3	5.0	252	46.9	6.1
130 ~	316	42.3	4.3	299	45.4	5.2
140 ~	360	40.7	4.6	363	54.5	5.3
150 ~	419	54.9	6.2	410	45.3	3.2
160 ~	492	53.9	5.4	430	39.8	5.8
170	544	51.8	8.4			

* 或称预计值

［摘自：甄进稳. 中华儿科杂志，1981，19：134］

表 5-2 各年龄组呼气峰流速正常值

年龄组(岁)	正常值范围(均值 ± 标准差 ×1.96)
2 ~	93.110 ±63.58
4 ~	118.839 ±66.88
5 ~	168.732 ±50.29
6 ~7	179.841 ±49.19

[摘自：林华宗，张瑞芬. 哮喘杂志,1995,1:23]

测量呼气峰流速的时间

当前国际推荐为每天 2 次,一次在起床时,另一次在 10 ~12 小时后。2002 年《全球哮喘防治创议》建议测定呼气峰流速理想时间定为起床第一件事和睡前最后一件事,前者提示每天最低值,后者显示每天最高值。若每天仅测 1 次,时间应固定在每天起床时,亦可隔天 1 次。若用支气管舒张剂或其他药物宜在用药前后分别测量,或始终固定在用药前或后测量。少数患儿不能坚持或病情非常稳定,亦可间歇测量,这样虽失去早期发现肺功能下降的价值,但仍可提供变异率的重要信息。若每周仅测量2 ~3 次,最好在每周同一天的早晚,或固定在用药前后,若前后相差 20%,提示病情加重。哮喘经常发作者,测量呼气峰流速应持续数月至数年。

呼气峰流速的实测值与正常值的比较公式

每次测得呼气峰流速值需与正常(预计)相比,或与本人最佳值相比,计算出的百分率是反映病情轻重的重要依据之一(百分率越高病情越轻)。其公式为:

$$(\text{预计})\text{正常值的百分率}(\%) = \frac{\text{预计值} - \text{实测值}}{\text{预计值}} \times 100$$

2002 年《全球哮喘防治创议》指出:气流受阻时,一些患儿的气体交换陷入恶化但测到的呼气峰流速仍为正常,或在测到的呼气峰流速与症状或提示疾病严重的其他肺功能的结果不一(相关)时,应与既往自身的最佳值相比,才是理想的对比方法。

呼气峰流速的昼夜变化称为变异率(每天),是评价哮喘的稳定性和(或)病情严重程度的客观指标,变异率越大,提示病情越重,其计算公式为:

$$\text{PEF 变异率}(\%) = \frac{\text{每天最高值} - \text{最低值}}{\text{最高值}} \times 100$$

1995 年《全球哮喘防治创议》的计算公式为:

$$\text{PEF 变异率}(\%) = \frac{\text{PEF}_{\text{晚}} - \text{PEF}_{\text{早}}}{1/2(\text{PEF}_{\text{晚}} + \text{PEF}_{\text{早}})} \times 100$$

2003 年《儿童支气管哮喘防治常规》的计算公式为[4]:

$$\text{PEF 变异率}(\%) = \frac{24\text{ 小时最高 PEF 值} - 24\text{ 小时最低 PEF 值}}{1/2(24\text{ 小时最高 PEF 值} + 24\text{ 小时最低 PEF 值})} \times 100$$(第四章表 4-1)

呼气峰流速(PEF)变异率正常一般不超过15%,若超过20%有诊断价值。呼气峰流速值个体差异较大,每天变异率的变化程度亦不同,有较多患儿的呼气峰流速值常高于或低于平均预计值,因此推荐用患儿本人的最佳值(即哮喘症状得到很好控制2周以上,患儿在此时期无任何哮喘症状,自我感觉良好的情况下,认真测量PEF2周所获得的最高呼气峰流速值)与每天变异率为标准,而不采用预计(正常)值的百分比,尤其存在慢性肺功能受损的患者更应如此(小儿较少见)。

2002年《全球哮喘防治创议》指出某些轻度间歇哮喘患者和严重顽固病例可能不存在呼气峰流速变异率。较重哮喘者的呼气峰流速变异率和可逆性可能在经数周皮质激素治疗后才出现。

为了反映病情的轻重,国外在呼气峰流速值某一范围内,添加不同颜色,以易识别:(1)绿色区(个人最佳值的80% ~100%),提示病情稳定,继续用原方案治疗;若长期用药,呼气峰流速持续稳定在此区域内,可考虑减量;(2)黄色区(个人最佳值的50% ~80%),提示病情随时可能恶化,必须警惕,这也提示哮喘病情控制不理想,应临时增加治疗量,加强维持治疗;(3)红色区(个人最佳值的50%以下),为警告信号,应立即吸入支气管舒张剂与皮质激素,必要时加服皮质激素,密切观察病情变化。

呼气峰流速的用途

诊断哮喘

对可疑哮喘患儿可行下列检查:(1)观察吸入支气管舒张剂前后的呼气峰流速的变化。呼气峰流速低于正常者吸入支气管舒张剂:先吸沙丁胺醇气雾剂1 ~2 揿(每揿0.1mg),呼气峰流速较前提高15%以上即有诊断意义,若无此变化再吸溴化异丙托品1 ~2 揿后再测定;(2)连续数天、数周测定呼气峰流速,若出现如图5 -5(典型哮喘图)的上下波动(每天变异率)的变化,符合哮喘的诊断;(3)连续24小时测定呼气峰流速,若发现呼气峰流速初下降,短期后上升,之后又下降,数小时后再上升,呼气峰流速在24小时内2次降升,此为哮喘患儿的速发相哮喘反应和迟发相哮喘反应的变化(图3 -3),从而可进一步探索哮喘的诱发因素;(4)运动试验(即跑步试验),英国学者推荐本法用于疑为哮喘而肺功能检查结果正常者,运动前用峰速仪测呼气峰流速后,嘱患儿立即跑步,持续6分钟,最好在户外进行(吸入寒冷干燥空气可加速气管痉挛),再测呼气峰流速,若其值下降超过15%,属阳性反应(90%哮喘患儿呈阳性反应);再吸入 $β_2$ 激动剂,其值又恢复正常。最近国外有学者认为吸入 $β_2$ 激动剂后呼气峰流速升至10%以上,强烈提示哮喘可能,但不上升,亦不能除外哮喘,因某些患儿运动后测得呼气峰流速接近正常值。有学者报道104例哮喘患儿运动6 ~10分钟后的呼气峰流速明显低于运动前;吸入沙丁胺醇后恢复,与健康者运动后的呼气峰流速相比,差异非常显著($P<0.01$)。呼气峰流速运动后下降大于25%是诊断运动性哮喘(EIA)的标准。运动试验也可用活动平板或踏自行车来完成。

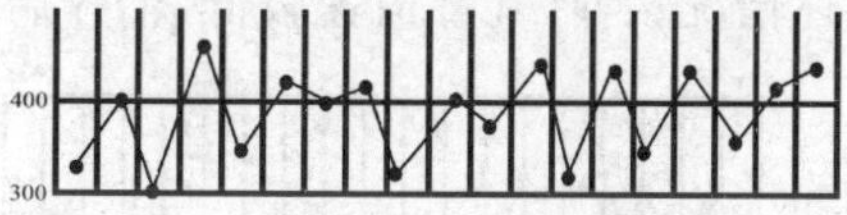

图5 -5　呼气峰流速每天变化图

监测病情

连续(每天)测定呼气峰流速可监测病情,作为调整治疗方案的依据。笔者1986

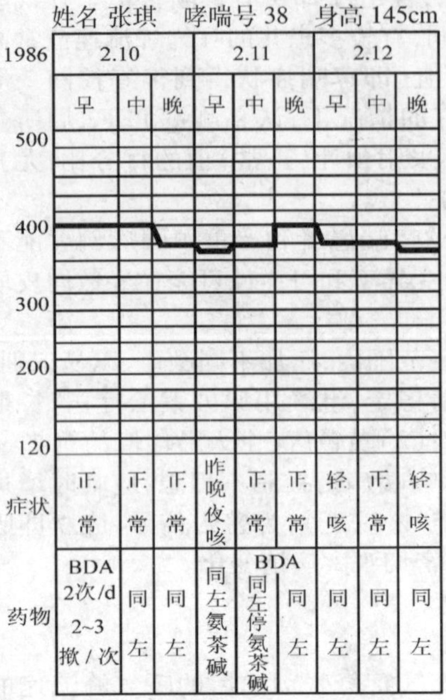

图 5-6 呼气峰流速监测病情

年起在国内率先用此法监测病情，以随时调整治疗方案（图 5-6），此与美国卫生研究所出版的《临床医生指南》(1994:14)（丁燕等译）提出的图案相似。若呼气峰流速下降达但大于预计值或患儿最佳值的 80%，且每天呼气峰流速变异率 < 20% 则病情属一级（轻度间歇）；下降达预计值或最佳值≥80% 和每天变异率在 20% ~30%，示病情属二级（轻度持续）；下降至预计值或最佳值 60%~80%，每天变异率 > 30%，则病情属三级（中度持续）；下降至小于预计值或最佳值的 60%，每天变异率 > 30%，病情属四级（重度持续）。若患者应用足量的支气管舒张剂后呼气峰流速的最高值仍低于预计值的 80% 和（或）变异率仍超过 15%~20% 则需更积极的治疗及连续每天监测呼气峰流速，还可能需加用口服皮质激素；若应用支气管舒张剂后，呼气峰流速提高 > 15%，提示患者气道狭窄病变是可逆的，支持哮喘的诊断；若呼气峰流速提高不明显，提示气道狭窄严重，对支气管舒张剂产生耐药，需用皮质激素；若呼气峰流速初有下降，经调整和加强治疗后其值又上升，则需继续维持同一治疗一段时间；若在咳喘症状出现前，呼气峰流速有数天平稳，中间几天下降，后再上升（图 5-7），提示病情不够稳定，需加强治疗，避免重复发生上述情况；若呼气峰流速较低，治疗后逐日上升（图 5-8），提示治疗有效。

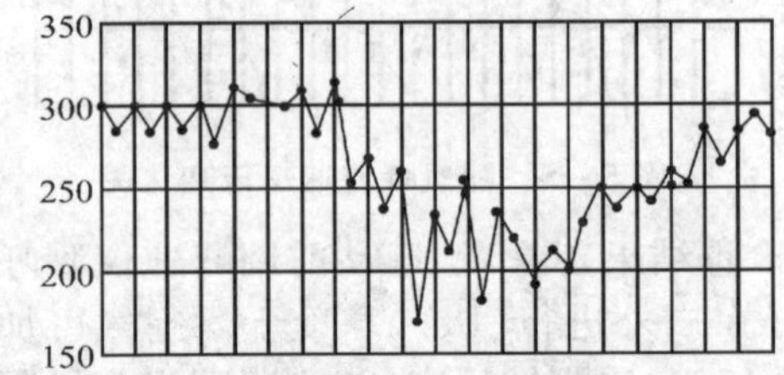

图 5-7 呼气峰流速不稳定

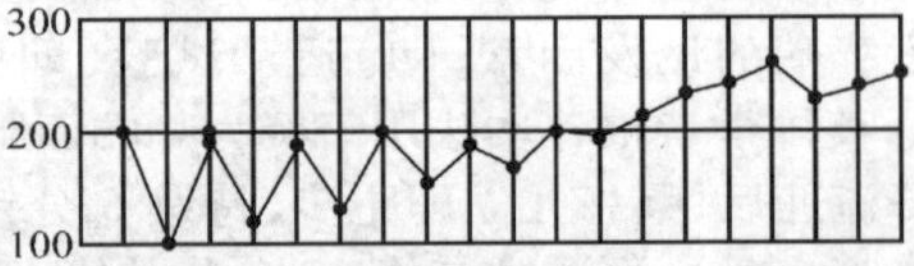

图 5-8 呼气峰流速下降后上升

严重哮喘患儿吸入短效 β_2 激动剂后呼气峰流速仍未提高，提示病情相当严重。若经积极治疗 6 小时，其值仍未明显上升，则治疗与观察时间须适当延长，并需住院；若经治疗后呼气峰流速虽有提高，但经数小时观察，其值又下降 15%，亦需住院。哮喘患者（成人）呼气峰流速 < 100L/min，经积极治疗，其值虽上升，但仍 < 300L/min 或较最初值下降 > 15%，则需进入抢救室治疗。

结合表 4-3 的临床表现，若呼气峰流速 < 预计值 50% 可诊断为急性重症哮喘；呼气峰流速 < 预计值 30% 考虑为致命性哮喘发作。

判断气道高反应性

气道高反应性（BHR）测定目前用肺功能方法测量气道高反应性有下列三种：（1）支气管激发试验（非特异性，即吸入激发剂后第一秒用力呼气容积或呼气峰流速下降法，参见第五节）：最常用的激发剂为吸入乙酰甲胆碱或组胺，还可用吸入血清素、缓激肽、前列腺素 2α 或冷空气等，当哮喘患者吸入这些激发剂的较低浓度（较小剂量）即发生气道痉挛（正常人不会发生此反应）从而引起呼气峰流速或 FEV_1 下降 20%，达到这种改变时吸入激发剂的浓度或累积量分别用 PC_{20} 或 PD_{20} 表示，PC_{20} 或 PD_{20} 值越小，提示气道反应性越高，病情越重。有学者提出 FEV_1 与呼气峰流速有显著相关性，测量后者较前者方便，推荐用呼气峰流速替代 FEV_1。20 世纪 80 年代末钟南山利用上述原理制成"气道高反应仪"，在规定时间内吸入不同浓度的二磷酸组胺，用峰速仪测量呼气峰流速，测定的结果与传统经典方法相比，无显著差别（参见第五节）；也有学者报道吸入由超声雾化器雾化蒸馏水观察呼气峰流速的变化（详见下段）。（2）支气管舒张试验见下节。（3）呼气峰流速变异率的检测：该方法是估计哮喘患儿气道高反应性的最简便的方法。正常者呼气峰流速的变异率 <15%，若 >20% 则提示存在气道高反应性，变异率越大提示气道高反应性越高，病情越重。

用于哮喘分期

（1）哮喘缓解期或控制期（Ⅰ型），呼气峰流速在正常范围内；（2）哮喘稳定期（Ⅱ型），见于慢性哮喘患者气道长期阻塞（小儿少见），呼气峰流速稳定在正常值以下；（3）哮喘不稳期（Ⅲ型）分为两种，一种为哮喘发作不规则，每天常有数次短暂发作，在发作间歇期，听诊虽未闻及哮鸣音，但呼气峰流速变异率较大；另一种呼气峰流速在早晨醒后降低而在中午与晚上均正常；（4）哮喘危象期（Ⅳ型），呼气峰流速的每天变异率约在 50%，持续数月，是哮喘危象特征；（5）哮喘进行性加重期（Ⅴ型），呼气峰流速在数周内进行性下降，提示治疗不当，应调整治疗方案[5]。

峰速仪测量呼气峰流速除有上述用途外，国外还推荐用于骑自行车和剧烈运动前后，借以估计自身病情与体力状况能否继续适应这类活动。峰速仪成为哮喘患者随身必带的仪器。2004 年我国报道 42% 患者（包括成人）未认识和使用过此仪，2005 年调查全国仅 2% 哮喘患者在应用此仪。亟待宣传。

近有学者强调指出应使患儿及其家长了解监测呼气峰流速的目的及其应用方法，尤其应注意下列事项：（1）正确使用、适时测量；（2）将呼气峰流速值记录于哮喘日记；（3）学会分析呼气峰流速值的变化；（4）根据呼气峰流速变化的规律调整治疗方案；（5）适时应到医院或急诊室就诊。

三、支气管舒张试验

除用于测定气道高反应性外也可用于哮喘诊断与鉴别诊断（详见第六章第二三节）和评价支气管舒张剂的疗效。首先测定受试者的基础肺功能（FEV_1），然后吸入 β_2 受体激动剂沙丁胺醇液（参见 p.124 表 8－4）或沙丁胺醇的压力定量气雾剂 2～4 揿，吸入后 15～30 分钟重复检测第一秒用力呼气容积，计算吸药后第一秒用力呼气容积的

$$改善率(\%)=\frac{吸药后\ FEV_1-吸药前\ FEV_1}{吸药前\ FEV_1}\times 100$$，其值≥15%为阳性，正常者与非阻塞性肺病患者无变化。第一秒用力呼气容积可用呼气峰流速替代。无 β_2 受体激动剂可用肾上腺素。若无肺功能仪器可依据临床表现来判断，即吸药后喘息改善，哮鸣音明显减少也可作为阳性改变。

第三节 血液气体分析(血气分析)

正常人血液中含有一定量的 O_2 和 CO_2。血液中气体含量的正常与否，反映肺的呼吸功能。血气分析可显示动脉血中氧和二氧化碳及体内酸碱平衡状态。通常用于：(1)哮喘严重发作伴第一秒用力呼气容积和(或)呼气峰流速<40%预计值或本人最佳值；(2)氧饱和度下降和(或)对初始治疗后呼气峰流速改善不明显或无反应者。血气分析是最客观的实验室检查。

一、检测项目及其正常值

正常成人(在海平面呼吸空气)动脉血气结果如下。

酸碱度(pH) 动脉血液中酸碱度正常值为7.35~7.45。

二氧化碳分压(PCO_2) 动脉血液中二氧化碳分压($PaCO_2$)正常值为35~45mmHg，受呼吸气量影响而变化，肺泡通气过度时 $PaCO_2$ 下降，肺泡通气不足时 $PaCO_2$ 上升，因此 $PaCO_2$ 是反映肺通气功能的指标。

氧分压(PO_2) 动脉血中氧分压(PaO_2)正常值为80~100mmHg。PaO_2 是反映机体氧合状况的重要指标。

碳酸氢离子(HCO_3^-) 血液中 CO_2 与 H_2O 结合为 H_2CO_3 后，再分解为 HCO_3^-，动脉血中 HCO_3^- 的正常值为22~26mmol/L，均值为24mmol/L；HCO_3^- 浓度改变反映代谢性酸碱平衡状况。

碱剩余(BE) 在标准条件下(37℃，$PaCO_2$ 40mmHg)，动脉血中碱剩余正常值为(0±3)mmol/L，它与 HCO_3^- 意义相似，亦是反映体内代谢性酸碱平衡状况的指标[7]。(注：以上诸值为成人正常值，小儿正常值见表11-2)。

血标本采集 血气分析通常指动脉血液气体分析，在分压符号"P"的右下角注"a"来表示，PaO_2 及 $PaCO_2$ 的血标本多从桡动脉、肱动脉或股动脉抽取，也有从耳垂或手指尖取血，应充分加温，使其毛细血管动脉化。

二、血气分析的目的

(1)了解血液氧合状况，反映血液氧合状况的指标有 PaO_2，O_2 饱和度(SaO_2)及氧含量。PaO_2 测定简便，结果正确，常可判断低氧血症及其程度；(2)确立呼吸衰竭类型及判断病情的严重程度，若 PaO_2<50mmHg 而 $PaCO_2$ 正常或偏低，称为Ⅰ型呼吸衰竭(低氧血症)，这种呼吸衰竭属换气功能衰竭类型；若 PaO_2<50mmHg，$PaCO_2$>50mmHg

称为Ⅱ型呼吸衰竭（合并高碳酸血症）属通气功能衰竭类型。

哮喘急性发作，氧气吸入与交换减少，遂发生缺氧，动脉血氧分压降低，随病情加重其下降更明显。动脉血二氧化碳分压在哮喘发作初期因患儿换气过度非但不上升反而下降，随病情加重可恢复至正常，提示患儿气道已处于严重阻塞，此时若临床医师误认为"正常"而不予积极治疗，病情将进一步恶化。体内二氧化碳排出困难，贮留更多，$PaCO_2$ 随之增高（图 5－9），由于哮喘严重发作，患儿烦躁不安与用力呼吸，使缺氧与二氧化碳贮留更为严重，甚至发生机体内环境紊乱，出现酸碱平衡失调（pH 值由增高变为正常或下降）。某些患儿因气道阻塞极度严重，原响亮哮鸣音反而变为很轻甚至不能闻及，且因严重缺氧与二氧化碳贮留，患儿出现嗜睡，表现为"安静"，这些现象会导致医师错误判断，若及时作血气分析则有助于正确判断病情。当患儿的 PaO_2 <50mmHg 或伴 $PaCO_2$ > 50mmHg 提示呼吸衰竭，需及时积极抢救。

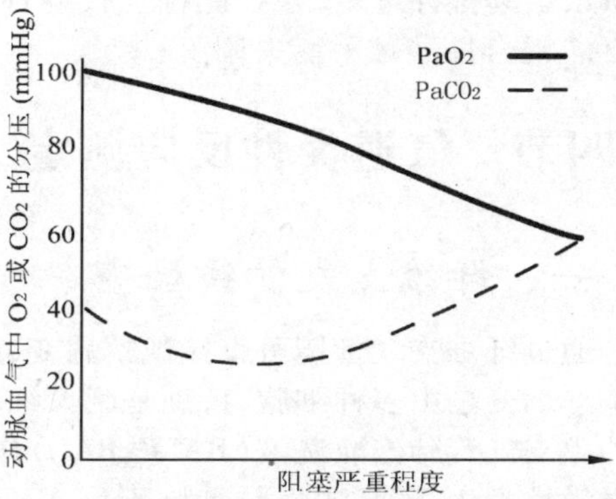

图 5－9　哮喘急性发作时动脉血气变化

［摘自 Brenner BE. Comprehensive management of respiratory emergencies. 1985:317］

根据血气结果将哮喘发作程度分为五级[5]。

极轻度哮喘（Ⅰ级）　血气结果正常。

轻度哮喘（Ⅱ级）　$PaCO_2$ 轻度下降，pH 轻度偏碱。

中度哮喘（Ⅲ级）　PaO_2 开始下降，呼吸性碱中毒仍存在。

严重哮喘（Ⅳ级）　$PaCO_2$ 升至正常，PaO_2 继续下降，提示患者气道阻塞严重。

晚期哮喘（Ⅴ级）　PaO_2 下降，$PaCO_2$ 上升，pH 值下降，提示低血氧、CO_2 贮留和呼吸性酸中毒。

也有根据血气变化将哮喘发作程度分为三级。[5]

Ⅰ级　pH 值正常或稍高，PaO_2 正常，$PaCO_2$ 稍低，提示哮喘发作轻，轻度过度换气，支气管痉挛不严重，气雾或口服支气管舒张剂可使之缓解，预后佳。

Ⅱ级　pH 值正常，PaO_2 偏低，$PaCO_2$ 正常，提示患儿通气不足，支气管痉挛较明显，病情转重，应加强治疗。

Ⅲ级　pH 值下降，PaO_2 降低，$PaCO_2$ 升高，提示严重通气不足，支气管痉挛明显，多发生在哮喘严重发作（哮喘持续状态）时，需积极抢救，当患儿出现酸中毒，尤其 pH <7.25 时，预后不佳，应立即积极加强治疗。

血气分析应结合临床表现与呼气峰流速值综合评价。

另外，慢性反复发作伴继发感染时，急性呼吸衰竭的出现，可导致急性呼吸性酸中毒，PaO_2 下降，$PaCO_2$ 上升，pH 下降，［HCO_3^-］无大的改变，称"失代偿性呼吸性酸中毒”。若此状态持续 3 ~ 5 天，肾脏发挥代偿作用，[HCO_3^-]排泄减少，回吸收增加，pH 值可能接近正常，称“代偿性呼吸性酸中毒”。在治疗过程中，因过度使用利尿剂或皮质激素引起排钾过多，导致低钾性代谢性碱中毒，形成呼吸性酸中毒并代谢性碱中毒的，称“混合性酸碱平衡失调”。

第四节　气道炎性反应测定

一、纤维支气管镜检查

通过纤维支气管镜可直接观察病变，同时可取出黏膜做活组织检查，由此证实哮喘的基本病变是由多种细胞，特别是肥大细胞和嗜酸性粒细胞参与的气道慢性炎症；同时可抽出支气管肺泡灌洗液（BALF、BAL）作细胞、液体成分分析。嗜酸性粒细胞多者提示过敏性炎症；若嗜酸性粒细胞不增多，而中性粒细胞增多者，则提示并存细菌感染。近年来国内外学者还用支气管肺泡灌洗液作炎症介质及细胞因子的测定来探讨哮喘发病机制。但因该检查较困难，对小儿开展较少。

二、气道高反应性检查

最近国外指出气道高反应性的变化是气道慢性炎症变化的间接证据，提倡用测定前者的改变来反映后者的变化（详见本章第二节峰速仪测定呼气峰流速的用途及第五节）。

三、嗜酸性粒细胞阳离子蛋白浓度测定

嗜酸性粒细胞阳离子蛋白（ECP）由嗜酸性粒细胞分泌的类晶体碱性蛋白颗粒，它是重要的炎症介质之一，其浓度上升水平与接触变应原数量、迟发相哮喘反应的气道炎症程度呈正相关，嗜酸性粒细胞阳离子蛋白含量越高病情越重。有学者认为嗜酸性粒细胞阳离子蛋白浓度的升高早于 FEV_1 改变及临床症状的出现时间，是气道炎症的敏感和可靠指标，其含量在 24 小时内有波动，午后水平较高。若含量升高，需行抗炎治疗。有学者报道痰嗜酸性粒细胞阳离子蛋白较其在血清中的更敏感。

近有学者对正常儿、哮喘急性发作和吸入丙酸倍氯米松 13 个月以上的患儿作嗜酸性粒细胞阳离子蛋白测定，认为其含量与临床症状有很好的相关性，因此可能成为一种评价哮喘炎症程度和指导临床治疗的特异性指标。

最近国外推出改良的 RAST（cap system）仪也可测定嗜酸性粒细胞阳离子蛋白（详见本章第七节特异性 IgE 检测）。

四、呼出气中一氧化氮的测定

一氧化氮（NO）由 NO 合成酶氧化左旋精氨酸产生，与气道炎症反应有关，呼出气中的 NO 浓度与气道炎症程度呈正相关。呼出气体含 NO 浓度越高，提示炎症越重（详见本章第十一节）。

五、血浆蛋白测定[11]

α_1 - 抗胰蛋白酶(α_1 - AT)　升高提示气道炎症(正常参考值2.63g/L ±0.67g/L)。

α_1 - 酸性糖蛋白(α_1 - AGP)　升高提示气道炎症(正常参考值0.59g/L ±0.12g/L)。

运铁蛋白(Tf)　降低提示气道炎症(正常参考值2.44g/L ±0.33g/L)。

第五节　气道高反应性的测定

气道高反应性是由气道长期持续存在慢性过敏性炎症所致。因此气道高反应性的改变是气道炎症的间接证据。哮喘患儿的气道反应性较健康者高出千倍，当接触对正常人气道不发生反应的化学、物理或药物的轻微刺激即可产生收缩反应。气道高反应性是哮喘患者的一个特征，但亦可发生于无哮喘症状的人群与其他慢性气道气流受阻的人群中(如吸烟者、慢性气管炎和肺囊性纤维性变患者)，也可见于既往有喘息史现接触过强烈刺激物者(详见第三章第三节)。当前气道高反应性测定主要应用于：(1)排除或确诊哮喘；(2)职业性哮喘的诊断和处理(若有气道高反应性存在者应劝其避免在有刺激性气体或粉尘多的环境下工作)；(3)筛选婴儿哮喘(因年幼不能合作而难以实现)；(4)有利于鉴别慢性支气管炎和慢性阻塞性肺疾病(COPD)；(5)评价药物的疗效(哮喘经抗炎药物治疗其主观症状消失后，何时能停药，除参考 FEV_1 和呼气峰流速指标外，气道反应性是重要依据)；实践证明呼气峰流速达到正常仅是停用止喘药而非停抗炎药的指征，气道炎症与气道高反应密切相关，众多学者均把气道反应性高低作为判断抗炎药物能否停用的主要指标；若高反应性已降至正常视为达到哮喘治疗的最终目标，停用抗炎药后不致在近期内复发，但2005年Taylor指出气道高反应的结果对判断小儿哮喘的复发，无预测价值；(6)哮喘患者气道反应性越高，其哮喘病情越重，治疗效果越差，预后也差，对平喘药和皮质激素需求量亦相应加大。

进行气道反应测定须在哮喘缓解期或至少5天内无喘息发作、FEV_1 或呼气峰流速值 >70% 预计值时才可进行。若有喘息、肺内有感染、FEV_1 或呼气峰流速 <70% 预计值则暂缓进行。测定前询问既往有无重度喘息发作史，分析胸部X线、心电图和 FEV_1 的检查结果。备好支气管舒张剂的气雾装置、氧气、抢救药品和器械。受试者于测定前3天停服皮质激素，2天前停吸入皮质激素，24小时前停平喘药和抗组胺药。

一、气道反应性测定仪

由日本Takishima研制成功，Chest生产的Astograph TCK - 6100H仪：采用 $3H_2$ 强迫震荡法，雾化量0.15ml/min，雾粒直径 $11\mu m \pm 6\mu m$。激发剂用乙酰甲胆碱(methacholine)，以生理盐水作倍比稀释，浓度自25mg稀释为12.5mg ~ 0.098最后为0.049mg/ml共10个不同浓度，由淡到浓分别置于第2 ~ 11雾化罐内，第一罐置生理盐水，第12罐置短效 β_2 受体激动剂。该仪器由电脑控制，自动旋转并连续描绘出剂量反应曲线(即阻力曲线)。受检者每次用潮式呼吸量，每瓶持续吸1分钟，先吸第1瓶，若描绘曲线平稳、受检者无特殊不适，则依次吸入第2、3、4直到第11瓶。若吸入某瓶出现曲线上升并自觉不适和(或)肺部闻及哮鸣音,即终止检查,并自动开启第12瓶喷出短效 β_2 受体激动剂来解除症状。正常者吸入第1瓶至第11瓶,曲线平坦稳定,全无反应。而哮喘患者受检时均呈程度不等的气道高反应性(图5-10)。由反应曲线,计算出三个参数:(1)起始阻力[Rrs,其计量单位为kPa/(L·S)]是吸入对照剂生理盐水时基础呼吸阻力;(2)反应阈值(Dmin,单位U)是呼吸阻力呈线性增高时吸入乙酰甲胆碱的最低累积量(1U相当于用1mg/1ml的乙酰甲胆碱溶液作气雾剂,平静呼吸1分钟的吸入量),它反映气道的敏感性是测量气道反应性的最重要标志,Dmin值越小,提示气道反应(敏感)性越高,反之则越低;(3)诱导控制值下降斜率(简称SGrs),是单位时间内诱导控制值之差,它反映气道的反应性,其值越大提示气道反应性越高;反之则越低。

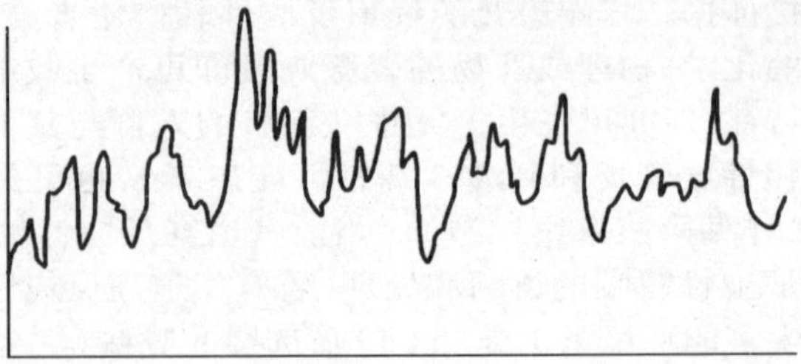

图5-10 Astograph仪显示哮喘患儿气道反应曲线

邱某,女,7岁,哮喘反复发作6年余,发作频繁,经各种治疗无效。每于深夜或凌晨发作严重,每周2次来上海长征医院急诊室作克伦特罗(氨哮素)雾化吸入治疗。1984年4月用Astograph仪做气道高反应检查,吸入第二瓶起,反应曲线明显上升,提示气道反应性增高

笔者于1984年在国内首用Astograph仪测量哮喘患儿的反应曲线变化(图5-10、图5-11)。1996年笔者总结了41例重度哮喘患儿测定结果,显示全部受检者治疗前Rrs上升,Dmin降低、SGrs上升,提示气道均呈高反应性。吸入丙酸倍氯米松后Rrs下降,Dmin上升、SGrs下降提示气道高反应性有下降(此结论较国外报道早3年)。吸入丙酸倍氯米松疗程超过3年者其改善程度较不足3年者明显,但无统计学意义(表5-3、5-4[12],注:SGrs其值太小未列入)。

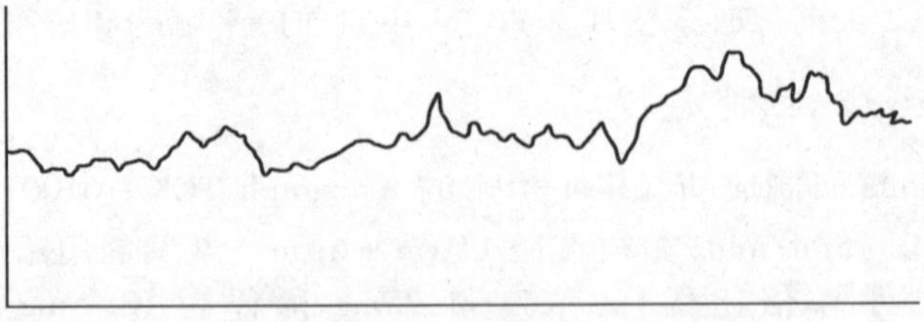

图5-11 吸入丙酸倍氯米松5年后气道反应曲线接近正常

经长期定量吸入丙酸倍氯米松后哮喘症状明显减轻,发作次数显著减少,1987年起哮喘基本不发。1989年4月第三次复查,反应曲线基本正常,提示气道反应性已接近正常,与临床表现一致

表 5－3　41 例支气管哮喘患儿吸入丙酸倍氯米松前后的气道反应性变化（$\bar{x} \pm s$）

组别	例数（n）	Rrs kPa/（L · s）	Dmin（u）
用药前	14	1.04 ± 0.28	2.031 ± 2.328
用药后	27	0.79 ± 0.21	3.599 ± 6.054
P 值		<0.01	>0.05

表 5－4　27 例支气管哮喘患儿吸入丙酸倍氯米松不同疗程的气道反应性变化（$\bar{x} \pm s$）

组别	例数（n）	Rrs kPa/（L · s）	Dmin（u）
用药≥5 年	5	0.78 ± 0.28	4.661 ± 6.00
用药 <3 年	22	0.79 ± 0.20	3.358 ± 6.179
P 值		>0.05	>0.05

本方法在日本及澳大利亚应用较广泛，设备复杂，价格较贵，但操作却较容易，仅需平静呼吸即能测到连续变化的数据，受主观影响较小，能及时发现可能发生的吸入剂量过度反应，以便采取应急措施，故甚安全。

二、支气管激发试验

常用非特异性支气管激发试验，以吸入组胺或乙酰甲胆碱等激发气道，观察吸入后 FEV_1 下降 20% 时药物的累积剂量（$PD_{20}FEV_1$）或浓度（$PC_{20}FEV_1$）来表示气道反应性；气道高反应分为四级（表 5－5）。

表 5－5　不同级别的气道高反应性 FEV_1 下降 20% 时吸入组胺或乙酰甲胆碱的累积剂量或浓度

药物＼程度	重　度	中　度	轻　度	正　常
组胺	<0.1μmol（0.03mg）	0.1 ~ 0.8μmol（0.03 ~ 0.24mg）	0.9 ~ 3.2μmol（0.25 ~ 0.98mg）	>7.8μmol（2.20mg）
乙酰甲胆碱	<0.1mg/ml	0.1 ~ 1mg/ml	1 ~ 4mg/ml	>16mg/ml

钟南山研制的气道反应性测定仪（TAR－1 型）由 5 个手捏式玻璃雾化瓶、1 个微型峰速仪及二磷酸组胺 1g 组成。以组胺为激发剂，其配制方法如下：取 1g 磷酸组胺，加入 20ml 0.9% 氯化钠注射液即为 5% 组胺液。该液用 0.9% 氯化钠注射液稀释，浓度为 2.5%、0.6% 和 0.3%，将不同浓度的组胺液分别置于雾化瓶内。嘱受试者张口，上下齿距为 1.5 ~ 2cm，雾化瓶的喷口置于受试者唇外 1cm 处，对准口腔，让受试者用力深呼气至功能残气量（FRC）位，再用力深吸气到肺总量（TLC）位屏气 3 秒，于

受试者吸气开始时，操作者即挤雾化瓶的橡皮球，使雾液喷出。先喷 0.9% 氯化钠注射液（让受试者熟悉吸入方法），并证实对 0.9% 氯化钠注射液无反应，以吸入 0.9% 氯化钠注射液后的呼气峰流速作为对照值。然后依次吸入浓度由低至高的组胺液，1 分钟后即测定呼气峰流速，记录其最高值，第二分钟末吸入下一剂量的组胺液，吸入剂量逐次递增 1 倍。当呼气峰流速较吸组胺前下降 20% 以上或已达到程序的最高剂量则终止吸入组胺液，并记录吸入组胺的累积剂量。在吸入最后一次组胺量的 3 分钟、5 分钟时分别测呼气峰流速，必要时吸入支气管舒张剂以助恢复。呼气峰流速下降百分率公式如下。

$$\text{PEF 下降百分率}(\%) = \frac{\text{基础 PEF 值} - \text{吸入组胺后 PEF 值}}{\text{基础 PEF 值}} \times 100$$

当呼气峰流速下降百分率 >20% 时所需药物剂量即 PD_{20}，吸入组胺累积量学者认为 <3.91μmol(1.1mg) 为阳性，提示气道反应性增高，>7.8μmol(2.2mg) 为阴性。

本法检测呼气峰流速变化所需工具较简单，容易普及，但操作烦琐、费时，易因用力轻重等主观因素和每次喷出的组胺含量不完全一致而影响所得的结果准确性。

王虹、杨玉将乙酰甲胆碱按不同浓度制成定量气雾剂，每瓶含量分别为 4、8、16、32 直到 512mg（成倍递增），每瓶含 200 揿 ±5 揿，结果显示 26 位健康者 $PD_{20}-FEV_1$ > 13.99mg ±1.16mg，而哮喘组 $PD_{20}-FEV_1$ 为 0.79mg ±0.15mg，两组（成人）有极显著差异（$P<0.01$）。

近年来国外有学者认为用超声雾化法吸入蒸馏水（UNDW），能使气道上皮细胞通透性增加，对气道内的刺激物更易接触和发生敏感，并可刺激上皮细胞通过脂氧化酶代谢途径，产生花生四烯酸的衍生物。且使支气管黏膜下肥大细胞周围渗透压降低，导致肥大细胞脱颗粒，释放炎症介质，引起平滑肌收缩，促使气道产生炎症反应。李颖对 120 例缓解期哮喘患儿行 UNDW 试验，在规定时间吸入雾化蒸馏水，每次吸入 0.5 ~ 3 分钟后测呼气峰流速，若其较吸入前下降 20% 时停止吸入。蒸馏水最大吸入量为 22ml，对照组为 30 ~ 50ml。故她认为 UNDW 敏感性虽较组胺激发稍低，但特异性达 100%，不会出现假阳性，操作较简便易于配合。

支气管激发试验还有 Chai 法、潮气呼吸法、Yan 测定法和蓄积法。

此外还可在吸入支气管舒张剂前后用峰速仪测定呼气峰流速的改变，或观察每天早晚呼气峰流速的变异率来测定气道高反应性（详见峰速仪测量呼气峰流速的用途）。

第六节　气道激发试验

气道激发试验分特异性和非特异性两种，前者吸不同浓度的变应原液，后者吸入不同浓度的诱发气道收缩剂。在吸入前后作通气肺功能测量或观察气道反应曲线的变化，借以探索与确定变应原或估计气道反应性。

特异性气道激发试验　用诱发哮喘的可疑变应原作激发剂（须新鲜配制），患者吸入不同浓度（由淡到浓）变应原，若第一秒用力呼气容积或呼气峰流速下降 20% 以上原则上可作肯定性诊断。但一些变应原在特定的环境有致敏作用，而在实验室却不易产生相似的情况。所以本试验的结果不仅与吸入变应原的特异性有关，而且还与吸入浓度、吸入量、试验环境和考核指标有关。因此，一次阴性结果，不能完全排除对特异性变应原过敏的可能。进行此检查除在试验时可能会导致较重的速发相哮喘反应外，还可引起迟发相和双相哮喘反应，因此吸入剂的浓度须极度稀释、严密观察，并备有解除气道痉挛药物和抢救设施，以免发生危险。为了研究以往不认识的职业性哮喘，或为了在复杂环境中明确变应原，或作医学鉴定，才考虑行通常特异性气道激发试验，但不用于小儿哮喘的诊断。

非特异气道激发试验　此即气道高反应性的测定详见上节内容。

第七节　变应原的检查

检查变应原的目的在于发现和明确诱发哮喘的原因，以便在日常生活中避免与之接触，从而防止哮喘发作。若不可能完全避免则可用明确的变应原制成浸出液作脱敏疗法以期减少或减轻甚至终止哮喘发作（详见第七章第三节）。

检查变应原首先应详细反复询问病史和认真细致进行体格检查，了解起病情况、病情进展、发病季节、室内外环境、饲养宠物和饮食习惯等，在此基础上选择合适的变应原检查。检查方法分体内和体外两种。

一、体内检查

皮肤试验

皮肤试验为最常用的方法。用尘螨、花粉、真菌等常见变应原制成浸出液，作皮内、点刺或划痕注射。点刺方法简单，注射局部疼痛轻，变应原进入体内数量较少，因而引起全身变态反应少，较安全，被认为是标准法，目前多采用此法。当变应原进入对此变应原过敏的患儿皮肤，即与皮肤内的肥大细胞表面附着的特异性 IgE 抗体相结合，引起肥大细胞脱颗粒，释放炎症介质（主要是组胺），在皮试 10～20 分钟后皮肤出现红晕和风团。于皮试 15 分钟后观察结果，皮内注射处红晕直径 11～20mm，风团 5～10mm 为阳性。点刺试验出现红晕，直径 <3mm，风团轻度或不明显为阳性（+）；红晕直径 3～5mm，风团直径 <3mm 为 ++；红晕直径 ≥ 5mm，风团直径 3～5mm 有伪足为 +++；风团直径 >5mm，2 个以上伪足为 ++++。皮试虽对变应性哮喘的病因诊断有一定帮助，皮试结果与病史诱因的符合率较高，但皮试可能出现假阴性或假阳性。有时因机体处于高敏状态，可能出现对多种变应原产生阳性反应而难以确诊。皮肤的反应性可能与支气管不同，又因变应原进入机体的途径不同，试验用的由人工提取的变应原与天然变应原的性质也可能不完全一致，因此皮试对病因诊断的意义受到一定限制，必须结合临床发作情况和（或）测定特异性 IgE 加以评价；试验过程中有可能发生变态反应，甚至过敏性休克，因此需密切观察，应备有抢救措施。

气道激发试验

将特异性抗原（变应原）稀释后，直接喷入受检者的气道内，若第一秒用力呼气容积或呼气峰流速下降 20% 以上称为阳性，其优点在于能证实引起发病的变应原，尤当病史与皮肤试验或体外试验不相符合时,用本法可明确诊断,还可评价脱敏疗法的疗效,了解药物是否有效。但操作时必须十分谨慎,吸入气雾剂的浓度须极度稀释,备有抢救措施(详见本章第六节特异性气道激发试验)。

日本学者曾应用抗原稀释液,滴入受试者眼内,作眼结膜试验来检测变应原。

二、体外检查

总 IgE 与特异性 IgE 测定

IgE 是参与 I 型变态反应的最主要抗体,又是与哮喘发病关系最密切的免疫球蛋白。IgE 是人体内含量最少的一种免疫球蛋白,占总免疫球蛋白的 0.001% 以下(图 5-12)。IgE 通常不通过胎盘,脐带血含量 <1.2μg/L。17 周的胎儿虽可测到分泌 IgE 的淋巴细胞,但 IgE 量极微,在血清中难以测到。新生儿还未与变应原接触,血清中不出现特异性 IgE,且其合成 IgE 能力也低(小于 2~3 月龄的婴儿一般不发生由 IgE 介导的疾病)。特应性双亲的新生儿脐带血中的总 IgE 量较非特应性双亲的新生儿为高,总 IgE 升高提示特应性倾向。1 岁后 IgE 虽上升,但较 IgG 升高为慢,与 IgA 相似,此时测定 IgE 可预测今后是否发生过敏性疾病,并可显示是否为过敏体质。婴儿期 IgE 上升缓慢,学龄期后明显上升,青春期 IgE 最高,老年期下降(图 3-13)。

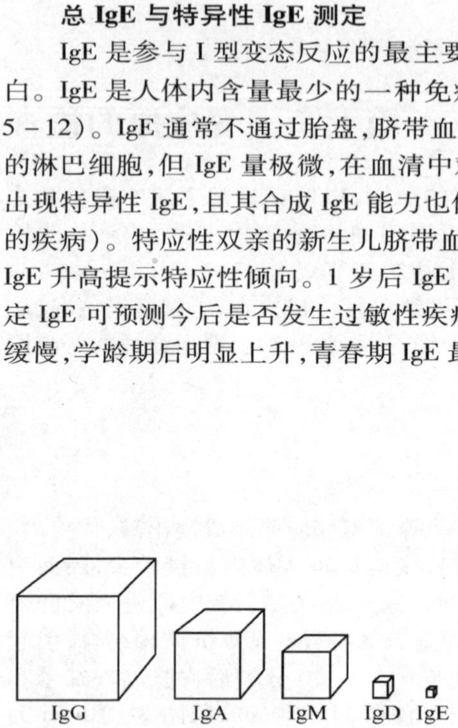

图 5-12 正常血清免疫球蛋白含量比较
IgG 12g/L; IgA 2g/L; IgM 1g/L; IgD 30mg/L; IgE 50μg/L

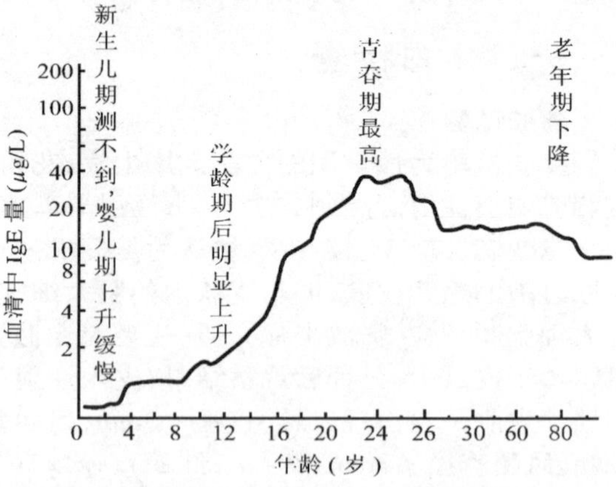

图 5-13 各年龄组 IgE 含量演变

总 IgE 上升与下列因素呈正相关:(1)特应性体质;(2)特异性变应原的数目;(3)与变应原接触的程度与时间。IgE 量的多寡还取决于受累的器官(如皮肤与呼吸道同时过敏者 IgE 量最高,其次为皮肤过敏、气道过敏,单一鼻过敏者 IgE 含量最少)。IgE 含量与特应性皮炎的严重程度密切相关,与气道变应性相关性弱。50%~75% 的变应性哮喘患者 IgE 明显增高(>平均值 +2*s*)。IgE 若 <48μg/L 提示非变应性;>240~360μg/L 则高度提示变应性。气道过敏严重程度与血嗜酸性粒细胞数明显相关,与 IgE 水平关系不大。季节性变应性鼻炎患者于花粉季节和变应原接触后 IgE 含量最高,其余大部分时间的 IgE 常在正常范围内;常年变应性鼻炎患者仅 25%~50% 有 IgE 增高。

小儿变应性鼻炎伴下呼吸道症状时测定 IgE 有意义，若仅有鼻炎症状者 IgE 可能正常。肠道寄生虫感染时总 IgE 升高。寄生虫可诱导 IgE 合成，作用于肥大细胞，导致寄生虫被驱逐。在肠道寄生虫病流行的国家，用 IgE 升高作过敏指标其意义不大，总 IgE 和特异性 IgE 同时升高才有意义。

总 IgE 检测

每升血清总 IgE 含量极微，用免疫扩散法难以测到，需用放射免疫法或酶免疫法来测量，后者具有操作方便，费用低廉、试剂稳定等优点，国内较多采用本方法。总 IgE 正常值各家报道不一，因检查结果缺乏特异性，不能确切反映过敏状态，故诊断价值不大。

特异性 IgE 检测

采用放射性变应原吸附试验（简称 RAST）和酶联免疫吸附试验（ELISA）。受检患儿血中若含有某种变应原诱导产生的特异性 IgE 就与附着在固相聚合体上的变应原结合，加入放射性核素标记的或用酶标记的抗人 IgE 抗体，使之与结合在变应原的 IgE 结合，然后用 γ 计数器测定放射性核素放射性的强度或加入酶底物产生显性反应，用分光光度计测定光密度值，前者即放射性变应原吸附试验，后者为酶联免疫吸附试验测定。放射性变应原吸附试验的敏感性、准确性与皮试的符合率均较酶联免疫吸附试验测定为高，但酶联免疫吸附试验测定简便、快速、安全、价格低廉、避免接触放射性核素、相对稳定可长期保存，应用较广泛。

20 世纪 90 年代国外在放射性变应原吸附试验方法基础上加入荧光基质，称为“改良放射性变应原吸附试验（CAP system）”。在其帽状物含多孔亲水性纤维颗粒载体，同时吸附 238 种变应原，总的可测定 450 种变应原（它们是占 90% ~95% 的空气常见变应原）。还可与 Fx5E 联合检测，后者含牛奶、蛋白、小麦、花生、大豆和鳕鱼 6 种变应原，这样使检测的变应原更为扩大。根据病史、用 CAP 仪选择测定有关的变应原所诱生的特异性 IgE，可发现相关变应原。若疑及食物过敏则用混合型食物检测（Fx5E），呈阳性则可选择测最常见的食物变应原的特异性 IgE，以明确具体对哪种变应原过敏。如 CAP 和混合型食物检测均为阴性，则患者对变应原发生变态反应的可能性很小；若患者有过敏（变态）反应史则可测其总 IgE，若总 IgE 升高则可检测其他不常见的变应原（如食物水果及杂草等）。本试验虽很少发生假阳性或假阴性，但阴性结果仍不能完全排除吸入或摄入变应原导致变态反应的可能性，因还有极少数存在于自然界的变应原尚未包括在内，且某些刺激物如油漆、油烟等还不能制成变应原置入帽状物来测试。CAP 制备的变应原，取材于欧洲，我国的一些重要变应原有待补充。本仪器还可测定嗜酸性粒细胞阳离子蛋白（ECP）、骨钙素、IgG 及 IgG4，有助于探测患儿气道炎症变化、骨质疏松以及脱敏疗法的疗效。本仪器采用全自动操作，具有灵敏度高、特异性强、与临床密切相关、安全可靠和测试范围广的优点。国外多采用改良放射性变应原吸附试验。

嗜碱性粒细胞组胺释放试验（histamin release from basophil test，HRBT）

变应性哮喘患儿的血中嗜碱性粒细胞接触特异性变应原后立即脱颗粒，释放出组胺，组胺可用荧光法定量检出，从而显示该变应原的活性，但因需特殊仪器未能广泛推广。

嗜碱性粒细胞脱颗粒试验(human basophil degranulation test, HBDT)

嗜碱性粒细胞脱颗粒试验可间接测定变应原,若结合皮试结果,可提高诊断的准确性(如皮试阳性者,80%嗜碱性粒细胞脱颗粒试验阳性;皮试阴性者,仅3.5%阳性)。健康者嗜碱性粒细胞脱颗粒试验阴性。对粉尘螨、屋尘螨和真菌变应原皮试阳性的哮喘患者,嗜碱性粒细胞脱颗粒试验符合率分别为86.1%、87.1%和95%。国外报道对豕草过敏患者,若本试验阳性,预示在花粉季节哮喘发作严重,经特异性免疫(脱敏)治疗后,病情得到改善,本试验阳性率也随之下降。因此嗜碱性粒细胞脱颗粒试验是用作测定变应原、预测病情和考核脱敏疗法的一种有效方法。

一般而言体外试验的灵敏度和特异性均高于体内,不受药物和皮肤条件的影响,绝对安全,但费用较高。

判断变应原应对病史、皮肤试验和特异性IgE的检测结果作全面分析,如果三者结果一致,就可明确对某种变应原过敏。若过敏病史典型而哮喘发作较严重,宜直接行体外特异性IgE测定,而不宜作皮肤试验,以免引起变态反应。

第八节　T细胞亚群和细胞因子检查

一、T细胞亚群的测定

20世纪80年代国内开始T细胞亚群与哮喘关系的研究,但结果不一致。陈士垣报道哮喘患儿T细胞亚群功能紊乱表现为CD4、CD4/CD8明显高于正常对照组($P<0.01$),经脱敏和酮替芬治疗后恢复正常。江载芳报道哮喘患儿的CD3、CD4、CD8细胞百分率及CD4/CD8比值与正常儿相比均无明显差异,提示B细胞产生IgE的作用不能用T细胞亚群的CD4和CD8的变化来反映。

20世纪80年代初国外又发现另一种T细胞亚群称反抑制T细胞(Tcs)。Tcs与T辅助细胞(CD4、T_H)、T抑制细胞(CD8、Ts)共同构成T细胞调节网络。Tcs作用于CD4,使其对CD8传递来的信息不产生应答,也即CD4不接受CD8的抑制作用。因而Tcs和CD4在免疫调节中具有相似的正向调节作用,使免疫功能趋向亢进表现;Tcs的反抑制调节对保护机体免疫系统起稳定作用。由于Tcs的作用也可解释在某些研究中虽存在CD8升高及CD4/CD8降低,但不显示免疫的抑制。国内Tcs与哮喘关系的报道极少。高正仪[13]发现小鼠哮喘模型组Tcs细胞数量明显升高(37.4±3.9)与正常对照组(22.9±1.0)相比差异显著。近年来国内外发现在哮喘、呼吸道感染和反复感染过程中T细胞表面受体(T - cell receptors, TCR)明显降低。2004年吴良霞报道TCR(测外周血γδTCR代表γδT细胞数)在上述三病中分别为2.89%±1.76%、4.04%±2.52%和4.32%±2.09%,较正常值(6.5%±3.5%)明显降低($P<0.01\sim0.05$)。

二、细胞因子的测定

近年来发现50余种细胞因子中约半数参与哮喘的发病机制,其中最重要的是白介

素 -3、白介素 -4 和白介素 -5。白介素 -4 可促进 B 细胞产生 IgE。因此研究白介素 -4 和其他细胞因子与哮喘的关系成为当前学者探索的热点，这对阐明的哮喘本质以及寻找新的治疗途径具有重大意义。

白介素 -4 和干扰素 γ(IFNγ) 的测定

白介素 -4 主要由 T_H2 分泌，它具有诱导与促进 B 细胞合成 IgE 的作用；干扰素 γ 主要是由 T_H1 分泌，抑制 IgE 的合成。白介素 -4 和干扰素 γ 在调节 IgE 的合成中起相互拮抗作用，哮喘患儿的淋巴细胞生成白介素 -4 增多与生成干扰素 γ 减少是导致 IgE 升高的重要因素。杨清等[14]测定 27 例过敏性哮喘患儿与 12 例正常儿童的血清白介素 -4 和干扰素 γ，结果显示：过敏性哮喘患儿的白介素 -4 水平(212.70ng ±92.86ng/L)明显高于正常儿(85.25ng ±36.97ng/L)，干扰素 γ 水平(514.89ng ±102.27ng/L)明显低于正常儿(967.08ng ±209.68ng/L)，两者 P 均 <0.01。并证实哮喘患儿的白介素 -4 水平与血清 IgE 浓度呈显著正相关。鲍一笑[15]测定 30 例哮喘急性发作患儿，30 例哮喘缓解患儿，15 例肺炎患儿和 20 例正常对照儿的外周血淋巴细胞中白介素 -4 和干扰素 γ 分泌细胞的阳性率，结果显示白介素 -4 分泌细胞阳性率在哮喘急性发作组(15.84% ±12.40%)高于缓解组(7.02% ±6.84%)、肺炎组(3.71% ±2.89%)和正常对照组(2.83% ±2.11%)，前者与后三者分别相比均有非常显著差异($P<0.001$)，缓解组与正常组相比也有显著差异($P<0.001$)，肺炎组与正常组之间无显著差异($P>0.05$)。干扰素 γ 分泌细胞阳性率在哮喘急性发作组(2.35% ±2.02%)、缓解组(1.44% ±0.96%)、肺炎组(1.07% ±1.32%)和正常组(1.12% ±0.76%)之间均无显著差异($P>0.05$)。并测定 5 例哮喘住院患儿住院后第一、第三、第七天的白介素 -4 分泌细胞阳性率分别为 19.5%、3.7% 和 2.5%，随病情的缓解和呼气峰流速的提高而下降。哮喘患儿白介素 -4 分泌细胞阳性率与血清中总 IgE 显著相关($r=0.58, P<0.01$)，与气道反应性无显著相关($r=-0.27, P>0.05$)。上述结果显示哮喘患儿体内存在白介素 -4/干扰素 γ 平衡失调，这种失调是由白介素 -4 分泌过多引起的，白介素 -4 的高水平分泌可能是 IgE 过多合成的原因，但与气道高反应之间无明确关系。测定外周血白介素 -4 分泌细胞阳性率有助于了解哮喘患儿的病情。

淋巴细胞 IgE 低亲和力受体的测定

淋巴细胞 IgE 低亲和力受体(CD23)是一种分子量为 45kD 的Ⅱ型跨膜糖蛋白，CD23 的表达是淋巴细胞活化的一种标志，另外 CD23 可能是白介素 -4 和干扰素 γ 调节 IgE 合成的一个中间环节。CD23 在哮喘发病中的作用为：(1)介导抗原信号的传递，促使 B 细胞分化成为分泌免疫球蛋白的浆细胞[16]；(2)介导 T 细胞、B 细胞间粘连，增强 T 细胞、B 细胞间作用[16]；(3)协助 B 细胞向 T 细胞递呈抗原。CD23 存在于正常人外周血 B 细胞上，其与 IgE 结合的亲和力低于位于肥大细胞与嗜碱性粒细胞上的同类受体约达 100 倍。细胞膜表面 CD23 被蛋白水解酶或自身裂解为可溶性 CD23(sCD23)，仍具有与 IgE 结合的能力。上海长征医院韩连书[17]测定哮喘患儿外周血淋巴细胞上 CD23 的表达、血清 IgE 和 sCD23 含量，并观察白介素 -4 和干扰素 γ 对 CD23 表达的影响，结果显示哮喘发作期 CD23 阳性率(48 例，13.61% ±4.83%)显著高于缓解期(30 例，9.54% ±3.43%)和正常组(30 例，3.24% ±1.21%)，缓解期也高于正常组，各组间差异显著（$P<0.001$），哮喘发作患儿的 CD23 阳性率随病情变化而各异，重度组（16 例，18.30% ±3.81%）高于中度组（17 例，13.28% ±2.07%）、中度组高于轻度组（15 例，8.99% ±3.23%），$P<0.001$，并观察急性发作时 CD23 的变化，哮喘发作第一天（15.86% ±5.02%）虽较第二天（13.36% ±4.24%）为高，而后者又较发作≥3 天者（12.86% ±4.95%）为高，但无显著差异（$P>0.05$），还发现仅在哮喘发作期 CD23 阳性率与血清 IgE 呈显著正相关，其他各组无相关性，同时检测哮喘患儿血清的 sCD23 和 IgE 含量，结果显示哮喘患儿 CD23 表达和血清 sCD23 量的增加与哮喘发病有关。韩连书认为哮喘患儿体内可能存在诱导 CD23 表达和 sCD23 释放的因素，CD23 和 sCD23 主要通过促进 IgE 的合成及其他作用参与哮喘炎症的发生，他将 16 例正常儿和 24 例哮喘发作患儿的淋巴细胞分别与白介素 -4、干扰素 γ 和白介素 -4 加干扰素 γ 共同培养 3 天后发现，正常儿与哮喘患儿的淋巴细胞 CD23 的表达均需要刺激因素的诱导，白介素 -4 能促进正常儿和哮喘患儿的 CD23 的表达，干扰素 γ 则抑制其表达，并可抑制由白介素 -4 诱导的 CD23 的表达，这种促进和抑制作用，对哮喘患儿 CD23 表达较对正常儿为敏感，推测可能与哮喘患儿的基因调控异常有关，实验显示白介素 -4 和干扰素 γ 对哮喘患儿 CD23 的表达呈拮抗作用，因此 CD23 可能是白介素 -4 和干扰素 γ 参与哮喘发病机制中调节 IgE 合成的中间环节，检测淋巴细胞 CD23 阳性率可间接反映白介素 -4 与干扰素 γ 对 IgE 合成的拮抗作用，有助于观测哮喘患儿的病情变化，为防治哮喘提供重要的客观依据。

白介素 -6 的测定

白介素 -6 与哮喘发病之间的关系国内外报道较少，且存在一些争议。1995 年上海长征医院孙树梅[18]研究发现哮喘豚鼠的血清白介素 -6 水平在发病后 24 小时（201.19 ±18.85μg/L）、48 小时（276.27 ±24.22μg/L）、72 小时（361.05 ±28.30μg/L）、96 小时（219.00 ±25.16μg/L）均明显高于对照组（146.79 ±21.39μg /L），$P<0.05$ ~ 0.01；第七天下降至正常（140.58 ±9.60μg/L），$P>0.05$。在其支气管及其周围和肺组织中白介素 -6mRNA 表达水平明显升高，发病 24 小时时表达量最高，72 小时明显下降，其表达量与血清白介素 -6 含量呈正相关。孙树梅还测定哮喘患儿急性发作期、缓解期和正常儿的血清白介素 -6 含量，同时测定其血清总 IgE 量，结果显示哮喘患儿急性发作期（包括轻、中、重度）的白介素 -6 水平明显高于缓解期，而后者与正常儿组无显著差异。哮喘患儿的血清总 IgE 量的变化与白介素 -6 趋势一致。上述实验结果显示哮喘急性发作期血液和气道局部组织的白介素 -6 均明显增高，其增高发生于转录与翻译两个水平，提示白介素 -6 是参与哮喘气道慢性炎症和气道高反应的一种重要炎症介质。

白介素 -8 的测定

冯学斌[19]报道哮喘患儿发作期血清白介素 -8、白介素 -6、肿瘤坏死因子 α 和 IgG4 含量均显著高于稳定期及正常儿组，且外周血单个核细胞（PBMC）经植物血凝素（PHA）刺激后，白介素 -8、白介素 -6 和肿瘤坏死因子 α 生成量亦较正常儿明显增多，发作期的干扰素 α 水平则明显低于正常儿。IgG_3 和 IgG_4 与白介素 -8 和白介素 -6 呈正相关，提示白介素 -8、白介素 -6、肿瘤坏死因子 α 和 IgG 可能促进气道炎症。

三、组胺释放因子的测定

组胺释放因子(HRF)是一组能促使肥大细胞和嗜碱性粒细胞释放组胺与其他炎症介质的细胞因子,主要由淋巴细胞分泌,迄今已分离到三种不同分子量的组胺释放因子。苏贻新[20]认为可用组胺释放因子激发肥大细胞释放组胺的能力来反映组胺释放因子的活性,但因其含量极微,定量检测结果易受很多因素的影响。用荧光法测定32例哮喘患儿外周血细胞释放组胺释放因子水平,结果显示哮喘患儿外周血细胞自发产生组胺释放因子(系培养物中未加任何刺激物所产生的组胺释放因子,简称特异性组胺释放因子,为19.7% ±3.2%)明显高于同龄正常儿(11.2% ±3.0%)($P<0.01$)。哮喘患儿的特异性组胺释放因子与病情密切相关,重症患儿(21.2% ±3.5%)明显高于轻症者(17.2% ±3.2%)($P<0.01$)。用粉尘螨、屋尘蹒和多价真菌作皮试,变应原皮试阳性患儿的特异性组胺释放因子(21.7% ±3.3%)高于皮试阴性患儿(18.1% ±3.5%)($P<0.05$),而后者也明显高于对照组(正常儿11.2% ±3.0%)($P<0.01$),提示变应原刺激可能对特异性组胺释放因子的形成有一定作用。苏贻新测定成人哮喘的特异性组胺释放因子明显高于正常对照组($P<0.01$),与气道反应性呈正相关($r=0.733$,$P<0.001$)。表明特异性组胺释放因子水平能较好地反映气道反应状态。

第九节　内皮缩血管肽测定

近年发现内皮缩血管肽(ET)是引起气道收缩及其重塑的重要炎症介质(属细胞因子)。国外学者认为内皮缩血管肽不仅是体内最强又持久的缩血管活性物质,而且是强烈的支气管收缩因子,它有三种异构体,即内皮缩血管肽-1,内皮缩血管肽-2和内皮缩血管肽-3。内皮缩血管肽-1是迄今所知的最强的支气管平滑肌收缩剂,其收缩强度是乙酰胆碱的1000倍。钟南山指出肿瘤坏死因子α能刺激气道平滑肌细胞分泌内皮缩血管肽-1。内皮缩血管肽-1可诱导肺的成纤维细胞表达粒-巨噬细胞集落刺激因子,促进气道黏膜发生变应性炎症,导致气道上皮细胞损伤,内皮缩血管肽-1释放增加,形成恶性循环。蒋东波[21]对15例重症哮喘患儿、12例重症肺炎和20例健康儿进行内皮缩血管肽-1测定,结果显示,血清内皮缩血管肽-1含量:重症哮喘(25.687ng ±3.145ng/L)和重症肺炎(24.612ng ±2.856ng/L)均明显高于健康儿(9.443ng ±1.764ng/L,$P<0.001$)。重症哮喘患儿经治疗后血浆内皮缩血管肽含量虽较治疗前明显降低(15.448ng ±2.931ng/L)($P<0.001$),但仍显著高于对照组和经治疗后的重症肺炎(降至9.713ng ±1.824ng/L),提示重症哮喘经治疗后临床症状虽已控制但其变应性炎症依然存在,应强调缓解期的长期抗炎治疗[21]。

第十节　红细胞免疫功能检查

Siegel(1981年)首先提出"红细胞免疫系统"的新概念,认为红细胞除运输呼吸气体外,亦如白细胞一样具有免疫功能。郭峰(1982年)根据Siegel的"标准红细胞免疫黏附试验"原理,建立了红细胞 C3b 受体花环试验,作为红细胞免疫功能的指标。Nelson(1963 年)首先报道人体红细胞存在 C3b 膜受体。红细胞的免疫功能主要通过细胞膜上的 C3b 受体与 C3b 特异性的免疫黏附作用来实现的。C3b 由 C3 经 C3 转化酶裂解而产生,而 C3 转化酶则由抗原抗体结合后启动经典途径或由微生物内毒素等外来因子通过旁路途径直接产生[22]。C3b 能与多种抗原、免疫复合物、微生物、寄生虫等众多生物活性颗粒非特异性牢固结合。红细胞 C3b 受体则通过特异性免疫与 C3b 结合,选择性地将循环中的许多生物活性物质黏附到细胞膜上,促使多形核细胞对微生物、抗原、免疫复合物等吞噬,或将黏附的上述物质携带至肝、脾网状内皮系统,再经吞噬细胞消毁,因此红细胞具有清除免疫复合物、增强和促进吞噬细胞的吞噬功能,并可促进 NK 细胞活性和调节 T、B 细胞对抗原的免疫应答,对机体细胞免疫有调控作用。

唐佩文[22]报道 60 例哮喘患儿红细胞 C3b 受体花环率为 12.32% ±1.4%,与 60 例正常对照组 14.88% ±1.24% 相比明显降低($P<0.01$),提示哮喘患儿红细胞免疫功能低下。34 例感染性哮喘患儿的红细胞 C3b 受体花环率为 10.25% ±1.36%,与对照组相比显著降低($P<0.001$)。而 26 例非感染性哮喘患儿为 15.67% ±1.22%,与对照组近似($P>0.05$)。所有 3~7 岁的 44 例哮喘患儿的红细胞 C3b 受体花环率为 11.95% ±1.42%,明显低于同龄健康儿的 15.12% ±1.20%($P<0.001$)。8~14 岁的 16 例患儿为 13.36% ±1.35%,与同龄健康儿相比降低不明显($P>0.05$)。

黄达枢等检测 53 例变应性哮喘患儿的红细胞免疫功能及调节因子活性,并与 30 例健康儿作对照,结果显示,红细胞 C3b 受体花环率(RBC - C3bRR)为 10.49% ±2.09%,较对照组(14.89% ±2.21%)显著降低($P<0.01$)。并发现患者血清对 RBC - C3bRR 的促进率明显下降,而对其抑制率显著上升(两者 P 均<0.01)。RBC - C3bRR 降低与血清 IgE、螨特异性 IgE 升高呈高度负相关,提示哮喘患儿体内红细胞的免疫功能低下可导致血清总 IgE 升高。哮喘患儿经 1 年脱敏治疗后,RBC - C3b RR 及其促进率上升,抑制率下降,总 IgE 与螨特异性 IgE 亦下降,RBC - C3b RR 升高与特异性 IgG 上升呈正相关,提示治疗后红细胞免疫功能恢复,可促使总 IgE 下降,并减轻哮喘病情。唐佩文[22]指出哮喘患儿 RBC - C3b RR 的下降(尤以学龄前小儿及感染性哮喘者为甚),感染导致红细胞免疫功能降低,免疫功能低下又促使反复感染。黄达枢认为当红细胞免疫功能提高后,红细胞免疫黏附活性增强,对免疫复合物清除增多,使循环中免疫复合物减少,减轻其致炎作用,并抑制血小板活化因子、白三烯、白介素 -1 等介质释放,减轻气道炎症,促使病情缓解。因此测定红细胞免疫功能,有助于了解病情和预后。

唐佩文报道非感染性哮喘(一般指过敏)的红细胞功能与正常儿相似,与黄达枢结论不同。笔者认为今后测量红细胞免疫功能,宜同时检测干扰素 γ 与白介素 -4,以确切显示它们之间的关系。

第十一节　氧自由基与一氧化氮测定

近年大量实验与临床研究表明氧自由基(OFR)与急性肺损伤密切相关,并发现氧自由基通过多种途径参与哮喘气道高反应的形成。但国外也有学者认为氧自由基引起气道高反应仅在动物实验中得到证实,能否引起人体支气管收缩尚未明确[23]。检测超氧化物歧化酶(SOD)和脂质过氧化物(LPO)来反映氧自由基的情况。超氧化物歧化酶是自由基清除剂,而脂质过氧化物是自由基引发脂质过氧化的产物,潘尚领采用放免法和荧光法检测64例哮喘发作期和缓解期患儿血中超氧化物歧化酶及脂质过氧化物含量,并与34例健康儿作对照。结果显示哮喘发作期前者明显下降,后者明显升高($P<0.01$);缓解期前者回升,后者基本恢复正常。哮喘患儿无论在发作期或缓解期都存在气道高反应性,且与超氧化物歧化酶呈明显负相关,与脂质过氧化物呈正相关,提示哮喘发作期氧自由基明显升高,是促成气道高反应的主要因素之一。

近年发现,支配气道的唯一能引起支气管平滑肌舒张的是非肾上腺素能、非胆碱能神经的抑制纤维,其末梢释放的主要神经递质为NO(原生型)。NO除对气道有舒张作用外,还可引起血管扩张。当哮喘炎症过程中气道上皮产生大量诱导型NO,过量的NO与炎性细胞所产生的超氧阴离子结合,形成过氧化氮阴离子,可对组织造成损害,进一步加重炎症发展。因此过量NO对机体是有害的。有学者认为呼出的NO浓度与气道炎症程度呈正相关。

蒋东波[24]等报道33例哮喘患儿血浆NO (NO_2^-/NO_3^-)及cGMP水平在治疗前均明显高于正常儿,(其中9例重度患儿的NO水平较24例轻中度患儿更高),经皮质激素及支气管舒张剂治疗后两者均恢复正常。2004年Mulrennan[25]指出哮喘患者由气道炎前细胞因子的作用引起诱导型NO合酶(inducible iNOS)上调,导致呼出气中一氧化氮(eNO)增高,用非损伤性方法检测其量,可探查气道炎性病变。2004年国外学者认为检查eNO的敏感度高于呼气峰流速和肺量计的传统检测方法,且eNO检测快速易行。Arora于2005年美国变态反应和免疫学会年会提出检测eNO浓度是筛查哮喘的简单、经济、有效和重复性佳的检查方法。同年Andrew[26]推荐本法可为慢性持续哮喘患者提供调整吸入皮质激素剂量的客观依据,从而可及时避免远期潜在副作用的发生,可见检测eNO是新兴而实用的检验方法,且有助于哮喘的诊治。

第十二节　白三烯受体基因mRNA的测定

21世纪初,白三烯受体拮抗剂进入我国临床,已显示其安全性和有效性,国内外对白三烯受体的研究方兴未艾。周亮[27]报道用逆转录聚合酶链式反应(RT-PCR)技术,对93例哮喘患儿和72例健康儿,检测其外周血单个核细胞的半胱氨酸白三烯受体$_1$和白三烯受体$_2$基因mRNA的表达水平,结果显示在哮喘组和健康对照组均可检测到半胱氨酸白三烯受体$_1$和半胱氨酸白三烯受体$_2$基因mRNA的表达;在哮喘组白三烯受体基因mRNA的表达显著高于对照组;轻、中、重度哮喘三组患儿间白三烯受体基因

mRNA 的表达无显著差异(P 均 >0.05),提示轻、中、重度哮喘患儿对白三烯受体拮抗剂的敏感性可能是相同的。上述结论为临床应用白三烯受体拮抗剂提示了理论根据。

第十三节 夜间哮喘的研究

蔡晓红[28]对夜间哮喘发作患儿用美制多导生理记录仪监测睡眠呼吸,同时测定当天入睡前,次晨起床、起床后3小时的呼气峰流速,发现合并阻塞睡眠呼吸暂停综合征、严重打鼾及睡眠低氧是诱发夜间哮喘发作的主要原因。蔡晓红又对夜间哮喘发作患儿用多导生理记录仪监测睡眠呼吸,同时测量当天16时和次晨5时血丙二醛(MDA)、超氧化物歧化酶(SOD)及嗜酸性粒细胞阳离子蛋白(ECP)显示:(1)夜间哮喘组氧饱和度≤0.9的时间占总监测时间的百分比(SIT_{90})所占时间较长,最低氧饱和度($LSaO_2$)较低;(2)夜间哮喘组的各项自由基指标及嗜酸性粒细胞阳离子蛋白值,次晨5时与当天16时比较差异显著,而非夜间哮喘组及健康对照组则无显著差异;(3)夜间哮喘组和非夜间哮喘组的当天16时各项自由基指标及嗜酸性粒细胞阳离子蛋白值,两组比较无显著差异,而与健康对照组比较则差异显著,提示夜间哮喘存在阵发性睡眠低氧血症,导致氧自由基代谢紊乱,产生增多。白天组织已有损伤的气道炎症性变化,夜间进一步加重。

(戴家熊 李惠君)

主要参考文献

[1] Lenfant C. Global initiative for asthma: Global strategy for asthma management and prevention. Maryland: National institutes of Health (USA),1995.6

[2] Lenfant C. Global initiative for asthma: Global strategy for asthma management and prevention. Revised2002. Maryland: National Institutes of Health(USA), 2002.95~97

[3] 中华医学会呼吸病学会分会哮喘学组. 支气管哮喘防治指南. 中华结核和呼吸杂志,2003, 26(3):132~133

[4] 中华医学会儿科学分会呼吸学组. 儿童支气管哮喘防治常规(试行). (2003年修订本)中华儿科杂志,2004, 42(2): 100~107

[5] Sly M. Allergic disorders. in: Behrman RE, Kliegman RM, Jenson HB. Nelson textbook of Pediatrics. 16th ed. Philadelpha: Saunder. 2000.666

[6] 黄茂、殷凯生. 发病机制. 见:李明华,殷凯生,朱栓立,主编. 哮喘病学. 北京:人民卫生出版社,1998.86

[7] 尹玉琴,辛晓峰. 一般实验室检查. 见:李明华,殷凯生,朱栓立,主编. 哮喘病学. 北京:人民卫生出版社,1998.131

[8] 招镜尧. 实验室检查. 见:王山泽,叶曜芩,罗文侗,主编. 支气管哮喘发病机理和防治进展. 济南:山东科学技术出版社,1992.241~244

[9] 王亚亭,胡久文. 小儿哮喘的肺功能检查. 国外医学·儿科学分册, 1996,23:27~33

[10] 高维新. 小儿肺功能. 圣德儿科医学杂志, 2002,18(4):1~2

[11] 华云汉. 气道炎症诊断. 中国实用儿科杂志, 1996, 11(1):3~4

[12] 戴家熊，韩连书，包军，等. 吸入皮质激素防治小儿哮喘 18 年总结. 临床儿科杂志，1999，17(2)：70～72
[13] 高正义，俞善昌，李云珠，等. 反抑制 T 细胞与哮喘发病的免疫实验研究. 中华儿科杂志，1995，33(5)：285
[14] 杨清，刘世英，江载芳. 白细胞介素 -4 及 γ- 干扰素与哮喘发病关系的研究. 哮喘杂志，1995，1(1)：4
[15] 鲍一笑，王永午，苏渊，等. IL-4 分泌失调与哮喘患儿 IgE 过多合成的关系. 中国实用儿科杂志，1994，9(5)：293
[16] Bonnefoy JY，Lecoanet - Henchoz S，Aubry JP，*et al*. CD23 and B - cell activation' Current Opinion in Immunology，1995，7(30)：355～359
[17] 韩连书，苏渊，王永午，等. 哮喘患儿淋巴细胞 IgE 低亲和力受体(CD23)的表达与调控. 中华儿科杂志，1996，34(6)：410
[18] 孙树梅，王永午. 白细胞介素 6[白介素 -6]免疫调节与临床疾病. 医学综述. 1996，3：124
[19] 冯学斌，刘凤，黄薇等. 白介素 -6、白介素 -8、TNF-α 及 IFN-α 在儿童哮喘不同病期的变化. 上海免疫学杂志，1997，17(5)：271
[20] 苏贻新，郭履倜，王立波. 组胺释放因子测定对小儿哮喘的诊断价值. 中华儿科杂志，1995，33(5)：282～284
[21] 蒋东波，李华强，沈际皋. 重症肺炎及重度哮喘患儿血浆内皮素的含量变化. 实用儿科临床杂志，1996，11(1)：15～16
[22] 唐佩文，黄萍，张锦文等. 小儿哮喘的红细胞免疫功能. 实用儿科临床杂志，1988，3(3)：129
[23] 戴家熊，韩连书. 支气管哮喘的病因、发病机制及防治研究进展. 中华儿科杂志，1996，34(2)：141
[24] 蒋东波，李华强，史源等. 支气管哮喘与一氧化氮及 cGMP 关系的初步研究. 实用儿科临床杂志，1996，11(1)：1
[25] Mulrennan SA，Redington AE. Nitric oxide synthase inhibition：therapeutic potential in asthma. Treat Respir Med，2004，3(2)：79～88
[26] Andrew D，Smith MB，Ch B. *et al*. Use of exhaled nitric oxide measurements to gide treatment in chronic asthma. N Engl J Med，2005(352)：2163～2173
[27] 周亮，鲁继荣. 儿童哮喘与周围血单个核细胞白三烯受体基因 mRNA 表达水平的关系. 哮喘杂志，2003，9(1)：6～9
[28] 蔡晓红，胡云良，陈彦凡等. 睡眠低氧血症和氧自由基与小儿夜间哮喘的研究. 中华儿科杂志，2002，40(10)：616

第六章　小儿哮喘的诊断与鉴别诊断

第一节　诊断小儿哮喘的依据与方法

小儿哮喘的诊断主要根据病史、症状和发作时的体征，结合必要的实验室检查包括肺功能、气道反应性测定和免疫学检查，并排除可以引起哮喘或呼吸困难的其他疾病。

一、一般依据

病史

注意长期反复发作史（尤其典型哮喘发作 3 次以上具有重要的诊断价值），也需了解发病与季节变化、周围环境、饮食、运动和服用药物的关系；家族成员与患儿本人有无哮喘和其他过敏性疾病（遗传）史；患儿有无并存呼吸道感染及局部慢性病灶。

症状

患儿在发作前及发作时自觉胸闷、气急、讲话时字句中断，在活动、登楼时表现更甚，这些症状经用平喘药后或自行缓解。典型哮喘发作易于识别；但哮喘病因复杂、变应原和刺激物各异，个体遗传因素的特应性体质不同，引起的病理变化有较大差异，每次产生的症状不完全一致，如仅有轻微的支气管痉挛者则表现为胸闷；黏膜肿胀者则表现为咳嗽，同时有各种病理变化者则表现为典型的哮喘发作。

体征

呼气时两肺可闻及高音调（像笛声的）哮鸣音，伴呼气延长是诊断哮喘的最有力依据，一般哮鸣音的强弱和多少与气道狭窄及气流阻塞的程度成正比。当哮喘逐步缓解，哮鸣音随之减少或消失[1]。但不能把哮鸣音的变化作为判断病情的唯一依据，如在呼吸衰竭濒死的患者支气管极度痉挛加上黏痰栓塞，哮鸣音反而减弱，甚至完全消失。重度发作时出现呼吸急促，婴幼儿伴有三凹征。三凹征为大、小气道阻塞性吸气性呼吸困难的特点，但在重度哮喘的患儿亦可出现，还伴鼻翼扇动，口唇青紫，甚至极度烦躁或昏迷。

附：奇脉测定

奇脉指吸气时脉搏明显减弱，甚至消失的现象，由左心室搏出量减少所致。2003 年《支气管哮喘防治指南》仍将奇脉列为哮喘急性发作时对病情严重程度分级的诊断指标之一（见于中度和重度哮喘），小儿罕见。明显的奇脉在触诊时可触知，不明显的奇脉可在测血压时发现。当袖带放气出现动脉音后，稳定在舒张压与收缩压之间监听。吸气时动脉音明显减弱，且伴有血压较呼气时降低 10mmHg 以上。下降幅度与呼气峰流速或第一秒用力呼气容积下降及病情严重呈正相关（注：成人轻度哮喘无变化或下降 <10mmHg；中度下降 10 ~ 25mmHg；重度下降 >25mmHg）。

二、实验室检查

实验室检查对诊断哮喘、估计病情、确定变应原和评价疗效都有重要意义。但并不是每位患者都需进行全面检查才能确定诊断，应当根据患者的发作程度、不同病期、特定环境和医院条件有针对性选择有关检查。例如患者在急性发作时应把检查的重点集中在对病情判断和治疗有指导意义的简易检查项目，如简易肺功能呼气峰流速、动脉血气、胸部 X 线及心电图检查，一旦病情稳定或进入缓解期可考虑进行对确定病因、估计预后和制订防治方案有指导价值的检查项目（如变应原皮试、气道炎症及其反应性测定、详细的肺功能和免疫学等检查）。

第二节　诊断标准

1994 年世界卫生组织召集全球 30 多位专家制定了《全球哮喘防治的创议》，1998 年、2002 年相继进行了修订。1987 年成都首届儿科呼吸道会议和 1998 年温州首届儿科哮喘会议制定《儿童支气管哮喘诊断标准》，1993 年我国儿科呼吸学组相应制定了《儿童支气管哮喘防治常规》，并于 1998 年进行了修订。后又参照 2002 年新的《全球哮喘防治创议》方案结合我国实情再次修订（下简称 2003 年常规）。兹将“2003 年常规”的诊断部分介绍如下[2]。

一、儿童哮喘

（1）反复发作的喘息、气促、胸闷或咳嗽，多与接触变应原、冷空气、物理或化学性刺激，病毒性上、下呼吸道感染，运动等有关；（2）发作时双肺可闻及散在或弥漫性（以呼气相为主的）哮鸣音，呼气相延长；（3）支气管舒张剂有显著疗效；（4）除外其他疾病所引起的喘息、气促、胸闷或咳嗽；（5）对于症状不典型的患儿，同时在肺部闻及哮鸣音者，可酌情采用下列任何一项支气管舒张试验协助诊断，若阳性可诊断为哮喘：①速（短）效 β_2 受体激动剂雾化溶液或气雾剂吸入；②以 0.1% 肾上腺素 0.01ml/kg，皮下注射（最大不超过 0.3ml/次）。在进行上述任何一种试验后的 15～30 分钟内，若喘息明显缓解，哮鸣音明显减少者为阳性。5 岁以上患儿若有条件可在治疗前后测呼气峰流速或第一秒用力呼气容积，治疗后上升 ≥15% 者为阳性。若肺部未闻及哮鸣音，且第一秒用力呼气容积 >75% 者，可做支气管激发试验，若阳性可诊断为哮喘。

婴幼儿应注意下列情况。

1. 一些婴幼儿发病的最初症状是反复或持续性咳嗽或在呼吸道感染时伴有喘息，经常被误诊为支气管炎、喘息性支气管炎或肺炎。因此，应用抗生素或镇咳药物治疗无效。此时给予抗哮喘药物治疗是有效的，具有上述特点的婴幼儿可以考虑沿用“婴幼儿哮喘”的诊断名称。

2. 若婴幼儿的“感冒”反复，发展到下呼吸道，持续 10 天以上，使用抗哮喘药物治疗后才好转则应考虑哮喘。

3. 目前婴幼儿喘息常分为两种类型：（1）有特应性体质（如湿疹）其喘息症状常持

续整个儿童期直至成人;(2)无特应性体质及特应性家族史,反复喘息发作与急性呼吸道病毒感染有关,喘息症状通常在学龄前期消失。

无论上述哪一类型的喘息均可增加支气管反应性,部分出现特应性炎症。至今尚无一种确切方法可以预测哪些患儿会有持续性喘息。由于 80% 以上哮喘开始于 3 岁前,早期干预是有必要的。尽管一部分患儿存在过度应用抗哮喘药物的可能,但有效使用抗变应性炎症的药物及支气管舒张剂较应用抗生素能更好地缩短或减轻喘息的发作,亦符合儿童哮喘早期诊断和防治的原则。

4. 在对婴幼儿时期喘息的诊断过程中,应特别注意与支气管异物、支气管淋巴结结核,先天性上、下气道畸形等可具有喘息、气促或胸闷的疾病作鉴别。

二、咳嗽变异型哮喘

(1) 持续咳嗽≥8 周,常在夜间和(或)清晨有明显刺激性咳嗽,运动、遇冷空气或嗅到特殊气味后加重,痰少,临床无感染征象或经较长时间抗生素治疗无效;(2)支气管舒张剂和皮质激素诊断性治疗可使咳嗽发作缓解(基本诊断条件);(3)有个人或家族过敏史、家族哮喘病史、变应原(变应原)检测阳性可作辅助诊断;(4)排除其他原因引起的慢性咳嗽(有条件时行支气管激发试验或支气管舒张试验,呈阳性或昼夜呼气峰流速变异率 >20%)。

第三节　鉴别诊断

哮喘的基本病理变化是气道过敏性炎症,表现为支气管平滑肌痉挛、支气管黏膜肿胀增厚、腺体分泌亢进形成黏液栓塞,最终导致气道狭窄,气流受限。当气流急速通过狭窄部位,尤其在呼气时气道阻力增加更为显著,在气道中产生一种粗糙高音调声音(类似笛音)称为哮鸣音(俗称喘鸣或喘息)。由于小儿,尤其是婴幼儿的气道结构和功能尚未发育成熟(如喉、支气管管腔狭小,喉、气管和支气管的软骨和肌肉脆弱),一旦受到周围组织压迫,内腔就发生狭窄,加之气管黏膜血管较丰富,易发生炎性肿胀和黏液分泌增加,加重狭窄程度。因此小儿,尤其是婴幼儿发生喘息的机会远较成人为多。当遇到喘息患儿除考虑哮喘外,还应考虑下列疾病,并应与这些疾病相鉴别。

一、毛细支气管炎

毛细支气管炎又称喘憋性肺炎,其临床表现酷似哮喘,但有其独特性,常由呼吸道合胞病毒及副流感病毒感染所致。国外报道 1% 婴儿患有本病(主要发生于 6 个月左右的婴儿)。近年来国内外学者认为由呼吸道合胞病毒引起的毛细支气管炎能产生特异性 IgE 抗体,参与 I 型变态反应。我国广西、温州和山西等地区均有流行报道,上海在每年的春节前后发病较多(患儿多为肥胖儿)。毛细支气管炎与哮喘的鉴别并不困难:1 岁内婴儿发生哮喘者少见;有地区、季节流行和感染等证据;对支气管舒张剂反应较差,可与哮喘鉴别[1]。必要时可行病原学诊断,既往作病毒分离和(或)测定特异性 IgE,近年用测抗原试剂盒可做快速诊断(参见第十二章第一节),有学者认为婴儿第一次发生喘息可能是本病。若1岁时多次出现喘息(少见)就可能是哮喘。

二、哮喘(喘息)性支气管炎

哮喘性支气管炎的诊断可根据下列特征:1～4岁好发,临床表现为支气管炎伴喘息(常伴发热),喘息随炎症控制而消失;病情不重,虽有喘息,但通常无明显呼吸困难;发作缓慢,非骤发或骤停,病程持续约1周;随年龄增长喘息发作次数减少,程度亦减轻,大部分患儿在4～5岁发作停止。10%～20%哮喘性支气管炎可转变为哮喘。

当前,国内外学者对毛细支气管炎、哮喘性支气管炎和哮喘的诊断(因三者间有内在联系)意见尚未统一。目前尚倾向于典型呼气相喘息,若反复发作3次以上,排除其他疾病引起的喘息即应诊断为哮喘;若喘息发作2次,有特应性体质、家族哮喘史,血清总IgE升高,应及早给予抗哮喘治疗。很多国家已取消哮喘性支气管炎名称。2003年我国《常规》也未提及此名,但至今有些学者对此名称仍未摒弃。

三、上呼吸道感染

上呼吸道感染临床典型表现为发热、流鼻涕、喷嚏、咳嗽伴全身不适。哮喘前驱症状亦有上述表现,但除伴感染外,一般不发热,且无全身不适,在肺部可闻及哮鸣音而咽部、扁桃体和中耳无明显炎症表现。根据上述特征,即可鉴别。

四、间质性肺炎

间质性肺炎病程的初期或全程伴发热,病程较长,两肺可闻及湿啰音或呼吸音粗糙。X线胸片可见两肺呈斑点状或蜂窝状间质性病变,用抗病毒或抗生素治疗有效。某些不典型哮喘患儿仅表现为干咳、痰少、活动或凌晨时咳嗽加重,咽部、扁桃体和中耳无炎症改变,两肺听诊呼吸音稍粗,未闻及哮鸣音,X线胸片显示两肺纹理增粗,系咳嗽变异型哮喘的临床表现,其中部分患儿在急性发作期因气道黏膜水肿、毛细血管渗漏增加、黏液分泌物增多,X线胸片亦可呈现点状或斑片状阴影,疑为间质性病变或支气管周围炎,更有甚者,当气道积聚渗漏液较多时在肺部尚可闻及不固定的粗细不一的湿啰音,但始终未闻及哮鸣音,这些现象易与间质性肺炎混淆,应注意鉴别。咳嗽变异型哮喘虽长期应用抗生素疗效不明显,但应用抗哮喘治疗短期内湿啰音消失,随之的X线检查也显示正常,再结合每天体温正常、个人和(或)家族患有其他变应性疾病等情况可与间质性肺炎作鉴别。近年来笔者观察到临床上将咳嗽变异型哮喘误诊为间质性肺炎而滥用抗生素者较常见,但对间质性肺炎仅用抗哮喘治疗者,亦屡见不鲜,因此对每例患儿必须全面考虑,严密观察,定期随访,作出正确诊断治疗方案。

五、肺嗜酸性粒细胞浸润症

肺嗜酸性粒细胞浸润症分为五型:(1)单纯性肺嗜酸性粒细胞浸润症或Löffler综合征;(2)慢性或迁延性肺嗜酸性粒细胞浸润症(慢性嗜酸性肺炎);(3)热带肺嗜酸性粒细胞浸润症;(4)哮喘性肺嗜酸性粒细胞浸润症(变应性支气管肺曲菌病);(5)变应性肉芽肿性血管炎(Churg-Strauss vasculitis)[3]。各型常交叉重叠,临床上不易截然划分，多数患儿起病缓慢，咳嗽为最常见症状，晨间较重，可伴喘息；若外周血嗜酸性粒细胞增多应疑及本病。

结合下列检查可作出诊断：(1)病原学检查：寄生虫感染者可在粪便中找到蛔虫卵、钩虫卵及阿米巴包囊；(2)实验室检查：外周血嗜酸性粒细胞明显增多可高达(1～15)$\times 10^9$/L或嗜酸性粒细胞百分率在8%～90%，痰涂片嗜酸性粒细胞亦增多；(3)热带嗜酸性粒细胞增多症总IgE明显增多，丝虫感染者，特异性IgE、IgG值均增高；需注意丝虫抗原与其他蠕虫抗原有交叉反应；(4)支气管肺泡灌洗液中嗜酸性粒细胞增多，高于5%(正常者低于1%)；(5)肺部X线检查，单侧或双侧肺可见边缘不清的点状或片状阴影，可融合成片，有的呈游走，多数病变在短期内消失，有些因间质纤维化，其阴影不易消失；(6)肺活组织检查，病变组织中嗜酸性细胞总数为外周血中100倍，因开胸活检损伤大，将被支气管肺泡灌洗法替代。本病主要应与哮喘作鉴别，两者均对短程皮质激素反应良好，哮喘骤发骤止居多，应用支气管舒张剂疗效佳，外周血嗜酸性粒细胞增多较肺嗜酸性粒细胞浸润为低，亦有不增多的现象。

六、外源性变应性肺泡炎

外源性变应性肺泡炎是一组免疫性非IgE介导的弥漫性间质性和肺泡性肺疾病。通常在反复接触存在于家庭、工作环境或各种潮湿环境中的多种有机粉尘或低分子化学物质后发病，尽管致病的抗原多种多样，但临床、免疫和病理生理特点均相似[4](多见于农民、饲鸟者、木材工人、咖啡工人、化工厂工人等，小儿少见)。少数患儿肺部可闻及哮鸣音，多数无哮鸣音，以细湿啰音为主。X线胸部检查呈弥漫性间质浸润、粟粒或小结节，逐渐变为斑片状致密阴影，通常3～6个月被吸收，外周血嗜酸性粒细胞一般不增多而白细胞总数和中性粒细胞明显增多[5]。血中除总IgE正常外，其他免疫球蛋白均升高，尤其在血浆和肺泡灌洗液中存在IgG沉淀抗体，肺功能表现为限制性通气障碍。弥散功能降低，肺组织发现肺泡和间质细胞浸润[4]。哮喘患儿在哮喘发作期均可闻及哮鸣音，X线胸部检查呈肺充气过度或正常，血嗜酸性粒细胞常轻度增加，血总IgE或特异性IgE常升高，沉淀抗体阴性，肺功能表现为阻塞性通气障碍。气道活检显示支气管黏膜呈过敏性炎症反应[4]，上述特征可与外源性变应性肺泡炎症作鉴别。

七、心源性哮喘

心源性哮喘多见于老年人，大多由左心衰竭引起，常见病因有高血压、冠心病、左房室瓣狭窄和慢性肾炎等。其发作时的临床表现与哮喘急性发作相似，以夜间阵发性多见。心源性哮喘除可闻及哮鸣音外，常咳出大量稀薄血性水样或泡沫状痰和鲜血痰，并在肺底可闻及典型湿啰音(心衰体征)，心瓣膜区存在杂音，心律不齐，甚至出现奔马律，心脏向左扩大。当心源性哮喘(尤其初次发作)与哮喘急性发作难以鉴别时，可先雾化吸入β_2激动剂或缓慢静脉注射氨茶碱，待症状缓解后进一步检查；禁用肾上腺素或吗啡。

八、先天性喉喘鸣及支气管肺发育不良

先天性喉喘鸣是因喉部发育较差引起喉软骨软化及喉部肌肉松弛，黏膜疏松，吸气

时因喉部组织陷入声门而发生喘鸣及呼吸困难，于出生时或生后数天，出现持续吸气性喘鸣，入睡后也有喘鸣；重者吸气困难，出现胸骨上窝及肋间轻度凹陷。有时患儿在俯卧位或被抱起时喘鸣消失，平卧时喘鸣又出现；患儿哭声正常，无声嘶，吸奶多无妨碍，仅有个别较重患儿可因呼吸困难而影响吸奶及睡眠，因而出现程度不等的营养不良。喘鸣一般都于6个月至2岁时逐渐消失。对喘鸣开始于出生不久的新生儿期，一般情况良好和哭声正常者，诊断往往不难，若在出生1周内诊断本病时，须排除新生儿手足搐搦症伴喉痉挛（多有惊厥，血清钙低于1.75mmol/L，血磷高于1.94mmol/L，用钙治疗有特效）、新生儿喉部水肿（难产史、吸入羊水且声嘶）及颌小畸形（将舌拉出，喘鸣即消失）。若不能确诊时，需做直接喉镜检查。近有报道，先天性气管及支气管软骨发育不良引起喘息（罕见）。2005年台湾学者报道支气管肺发育不良，并发慢性肺部疾病，于6个月~12个月龄时出现喘息（常发生于早产儿）。患呼吸窘迫综合征后，曾用呼吸机高浓度氧治疗，易并发呼吸道病毒，尤其呼吸道合胞病毒感染血中白介素-1、白介素-6、白介素-10增高，对支气管舒张剂有短暂疗效；有家族哮喘史。

九、先天性喉蹼

先天性喉部发育异常，造成喉部狭窄；若喉部完全阻塞者，出生后即因窒息死亡。若喉部部分阻塞患儿于出生后哭声微弱，声嘶或失声，吸气时伴喉喘鸣及胸部软组织内陷，有时吸气和呼气均出现呼吸困难及发绀，吸奶困难。体格检查并无全身或局部炎症表现。喉镜检查可直接看到喉蹼，多在声带之间，但亦可位于声带之下或在气管内。

十、异物吸入

多发生于10岁以下（尤3岁以下）的小儿。有吸入异物史，吸入异物的同时突然出现咳嗽，以后又出现阵发性咳嗽、发绀、呼吸急促伴喘鸣，声音稍嘶。异物在气管内可活动者，咳嗽时气流冲出气管的同时也冲动异物就会发出“拍击声”，这种拍击声在小儿咳嗽时将听筒对准小儿的口腔外可听到；按压颈部还可有拍击感。异物位于支气管内，在开始呛咳后，若为一侧支气管不完全阻塞则患侧发生肺气肿，气管心尖搏动区及心浊音界被推向对侧，若为完全性阻塞，则患侧发生肺不张，气管、心尖搏动区及心浊音界偏向患侧。胸部X线透视或拍片检查可发现异物（不透光的）或间接征象如肺气肿和肺不张；吸入的异物若为植物可因腐烂引起肺坏死、肺炎和肺脓肿；异物存留时间较长可引起支气管扩张，用支气管镜可发现异物。

十一、环状血管（血管圈）压迫

环状血管为先天性血管畸形，多发生于主动脉弓处，由该处发出两支血管，一前一后围绕着气管和食管，随后两者又合并成降主动脉。某些病例右侧主动脉弓和左侧主动脉韧带组成一个环。右侧主动脉弓压迫气管及食管引起呼吸及咽下困难，发病年龄较早，左侧主动脉韧带压迫较轻，起病较迟（2岁以内者多见）。该病在新生儿期就表现为用力呼吸、呼吸次数加快，吸气时胸骨上窝凹陷伴喘鸣和哮吼性（犬吠样）咳嗽；俯卧时呼吸困难更明显，头后仰时呼吸困难减轻，于喂奶时呼吸困难变得特别明显，并出现咽下困难，伴呕吐。本病特征为气管和食管同时发生梗阻，但需排除食管气管瘘畸形（出生后每次喂奶、喝水即发生呛咳及窒息、插胃管不能达到胃部）与先天性喉喘鸣（吸气伴喘鸣、无咽下困难，无严重病态）。用吞钡造影显示食管在第三、第四胸椎处受压迫；若用碘油滴入气管或直接用气管镜检查可见气管受压迫；也可用血管造影发现血管畸形。近年采用的 CT 或磁共振可部分替代上述检查。

十二、咽后脓肿

多见于 2 岁以下的婴儿。先有上呼吸道细菌感染，而后蔓延到咽后淋巴结，导致化脓，形成咽后脓肿。脓肿部位较高时食管受压，导致咽下困难，部位较低时气管受压，导致咳嗽，喉部出现痰鸣，类似不典型喉喘鸣，伴呼吸困难。唾液由口流出，头喜向后仰，哭声略嘶哑，发热，颈部淋巴结肿大。检查咽部可见后壁一侧向前凸出的炎性肿块。局部 X 线侧位拍片显示颈椎前缘到咽后壁距离加宽。

十三、支气管淋巴结结核

支气管淋巴结结核可腐蚀和侵入支气管管壁，导致支气管部分或完全阻塞或由肿大的结核性淋巴结压迫支气管，出现阵发性痉挛性咳嗽伴喘息，常伴有全身不适、低热、食欲减退、体重减轻的临床表现，可结合下列检查作出诊断：(1)标准精制结核菌素（PPD）试验阳性；(2)胸部 X 线检查（包括正侧位）显示肺门有肿大淋巴结直接征象及正位片的间接征象[6]以及不同类型的病变。但 X 线显示的病变，非特异性较多，需隔 2 周后复查；(3)取痰液作结核菌培养是检测结核菌的最佳方法；学龄前儿童，尤其是婴幼儿，常把痰吞下，可于清晨插胃管取胃液培养；近年推出含椰子汁、马血清等制成的新培养基作快速培养；PCR 检测因产生假阳性和假阴性，已停用；(4)近倡用色谱法、分子灯塔技术、基因芯片、核酸探针、染色体核酸指纹法等；(5)必要时做纤维支气管镜检查（支气管肺泡灌洗液及组织学检查）。

十四、胃食管反流

本病较少见。近几年国内有报道，但诊断的客观依据较少。大部分婴儿进食后都会发生反流，如患儿食管黏膜有炎症变化，反流时可引起反射性气管痉挛而出现咳嗽和喘息；必要时可行胃镜及吞钡 X 线检查。近倡用测定 24 小时食管 pH 值（详见第二章第三节胃食管反流）。

十五、气道周围肿瘤

本病在小儿少见。由于气道受肿瘤压迫，造成气道完全或不完全阻塞，引起呼气时或呼气和吸气时的喘鸣，并伴有肿瘤的其他临床表现。气道周围肿瘤包括上、前部纵隔肿瘤、甲状腺肿瘤、畸胎瘤、胸腺瘤、转移性肿瘤和淋巴瘤。一般行胸部 X 线拍片就能发现病变，必要时可行 CT 或磁共振检查。

十六、喉白喉

由白喉杆菌引起的喉部感染(一般发生于2~5岁小儿),新中国成立后由于广泛推行接种疫苗预防,本病已成为罕见病。该病起病较温和,轻度发热,声音嘶哑,咳嗽带哮吼且伴喘息,呼吸较快,逐渐加重,面色可出现青紫或苍白,烦躁不安,入睡困难。吸气时胸骨上窝凹陷等,偶有因窒息而死亡者。大多数患儿在体检时可发现咽部红肿和灰褐色假膜,假膜初附于扁桃体表面,后蔓延到腭垂(悬雍垂)。假膜附着较紧,边缘不整,呈伪足状,用棉花拭子擦时,黏膜易出血,假膜不易擦去。假膜、分泌物涂片或培养可见白喉杆菌。必要时行直接喉镜检查。

十七、寄生虫感染

由线虫如蛔虫蚴虫移行至肺(蚴虫移行症)引起蛔蚴性肺炎(蛔虫性嗜酸性粒细胞性肺炎、Löffler 综合征);钩虫蚴虫侵入血循环,穿过肺组织,两者均可引起咳喘,甚至发生暴发性喘息。某些流行病学调查结果显示,肠道寄生虫感染多的地区哮喘病较少见,哮喘患者感染肠道寄生虫的机会低于正常人;这一现象提示肠道寄生虫的干扰,可预防哮喘病的发生或哮喘可预防寄生虫的感染。其机制为肠道寄生虫感染可诱导人体合成IgE,总 IgE 升高,作用于肥大细胞导致寄生虫被驱逐于体外。本病可根据流行病史,患儿反复腹痛,粪便可查到虫卵,还可驱虫疗法作治疗性诊断。

(戴家熊　李惠君)

主要参考文献

[1] 戴家熊, 彭宜君. 支气管哮喘. 见:戴家熊, 彭宜君,主编. 小儿变态反应(过敏)性疾病. 上海:同济大学出版社, 1991. 50~53
[2] 中华医学会儿科学分会呼吸学组. 儿童支气管哮喘防治常规(试行)(2003 年修订), 中华儿科杂志,2004, 42(2):100~107
[3] 万欢英. 嗜酸性粒细胞增多综合征. 见:邓伟吾, 郭雪君,主编. 肺部变应性疾病. 上海:上海科学技术出版, 2000. 211~216
[4] 郭雪君. 过敏性肺炎. 见:邓伟吾,郭雪君,主编. 肺部变应性疾病. 上海:上海科学技术出版社, 2000. 223
[5] 孙占海. 过敏性肺炎. 见:王永午,主编. 现代小儿免疫病学. 北京:人民军医出版社, 2001. 309
[6] 戴家熊, 张覃泉. 间接 X 线征象对小儿支气管淋巴结结核的诊断意义. 中华儿科杂志, 1985, 23:360~362

第七章　哮喘的预防

哮喘患儿的气道常持续存在变应（过敏）性炎症和气道高反应性，即使轻度哮喘或缓解期亦存在此病变。当患儿接触到一些对健康儿不引起任何反应的轻微刺激就会激发哮喘发作。随着哮喘的反复发作，上述病变逐步加重，最终导致气道重塑，形成不可逆的病变，贻害终身。我国自 20 世纪 80 年代末上海、北京、广州开展规范化吸入皮质激素的预防（控制）方法，虽然取得哮喘发作次数减少、病情减轻的显著成效，但根据 2004 年和 2005 年有关报道我国大城市哮喘患者接受防治哮喘规范化推荐的吸入皮质激素疗法的仅占 6%（全国低于 5%）。33% 的哮喘患者在过去一年中因哮喘而需住院或急诊治疗，因此必须尽早采用适合我国国情的减轻甚至消除气道炎症反应和降低气道高反应的预防措施来提高控制成功率和降低急诊以及住院率。《全球哮喘防治创议》2004 年修订本提出预防哮喘的三级概念：包括早期干预、二级预防和三级预防。

早期干预　避免接触可能致敏物质[1]，消除一切尚未导致哮喘发生的高危致病因素，从胚胎期着手，重视妊娠期环境。

二级预防　已患变应性疾病“初发”病变，应防止其进一步发展，对患有特应性皮炎，变应性鼻炎者应积极防治，警惕病情衍变和并发哮喘。

三级预防　防治哮喘加重和发生后遗症，《全球哮喘防治创议》提出螨过敏者迁居高寒地区，改换职业（成人）[1]，并主张早期吸入皮质激素，坚持长期使用，以避免哮喘发展为气道重塑成为不可逆状态，最终达到临床痊愈。

预防措施包括非药物预防、药物预防和开展宣教活动。

第一节　非药物性预防

一、婚前双方应各自注意有无特应性家族史

若男女双方均有特应性家族史，结婚后其子女患变应性哮喘机会增多（详见第二章第一节）。当其子女出现频繁咳嗽或伴喘息的哮喘早期症状，应及早防治，以利早日控制。

二、避免与变应原接触

减少室内尘螨数量

国内外学者公认尘螨是诱发哮喘的重要因素之一，减少与尘螨接触，可使轻至中度哮喘的患儿症状得到改善、降低气道高反应性，但对重症哮喘患儿效果较差。减少尘螨的滋生较为困难。《全球哮喘防治创议》2002 年及 2004 年修订本[1,2]推荐控制屋尘螨滋生的主要方法如下。

1. 采用防螨织品，制成床上用品或将床褥、枕头和棉被装入不渗透螨的封套内，以减少尘螨与人体接触的机会，同时使尘螨不能从外界得到水分和食物。

2. 每周用热清水（55 ~ 60℃）洗涤被褥[1]、床单、毛毯和其他床上用品，在阳光下晒干或用烘干器烤干。2003 年 Lee 提出被褥加外套，每 2 周将外套煮沸 10 分钟，被褥曝晒于阳光下消毒。

3. 移去地毯，尤其在卧室中的地毯，用亚麻油毡（漆布）或木地板替代，若不能移去则用乙烯制的外罩覆盖，其边缘用黏胶粘连或使用杀螨剂鞣酸处理油毡[1]。

4. 应用塑料、皮革或简单不着色的木材制成家具，不用纤维填充的家具。家居装饰品中尽量减少可能产生、存留螨虫的物品[1]。

5. 置备带滤网的吸尘器，用于清除地毯上的尘螨，但作用不理想，因它仅能吸去地毯表面的尘螨，而对埋藏于纤维之间的尘螨效果较差。真空吸尘器应保存在相对密封的橱柜中，使用高效粒子空气过滤器或双层厚度的滤纸进行过滤[1]。

6. 小儿玩的软型（布制）尤其带绒毛的玩具应摒弃或每周将玩具先冷冻再用水煮沸一次。

7. 空调注意保持清洁，否则可成为尘螨的孳生地或庇护所。用去湿器使室内相对湿度维持在 50% 以下。至于空气清洁器和过滤装置对减少屋尘螨是否有用？迄今未明。

8. 用化学除螨剂的效果尚不确切。

9. 用易洗材料的面料制成窗帘[1]。

消灭蟑螂

定期彻底打扫房间，保持清洁，用喷雾杀虫剂消灭蟑螂。喷射杀虫剂时，确保患者不在室内，以免吸入带有刺激性气雾剂而诱发哮喘。

清除真菌

经常打扫所有潮湿区域，去除发霉物品，降低室内湿度，室内用除湿器或空调，保持相对湿度在 50% 以下。空调还能过滤大量真菌孢子，但需注意经常清洗，使其不沾染真菌，以防其成为孳生地。在热带和亚热带由于墙壁潮湿，易诱发真菌生长，可贴墙纸，并保持清洁。

忌养宠物

忌养猫狗宠物，若患儿异常酷爱不愿割舍，宠物不能留在卧室内，需每周为之洗澡，注意洗澡场所的处理。

控制室内空气污染

室内空气污染主要由烟草烟雾、木柴烟雾、煤球、家用喷雾剂和挥发含有机化合物（如食用油和上光剂）等烟雾所致。控制这些有害气体，既费时又耗钱，且效果不明显。最重要的措施是避免被动或禁止主动吸烟，患儿双亲应戒烟（至少不在患儿居住的房间内吸烟）。厨房内应装排油烟机，经常维修燃烧设备，不用木材烧火，煤炉应远离卧室。

避免与室外变应原及污染物接触

1. 虽无法完全避免与室外花粉、真菌接触，但当花粉和真菌孢子在空气中飘扬的季节尽量少开门窗，呆在室内，有条件者用空调或空气过滤器，以减少变应原的吸入。

美国、瑞典等国已制成全国花粉分布地图和花粉日历每天预报[2]。北京、南京和上海等地先后开展空气中季节性花粉曝皿和曝片法普查,及时通报空气中花粉浓度,这有利于对特殊花粉过敏者外出时选择合适时间与地区,以避免与过敏花粉接触。

2. 在空气污染严重的区域,哮喘患儿应减少在寒冷、干燥时期做户外活动。

3. 减少或避免与灰尘、浓烟和油漆接触。

4. 避免与呼吸道感染患者接触。

5. 尽可能在洁净的室内生活,外出前先吸短效支气管舒张剂以预防哮喘发作。

6. 若环境中污染空气持续存在或时有加重则需暂时离开。

三、适当参加体育活动

在哮喘缓解期,不需避免体力活动,于剧烈运动前先吸入速效或长效 β_2 激动剂或色甘酸钠、抗白三烯药物,防止哮喘发作。尽可能减少在冷而干燥环境下参加剧烈的体育活动,尤其竞争性比赛。鼓励在夏季中午的阳光下游泳,时间以 30 ~ 60 分钟为度,循序渐进,量力而行,不宜参加比赛。

四、心理教育

鼓励患儿及其家长参加"哮喘之家"和"哮喘俱乐部"等活动,使其了解和掌握哮喘发病的基本知识、合理防治哮喘的方法。遇到哮喘发作,泰然处理,避免惊慌失措。

五、预防食物过敏

致敏食物引起哮喘发作的少见,主要见于幼儿。哮喘患儿应不吃用亚硫酸盐类作防腐剂的食物。少吃或不吃经黄色染料处理的食物和冷饮,对既往从未吃过的食物如腰果和某种海鲜,若怀疑对其过敏,应予避免。若疑牛奶过敏可将煮沸时间延长,使其蛋白变性以减轻过敏性。欲明确过敏食物需作双盲激发试验,呈阳性反应者应禁食(但实施较难)。长期避免进食致敏食物,可使患儿对致敏食物的敏感性减弱或消失,一般需经数月至数年可获得对该致敏食物的耐受性,再吃原来的致敏食物不再出现哮喘症状。脱敏疗法对预防食物过敏往往无效。

鼓励用母乳喂养,母乳引起婴幼儿过敏者远较人工喂养者为少,且前者含有 SIgA,可增加呼吸道抗感染能力。

六、禁用某些致敏药物

若服用阿司匹林或 β 受体阻滞剂或非甾体抗炎药,可导致哮喘发作,应避免使用此类药物。滴眼用的 β 受体阻滞剂也会引起支气管痉挛,应予避免。放射性显影剂能诱发支气管平滑肌痉挛,对敏感患者可事先口服皮质激素和 H_1 受体拮抗剂。

七、保护性预防

生活宜规律,避免剧烈活动和过度疲劳,不去或少去公共场所,预防呼吸道感染,清除病灶,慎防淋雨受寒,注意气温变化,随时增减衣服,寒冷季节选穿高领衫,用鼻呼吸。

避免被动吸烟,吸烟者戒烟。减少或避免接触香水或(和)家用电器。

第二节　药物预防

应用于预防哮喘的药物称为预防性平喘药,具有对炎性细胞膜的保护作用或对炎症介质(主要组胺受体和白三烯受体)的拮抗(阻断)作用,由于这类药物的平喘作用起效较慢,作用较弱,不适宜用于急性发作期的治疗,而主要用于预防哮喘的发作。哮喘的预防用药,首选吸入皮质激素,它是预防哮喘药中最有效的药物,除吸入皮质激素外,色甘酸钠和奈多罗米也常用;其次为20世纪80年代上市的第二代组胺 H_1 受体拮抗剂,它与第一代 H_1 受体拮抗剂相比,前者疗效较明显,不良反应尤其对中枢神经的抑制作用(如嗜睡)较轻,亦无认知能力远期降低。自20世纪90年代末白三烯合成抑制剂及其受体拮抗剂问世以来,异军突起,独树一帜,2002年《全球哮喘防治创议》将其与缓释茶碱和长效 β_2 激动剂并列为吸入皮质激素防治中、重度哮喘的重要辅助控制药物之一。

一、炎性细胞膜稳定剂

这类药物无支气管舒张作用,其主要机制是对炎性细胞(肥大细胞和嗜碱性粒细胞)膜起稳定作用,阻止由各种因素引起的炎性细胞释放炎症介质,从而达到预防哮喘的作用。

色甘酸钠

商品名咽泰、intal、咳乐钠。首先由Cox(1967年)报道,色甘酸钠是肥大细胞膜的稳定剂,能抑制炎症介质的释放,广泛用于过敏性哮喘的预防。20世纪80年代以来,随着哮喘气道炎症发病机制的确认,进一步证实色甘酸钠预防哮喘的机制可能与其抗炎作用有关,不再局限于作为肥大细胞膜的稳定剂而是一种具有多种作用机制,多种途径拮抗气道炎症的预防哮喘的药物,属于非皮质激素类抗炎药;90年代初笔者倡用国产干粉剂丙酸倍氯米松和色甘酸钠联合防治哮喘,取得较佳疗效。有些国家将色甘酸钠和吸入皮质激素一同推荐为哮喘缓解期治疗方案的首选药物。2002年《全球哮喘防治创议》推荐色甘酸钠为控制药物之一,与缓释茶碱和抗白三烯药物一起列为吸入皮质激素的辅助药物之一,并作为轻度持续(二级)哮喘的一线药物。

作用机制　色甘酸钠预防哮喘的作用机制尚未完全明了。目前认为有下列作用:(1)色甘酸钠是肥大细胞膜稳定剂,可抑制IgE介导的肥大细胞脱颗粒,对其他炎性细胞释放介质也有选择性抑制作用;近年发现本品除可抑制由抗原引起速发相哮喘反应外,还可抑制迟发相哮喘反应并可预防气道炎症反应;(2)抑制嗜酸性粒细胞、中性粒细胞和单核粒细胞的激活,且对嗜酸性粒细胞、巨噬细胞、中性粒细胞的膜也有较强的稳定作用,并可抑制这些炎性细胞向气道黏膜内浸润及释放细胞因子和炎症介质,抑制肺泡巨噬细胞释放中性粒细胞趋化因子;(3)抑制由运动、冷空气、腺苷、P物质、缓激肽、二氧化硫和蒸馏水引起的急性气道收缩,但对组胺、乙酰胆碱、前列腺素、白三烯等直接作用于气道平滑肌引起的支气管收缩无抑制作用[3];(4)减轻气道炎症反应,长期吸入本品是否能改善气道慢性炎症，目前尚缺乏直接证据，仅个别学者报道吸入本品后支气管肺泡灌洗液中嗜酸性粒细胞明显减少[2]；(5)能阻止气道高反应性，但对非过敏性哮喘患者的气道高反应性的作用尚有争论[4]；(6)抑制肺传入神经C纤维兴奋引起的反射性支气管收缩及感觉神经的轴突反射，从而抑制神经源性炎症。但本品不具备舒张支气管平滑肌的作用，故无直接平喘作用。

体内吸收　口服色甘酸钠仅0.5%～1%被吸收，故口服无效。通常用粉剂吸入，吸入后有4%～10%药物到达肺部，然后被迅速吸收，以原形经胆汁或肾脏排出，故无蓄积作用，但起效缓慢。

应用范围　本品用于预防轻至中度哮喘，对小儿哮喘的疗效更为明显，可减少发作次数，减轻症状，甚至终止发作。《国际哮喘诊治统一方案》将吸入色甘酸钠作为预防小儿轻至中度哮喘的首选药物。

国外近年来认为长期有规则吸入色甘酸钠能降低气道高反应性，适用于各种慢性哮喘患者，包括小儿或成人哮喘，过敏性或非过敏性哮喘的治疗，尤其适用于预防季节性哮喘和运动性哮喘。结合色甘酸钠全身反应极少的优点，故有学者认为不论哮喘病情如何，均应将吸入色甘酸钠作为第一线预防药物。又因价格较低更适合发展中国家。但近年来发现吸入皮质激素防治哮喘的疗效优于吸入色甘酸钠。我国《儿童支气管哮喘防治常规》(2003年)[5]指出：色甘酸钠是一种非皮质激素类抗炎药，它适用于轻度哮喘的长期治疗，也可用于预防运动性哮喘和防止干冷空气等诱发的喘息发作。

品种和应用方法　色甘酸钠有三种剂型即干粉剂、压力定量气雾剂(MDI)和雾化吸入液。干粉剂：上海近年制成胶囊式干粉剂，每颗胶囊含20mg，每次吸1颗(不论年龄，每天3～4次)。压力定量气雾剂研制成吸乐装置或辅用储雾罐，免除手控与吸气同步协调(详见第八章第二节)。压力定量气雾剂每揿含3.5mg或5mg，每次10mg每天4次。症状控制后每天剂量和次数可适当减少。色甘酸钠雾化吸入液是借助雾化器(喷射式气泵器或氧气和超声雾化器)而吸入，由于色甘酸钠水溶性和稳定性较差，雾化吸入的临床应用较少，正在研究改进。临床考核和实验室检查证实每次吸入2mg即有效。但在一定剂量范围内剂量越大，疗效越佳。色甘酸钠的药理作用仅维持6小时，因此初期应用需每天4次。

疗程　色甘酸钠起效较慢，需持续吸入6～8周才能确定其疗效，持续吸入1年以上才可使患者的肺功能和对运动的耐受性明显增加，疗程一般需2～3年。

为了更好地控制小儿哮喘，《全球哮喘防治创议》(1995年)推荐联合应用吸入皮质激素和色甘酸钠，若哮喘症状控制理想，逐步减少甚至停用吸入皮质激素而用色甘酸钠维持。笔者于20世纪90代初在国内首创此法与之不谋而合。我国于20世纪60年代开始生产色甘酸钠干粉吸入剂，但因工艺问题，药粉易凝集成块，临床效果差，未能推广。90年代初笔者与上海医药工业研究院及天平药厂合作，用微分化法研制成沙丁胺醇干粉吸入剂(原名沙普尔)与BDP干粉吸入剂(贝可乐)，并用同一先进工艺研制成新型色甘酸钠干粉吸入剂(原名喘可平后改称为吸入用色甘酸钠胶囊)，其药粉颗粒直径在5μm左右，基本去除异性相吸的极化作用，不易凝集，分散均匀，沉积在肺内数量增加。笔者[6]首先引入临床，经临床考核证实哮喘患儿吸入色甘酸钠8周，咳嗽和喘息明显好转，随着疗程的延长，症状进一步改善，与国外报道相似。患儿吸入色甘酸钠8周后早、晚呼气峰流速虽有增加，但至12周才与对照组有显著差异，提示色甘酸钠可改善患儿的肺功能但需吸入较长时间。笔者还发现色甘酸钠可抑制哮喘患儿淋巴细胞CD23的表达和嗜碱性粒细胞脱颗粒。前者显示色甘酸钠的抗炎机制之一是通过抑制CD23的表达，后者进一步证实色甘酸钠对肥大细胞和嗜碱性粒细胞的膜具有稳定作用。笔者[7]对轻、中度哮喘患儿治疗初期联合应用丙酸倍氯米松干粉和沙丁胺醇干粉，2～3周后改用丙酸倍氯米松干粉和色甘酸钠干粉（先由前者起“先锋”作用，后者起效慢，6周后达高峰），6～8周若症状控制理想，将丙酸倍氯米松干粉适当减量，1年左右大部分患儿可停用，仅用色甘酸钠干粉维持，如此可及时减少吸入皮质激素剂量又可缩短其疗程，从而减少甚至杜绝吸入皮质激素后的潜在性不良反应。对症状较重病程较长者，两者联合应用时间适当延长。个别患儿在仅用色甘酸钠期间哮喘复发，加用丙酸倍氯米松很快就能控制发作，对此类患儿联合应用疗程也应适当延长。近年笔者将此疗法扩大到青少年和成人，联合应用时间较长，但吸入皮质激素量较少，400μg/d（分两次吸入）就能维持良好疗效。少数成人哮喘患者亦能停止吸入皮质激素，仅吸入色甘酸钠维持而哮喘不发。必须指出国产丙酸倍氯米松和色甘酸钠联合应用，费用较低，尤其适用于我国广大农村，这已在我们建立的江浙农村医院哮喘防治点工作中得到证实。当前防治哮喘的费用负担成为能否坚持长期规范化用药的关键。学者们有鉴于此，于2004年5月第六个世界哮喘日，提出的主题是：“重视哮喘，减轻负担”，丙酸倍氯米松和色甘酸钠联合应用与此主题精神相一致，亦与陈育智[8]提出经济水平低的偏远地区及部分农村基层难以支付吸入皮质激素的负担，严重阻碍普遍推广应用，并呼吁进一步降低药物价格以适应广大农村需要的观点相符。她亦赞同我们的方案。我们的联合方案与某些学者提出先用色甘酸钠，若疗效不理想，再改用吸入皮质激素相比要有效、快速和节约。2005年笔者将此方案向“中国哮喘联盟”殷凯生推荐，他赞同并乐于向全国尤其农村推广，走中国式防治哮喘之路。

毒副作用　色甘酸钠毒性极低，曾有报道每天口服2g色甘酸钠持续数月，未发现不良反应。学者们认为色甘酸钠是迄今最安全的预防哮喘药。《儿童支气管哮喘防治常规》（2003年）[5]指出色甘酸钠的毒副作用极少，可长期安全使用。吸入干粉型色甘酸钠极少数患者发生呛咳、口干、咽喉不适、胸闷和恶心等由干粉直接刺激引起的不适反应，笔者采用压力定量气雾剂型替代，或减少干粉吸入量，吸时用力轻些速度慢些，可减少或杜绝上述反应。个别报道色甘酸钠可引起支气管痉挛诱发哮喘（先吸β_2激动剂可减轻和避免此现象）及喉头水肿、血管神经水肿、荨麻疹等变态反应（笔者应用10余年尚未遇到这些反应），若出现上述情况则须停药。

奈多罗米（cromones nedocromil sodium）

化学名为二羟基酸吡喃喹啉（Pyranoquinoline dicarboxylic acid），商品名Tilade。20世纪80年代末用于预防哮喘，与色甘酸钠和吸入皮质激素相比，其预防作用仍需进一步确立[3]。国内尚无供应。

作用机制　奈多罗米对哮喘的预防作用，尚未完全明了。

近证实有下列作用：（1）直接作用于炎性细胞的氯离子通道，从而防止肥大细胞等脱颗粒。抑制炎症介质包括组胺、白三烯 C_4、前列腺素 D_2 的释放，其作用较色甘酸钠强200倍[4]；(2)能抑制血小板活化因子、中性粒细胞趋化因子和白三烯 C_4 的形成[4]，阻断嗜酸性粒细胞的激活；(3)能抑制 IgE 介导的由单核细胞和血小板形成的细胞毒作用，还可抑制其氧化代谢；(4)能抑制巨噬细胞合成和释放炎症介质；(5)能阻止速发相哮喘反应和迟发相哮喘反应，但对气道慢性炎症的改善无长期作用；(6)在抗原激发之前吸入本品2～4mg可抑制几乎所有的间接刺激物引起的气道反应，其保护作用较色甘酸钠为强，但不减轻气道对组胺和乙酰胆碱的反应；本品对亚硫酸盐共生(代谢)物(metabisulphite)和缓激肽对神经激活作用的保护功能亦较色甘酸钠为强[3]；(7)在运动前20分钟吸入本品2～4mg能有效阻止运动诱发哮喘；(8)也可阻止由神经激肽(neurokinin)、大气层中的雾和二氧化硫引起的支气管收缩。

临床应用　《国际哮喘诊治统一方案》与《全球哮喘防治创议》推荐本品用于哮喘早期的预防(注：原文为维持疗法)。并指出本品应用于成人哮喘可使其症状较快减轻，并能改善肺功能和降低非特异性气道高反应。应用于小儿哮喘，也取得了与成人相同的疗效。《全球哮喘防治创议》(2002年)把奈多罗米也列为控制哮喘药物之一。Lee[3]将每次吸入丙酸倍氯米松200μg与本品4mg，每天2次作对比，持续6周，两组患者的临床表现与肺功能均有明显改善，再行交叉吸入3周显示，由本品改为丙酸倍氯米松者继续有效，而由丙酸倍氯米松改为本品者病情明显恶化。充分提示丙酸倍氯米松的疗效优于本品。对单用吸入皮质激素难以控制的患儿，本品可与吸入皮质激素合用，其应用方法与色甘酸钠联合吸入皮质激素相似，症状控制后逐渐减少甚至停用吸入皮质激素，仅用本品来维持治疗[3]。本品剂型为压力定量气雾剂，每揿含2mg，12岁以上和成人，每次吸入2揿，每天4次，症状控制后改为每天2次。

不良反应　本品无明显不良反应，偶有头痛、恶心、呕吐、腹痛、咳嗽和支气管痉挛；偶见有变态反应，若出现则需停用。有异味，一般能忍受。

此外，还有扎普司特(zaprinast、phenylazapurinonum，苯氮嘌呤酮、敏喘宁)和曲尼司特(tranilast，N-S 肉桂氨茴酸)，其作用机制与色甘酸钠相似，均为口服，前者每片20mg，每次20mg，每天3次(成人)；后者每一胶囊，含100mg，每次100～200mg，每天3次(成人)。

二、抗组胺药

第一代抗组胺药如苯海拉明、异丙嗪、赛庚啶和苯噻啶，口服对过敏性皮炎、荨麻疹等有效，局部应用于变应性鼻炎和变应性结膜炎也有效，但只能部分阻断抗原诱导的支气管收缩反应，因此防治哮喘的疗效不佳(它们的主要不良反应是中枢抑制作用)。若用于预防哮喘，剂量必须加大，但有效率提高不多而嗜睡反应更重，影响学习和生活。近年，很少应用这些药物来预防哮喘。20世纪70年代末80年代初研制成第二代抗组胺药包括酮替芬、氮䓬斯汀、特非那定、西替利嗪、氯雷他定和美喹他嗪(玻丽玛朗)等。分别用这些药物来预防哮喘，其疗效优于第一代抗组胺药且嗜睡不良反应较弱，但1995年《全球哮喘防治创议》[4]认为其预防哮喘的作用还是有限的。笔者体会其预防哮喘的疗效不及预防变应性鼻炎和变应性结膜炎，此与《全球哮喘防治创议》(2004

年）修订本[1]指出抗组胺药对哮喘的疗效低于变应性鼻炎的结论相吻合，并指出单独应用抗组胺药不能减轻哮喘急性发作，若与吸入皮质激素合用可减少哮喘发作。近年来国外推出新的抗组胺药有左卡巴斯汀（levocabastine，立复汀）、苯磺酸贝托、斯定（betotastine besilate）和去甲阿司咪（narastemizole）具有疗效高、不良反应小的优点。

酮替芬（ketotifen）

又名噻喘酮、噻哌酮，是一种兼有 H_1 受体拮抗剂（第二代）和抗炎抗变应作用的药物。1980 年引入临床，1984 年上海仿制投产，同年笔者[9]在国内首先将酮替芬用于防治小儿哮喘及变应（过敏）性疾病，结合应用体会后提出小儿剂量宜偏大，疗程宜长，才能取得满意疗效，未见中枢神经受抑的不良反应，后被国内广大学者所赞同。

作用机制　（1）抑制肥大细胞和嗜碱性粒细胞释放组胺与慢性反应物质，其作用较氯苯那敏（扑尔敏）强 10 倍，并能抑制肥大细胞、嗜碱性粒细胞、肺泡巨噬细胞和嗜酸性粒细胞合成和释放白三烯（LTs）及前列腺素等炎症介质，但也有学者认为本品对阻止肥大细胞释放炎症介质的作用尚无定论。（2）有拮抗炎症介质的作用（如抗组胺活性，抑制组胺、白介素和前列腺素等诱发的支气管收缩），但对乙酰胆碱或运动诱发的支气管收缩则无阻止作用。（3）动物实验显示本品能抑制嗜酸性粒细胞向气道趋化。（4）可预防和逆转 β_2 受体的功能下降（向下调节）。长期应用大量 β_2 受体激动剂可造成细胞表面 β_2 受体密度和（或）与 β_2 受体激动剂的亲和力减少或降低，表现为 β_2 受体激动剂的反应性降低，合用酮替芬可预防和逆转这一现象。（5）大多数学者认为酮替芬能阻止速发相哮喘反应，个别学者认为口服大剂量也能阻止迟发相哮喘反应。

临床应用　Macklay 等总结 19 252 例按常规剂量口服酮替芬预防哮喘的资料显示，在第三个月末，有效率为 76% 第 12 个月末可供分析的 8290 例中有效率为 93%。朱惠如报道 100 例哮喘患者使用本品 4 周后的有效率为 80%，其中显效率为 40%，疗程越长，疗效越明显。酮替芬预防小儿哮喘的疗效优于成人，预防外源性哮喘的疗效优于内源性。长期用药不会产生耐药性。酮替芬长期与皮质激素合用可减少皮质激素的用量；酮替芬长期与茶碱合用可增加茶碱的支气管舒张作用，还可抵消茶碱的兴奋性；酮替芬与 β_2 受体激动剂合用有协同作用。最近推出的缓释型，每片含酮替芬 2mg，每天 1 次，疗程 3 个月，哮喘发作次数明显减少，咳嗽、流涕和鼻塞症状也改善，平喘药物用量亦可减少。有学者指出还未能充分证实酮替芬预防哮喘的作用，虽在 20 世纪 80 年代初期至中期西欧、日本、加拿大和我国将酮替芬作为预防哮喘常用药物之一，但未能进入美国。2002 年《全球哮喘防治创议》修订本未将酮替芬列入控制药物之一。

用法与不良反应　学龄儿童每次口服 0.5 ~ 1mg，每天 2 次；成人常用剂量每次 1mg，每天 2 次。酮替芬对成人中枢神经系统有抑制作用，表现为嗜睡、困倦，但因小儿好动，耐受性较好，代谢也快，一般不会发生困倦等不良反应。此外酮替芬尚有头晕、恶心、乏力和口干等不良反应；还可刺激食欲、从而导致体重增加；若与口服降糖药物合用，可能发生可逆性血小板减少；本品还可能增加镇静和催眠药的作用，故应避免与降糖药和镇静催眠药合用。

氮䓬斯汀（azelastine，Azeptin）

属酚嗪类衍生物，是一种口服长效抗变态反应药。1981 年问世，是临床上第一种对变应性鼻炎和哮喘均有效的非皮质激素类口服药，目前日本、美国和德国均有生产。

作用机制　氮革斯丁的作用机制：(1)抑制嗜碱性粒细胞、肥大细胞释放组胺；(2)抑制白三烯和组胺的合成与释放；(3)对组胺、白介素、5-羟色胺、乙酰胆碱、缓激肽和血小板活化因子等炎症介质引起的平滑肌收缩均有不同程度的拮抗作用；(4)抑制5-脂氧化酶作用；(5)激活腺苷酸环化酶，抑制磷酸二酯酶，增加细胞内环腺苷酸(cAMP)的浓度。本品对组胺 H_1 受体具有强大的阻断作用，对肾上腺 α、β 受体有轻度增强作用，对胆碱能神经的毒蕈碱受体几无影响，对迷走神经末梢释放乙酰胆碱有抑制作用，对P物质所致的豚鼠气管平滑肌收缩也有较强的抑制作用[2]。

临床应用　有学者报道136例5～12岁哮喘患儿口服本品每次2mg或4mg，每天2次，疗效略优于每次口服酮替芬1mg，每天2次。

用法　5岁以上小儿，每次口服2mg，每天2次。防治变应性鼻炎，每次口服1～2mg，每天2次。

不良反应与注意事项　味觉异常、嗜睡最常见；较少见的不良反应为口鼻干燥、恶心、胃痛、口渴和皮疹等，不良反应轻微，低于2%患者需停药；用药期间若出现皮疹等变态反应，应立即停药。孕妇、小儿慎用。

特非那丁(terferadine)

又名丁苯哌丁醇，属四环类强效高选择性 H_1 受体拮抗剂。

作用机制　(1)可抑制抗原诱发的迟发相哮喘反应，具有抗气道炎性反应的作用；(2)拮抗组胺引起的支气管痉挛，其强度为氯苯那敏的12倍，但对乙酰胆碱诱发的支气管痉挛无效；(3)舒张支气管效应与剂量大小呈正比(剂量依赖性)，口服60mg，120mg，180mg后可使第一秒用力呼气容积分别提高9.0%，9.5%和10%，较吸入 $β_2$ 受体激动剂为差；口服180mg能阻止气道对外界诱因的刺激，其作用较色甘酸钠强3～5倍；(4)降低气道高反应性。

临床应用　欧美国家将其作为防治外源性哮喘，尤其花粉变应性哮喘的首选药。学龄儿童每次30～60mg，每天2次口服。

不良反应　本品不透过血脑屏障，故无明显的中枢神经系统抑制作用。但有轻微困倦、头晕、口干。近期发现少数患者出现心肌复极时间延长的现象。

西替利嗪(cetirizine)

系羟嗪(安太乐)在人体内的代谢物，为长效的 H_1 受体拮抗剂。

作用机制　(1)抑制组胺诱导的离体豚鼠气管和人体支气管收缩，但对乙酰胆碱诱导的支气管收缩不起作用；(2)较高浓度能抑制人体嗜碱性粒细胞脱颗粒及P物质诱导的大鼠腹腔肥大细胞脱颗粒。

临床应用　解放军309医院呼吸科报道，常规治疗加西替利嗪组，咳、喘症状明显改善者为89.2%，而对照组(常规治疗加酮替芬)有效率为73%。6岁以上小儿每次5mg，每天1次，口服。

不良反应及注意事项　不良反应甚少，偶见轻微镇静、嗜睡与口腔黏膜干燥。2岁以下婴儿、孕妇和哺乳期妇女不推荐使用。

氯雷他定(loratadine)

为长效无镇静作用的抗组胺药,具有选择性阻断外周 H_1 受体作用,起效快,主要用于变应性鼻炎、急性或慢性荨麻疹。最近发现本品能抑制细胞间黏附分子－1(ICAM－1)的表达,使炎性细胞不能跨越血管壁,进入炎性组织中,有助于阻止哮喘的发作。

用法　体重30kg以上的患儿每天1次,每次10mg;30kg以下患儿每天1次,每次5mg。不良反应罕见,迄今尚未发现本品对心肌有影响。对本品过敏者禁用。

玻丽玛朗(primalan)

一种新型抗过敏药,主要成分为甲喹吩嗪(mequitazine),畅销世界20多个国和地区,已引入我国。

作用机制　(1)稳定(保护)肥大细胞膜,抑制肥大细胞脱颗粒,从而阻止组胺、花生四烯酸和血小板活化因子等炎症介质的释放;(2)与组胺竞争受体,从而阻断组胺对周围 H_1 受体的作用(本品对外周 H_1 受体的亲和力强而对中枢 H_1 受体亲和力很弱);(3)抗胆碱能作用,能迅速缓解鼻塞、流涕;(4)调节迷走神经紧张性,从而阻止慢性症状的发展。最近张宏誉等报道本品对变应原引起的风团反应有较强的抑制作用,用滤纸片作鼻黏膜激发试验后证实,本药抗组胺的疗效是肯定的。

本品在体内吸收迅速,6小时达血液药物峰值浓度,分布广,组织渗透性强,但不易通过血脑屏障,具有抗过敏全面、起效迅速、疗效持久、无镇静作用,耐受性佳的优点,适合慢性患者长期服用。

临床应用　适用于变应性鼻炎,急、慢性荨麻疹,变应性结膜炎,皮肤瘙痒、湿疹及哮喘。国内报道玻丽玛朗治疗变应性鼻炎有效率为87.5%～94%,治疗荨麻疹有效率为66.7%～93.33%,明显高于特非那丁。

用法　小儿0.25mg/(kg·d),分1～2次服用(临睡前服1次,其疗效与每天分2次服用相同),每片5mg,14天为一疗程。

不良反应　轻度困倦,偶有嗜睡、口干、头晕,继续服用,这些不良反应大都自行消失。禁忌证:青光眼、前列腺肥大。不能与单胺氧化酶抑制剂(MAOI)合用。

三、抗白三烯药物

白三烯(LT)是最重要的炎症介质之一,在哮喘发病中起着重要作用(详见第三章)。

近年来发现阻断白三烯合成或活性(白三烯与其受体结合)的药物可减少哮喘的发作和减轻症状。先后合成5－脂氧化酶抑制剂(齐留通,zileuton)、5－脂氧化酶激活蛋白(FLAP)抑制剂(MK－886)、LTB_4 受体拮抗剂(u－75302)和半胱氨酸白三烯(CysLTs)受体拮抗剂,LTRA。半胱氨酸白三烯受体拮抗剂有孟鲁司特、扎鲁司特等。《全球哮喘防治创议》2002年修订本把CysLTs受体拮抗剂和白三烯合成抑制剂统称为白三烯修饰剂,而我国《支气管哮喘防治指南》和《儿童支气管哮喘防治常规》统称为白三烯调节剂。卞如濂[10]认为这两种名称不能反映药物的本质和作用,会造成误解,建议称为抗白三烯药物。目前临床应用较多的是半胱氨酰白三烯受体拮抗剂和5－脂氧化酶抑制剂(白三烯合成抑制剂)。

半胱氨酰白三烯受体拮抗剂

作用机制和临床应用　半胱氨酰白三烯(CysLTs)受体拮抗剂和白三烯争夺与白三烯受体结合,CysLTs 受体拮抗剂一旦与白三烯受体结合,就抑制白三烯引起的支气管平滑肌收缩和对气道的致炎作用。CysLTs 受体拮抗剂还能减少气道由变应原刺激所引起的细胞和非细胞的炎症介质的合成与释放,不仅能抑制其速发相哮喘反应且能抑制迟发相哮喘反应、甚至气道重塑。皮质激素虽可抑制哮喘反应中许多炎症介质的合成、释放和致炎作用,但对白三烯的合成作用较弱,又不能抑制其释放和阻断其介导的气道炎症途径。2004 年国外学者发现口服或吸入皮质激素既不能降低支气管肺泡灌洗液中白三烯水平,又不能减少其尿液中代谢物的浓度,皮质激素对哮喘患者痰液中嗜酸性粒细胞的抑制作用较弱,而抗白三烯药物能使其在痰液和外周血中的数量明显减少;抗白三烯药物为新一代非皮质激素抗炎药[10]。2004 年 Spahr[11] 将抗白三烯药物誉为自 1972 年吸入皮质激素问世以来首次介绍新的治疗哮喘药物。某些由白三烯为主要炎症介质引起的哮喘发作者,虽已用较大剂量吸入皮质激素,但控制不理想,CysLTs 受体拮抗剂与吸入皮质激素合用可协同抗炎,有叠加功效,起互补作用,能全面抑制炎症反应,其疗效优于单一用药,起效较吸入皮质激素快。口服 1 ~ 2 小时内能改善肺功能,每天口服孟鲁司特 10mg 与吸入丙酸倍氯米松 400μg/d 相比,疗效不及丙酸倍氯米松,但与吸入丙酸倍氯米松 200μg,每天 2 次合用,则优于单用丙酸倍氯米松。两者长期合用可提高丙酸倍氯米松的疗效与吸入 2 倍量的丙酸倍氯米松相似,可减少 β_2 激动剂和丙酸倍氯米松用量,轻度患者能撤除丙酸倍氯米松。除轻度患者外,抗白三烯药物尚不能完全替代吸入皮质激素。防治婴幼儿哮喘吸入皮质激素与抗白烯药物合用的疗效优于与沙美特罗合用,对成人哮喘的疗效与前者相反。近期资料显示孟鲁司特的抗炎作用优于沙美特罗而后者改善肺功能较前者强,抗白三烯药物能否用于哮喘的急性发作尚在观察中。

《全球哮喘防治创议》(1995 年)及我国的《支气管哮喘防治指南》和《儿童支气管防治常规》(1997 年)尚未将抗白三烯药物列入防治哮喘药物中,而在 2002 及 2003 年三者将抗白三烯药物与缓释茶碱和长效吸入或口服 β_2 激动剂平列于吸入皮质激素选用的辅助药,成为控制药物之一。2003 年盛锦云推荐孟鲁司特用于下列情况:(1)婴幼儿哮喘用吸入疗法依从性差者;(2)家长对吸入皮质激素有顾虑,不愿用者;(3)吸入皮质激素并发水痘,病变泛化或疑有潜在危险须暂停用吸入皮质激素者;(4)长期吸入皮质激素,咽部刺激,常伴短暂干咳或不能坚持漱口者;(5)已用足量吸入皮质激素肺功能改善不理想或控制理想拟递减吸入皮质激素剂量者;(6)患儿顽皮多动可诱发运动性哮喘者,加用孟鲁司特(短程)以利早日控制。2004 年北京孟鲁司特应用座谈会上学者们除重申上述(2)、(4)和(5)点外,还提出孟鲁司特可用于:①吸入皮质激素后生活质量不高者;②吸入皮质激素后出现口腔真菌感染或声嘶以孟鲁司特替代前者(笔者注:疗程因人而异);③并存心血管疾病应用氨茶碱和 β_2 激动剂有顾虑者;④慢性阻塞性肺病(COPD)合并哮喘伴夜间原因不明的胸闷者;⑤呼吸道合胞病毒感染成为变应原刺激;⑥哮喘并存变应性鼻炎和特应性皮炎患者。《全球哮喘防治创议》(2004 年)修订本[1]指出抗白三烯药物除用于盛锦云提出的(1)和(2)及座谈会⑥外,还用于经用常规量甚至大剂量吸入皮质激素不能有效控制哮喘，需联合用药者；皮质激素抵抗型哮喘患者；对阿司匹林过敏者和运动诱发气管痉挛者。Price（2006 年）推荐孟鲁司特用于呼吸道病毒感染诱发的间歇性喘息患儿。2004 年欧洲呼吸会议 Bisgaard 报道孟鲁司特针对病毒诱发哮喘急性加重的 2 ~ 5 岁患儿，能有效地减轻症状，减少 β_2 激动剂和吸入皮质激素的用量。有学者报道 CysLTs 受体拮抗剂与氯雷他定合用可提高对哮喘症状的控制，与抗组胺药合用是治疗气道阻塞的新策略。

CysLTs 受体拮抗剂用法　孟鲁司特：2 ~ 5 岁服咀嚼片 1 片（4mg）；6 ~ 14 岁服咀嚼片 1 片（5mg）；15 岁以上者服普通片 1 片（10mg）；均为每天 1 次，睡前服；对 2 岁以下婴儿孟鲁司特剂量国内外尚未明确规定。扎鲁司特：小儿剂量 7 ~ 11 岁每次 10mg，每天 2 次。疗程尚未明确规定，暂定数月。

CysLTs 受体拮抗剂的不良反应　轻微，通常无需终止治疗。约 1% 出现头痛及腹痛等胃肠道反应。总的不良反应发生率与安慰剂组相似。但个别文献报道，用本品后可出现 Churg - Strauss 综合征，其与本品因果关系尚未肯定，可能与应用全身性皮质激素减量有关[12]。白三烯合成抑制剂由于影响生物合成酶的因素较复杂，故其疗效难预测，其安全性较差，4% ~5% 有肝毒性反应，还可能减少茶碱的消除率[10]。哮喘反应中释放多种炎症介质，并非单一白三烯，抗白三烯药物仅拮抗约 50% 的炎症介质的作用，故其拮抗作用相对有限。最近上海发现单用孟鲁司特的疗程尽管已达 3 个月甚至 1 年以上，若停用数天，哮喘又会复发。国外报道单用半胱氨酸白三烯受体拮抗剂会增加住院率。

四、IgE 抗体拮抗剂

IgE 在哮喘发病机制中起着极为重要的作用，近年国外开展了 IgE 拮抗剂的研制工作，它是人源性抗 IgE 抗体，能阻断 IgE 与肥大细胞或嗜碱性粒细胞表面的受体结合。其针剂（皮下注射）最近问世，商品名 omalizumab rhuMAb-E25，2003 年 6 月被美国 FDA 批准，用于哮喘和变应性鼻炎患者，近期疗效颇佳，可降低 IgE 浓度，阻断抗原诱导的速发相和迟发相哮喘反应，减轻气道炎症，改善肺功能，减少皮质激素和 β_2 激动剂用量，提高生活质量[13]。2004 年 Frezet[14] 认为，omalizumab 是有效和安全的，如果少数重度哮喘患者经长期吸入或（和）口服皮质激素，辅用长效 β_2 激动剂、抗白三烯药物和长效茶碱仍未能完全控制（国内罕见），可辅用 omalizumab。《全球哮喘防治创议》（2005 年）指出当前进一步证实抗 IgE 制剂对治疗哮喘具有良好疗效。

五、其他炎症介质受体拮抗剂和细胞因子拮抗剂

血小板活化因子（PAF）拮抗剂

血小板活化因子与嗜酸性粒细胞之间相互作用，构成哮喘患者气道炎症的主要致病因素之一。血小板活化因子引起的支气管收缩较白介素强 3 000 ~4 000 倍，成为最强的支气管收缩剂，又可引起持续气道高反应性。近年法国学者证实从银杏叶中提取的银杏苦内脂具有对特异性血小板活化因子受体的拮抗作用。BN52063 是一种银杏苦内脂 A、B 和 C 的混合物，是第一个在人体内得到证实的具有抑制血小板活化因子效应

的药物应用方法。每天 1 次，剂量为 720mg 或 240mg，连用 2 周或每天 360mg，连用 1 周。事实上应用 120mg 单剂量就能拮抗血小板活化因子介导的皮肤和支气管反应，能抑制哮喘患者接触抗原后的早期支气管收缩和特应性个体接触抗原后的迟发性皮肤反应，可明显提高呼气峰流速值，又可抑制血浆中血小板Ⅳ因子，提示可抑制血小板激活反应。血小板活化因子拮抗剂除 BN52063 外，还有 BN52021，L－652－731，FR－900452，WEB－2086 及 UK－10008 等，我国已有供应；有报道血小板活化因子受体拮抗剂的疗效不够理想。

腺苷受体拮抗剂

茶碱等甲基黄嘌呤类药物、H_1 受体拮抗剂和色甘酸钠均有拮抗腺苷受体的作用。

血栓烷受体拮抗剂

1991 年 Fujimura 等报道血栓烷受体拮抗剂 AA－2414 和血栓烷合成抑制 OKY－046 可明显降低哮喘患者对乙酰甲胆碱的气道反应。

细胞因子拮抗剂

近年先后有抗白介素－4 抗体、抗白介素－5 抗体、抗白介素－9 抗体、抗白介素－13 抗体和抗 TNF 药物用于防治哮喘，迄今抗白介素－5 抗体未证实有效，其他抗体的疗效有待进一步评价。

六、防治呼吸道感染药物

呼吸道感染与小儿哮喘发作的关系甚为密切，尤其病毒、肺炎支原体和肺炎衣原体感染是诱发或加重哮喘发作的重要因素之一，因此防治呼吸道感染已成为减少和阻止哮喘发作的重要措施，首先应提高（调节）机体免疫功能，再针对不同病原，分别采用有效抗微生物制剂。

提高（调节）机体免疫功能药物

卡介菌多糖核酸

卡介菌提取物的研究开始于 20 世纪 80 年代中末期，90 年代中期进行了改良提取方法，解决了原产品杂质较多、大分子除去不全等缺点，使成品更纯，更易于吸收，不良反应更少。

作用机制　（1）诱导干扰素的产生，抑制 T_{H^2} 反应，使失衡的 T_{H^1} 与 T_{H^2} 重新达到平衡；（2）稳定肥大细胞膜，抑制肥大细胞脱颗粒及释放介质；（3）刺激机体产生封闭抗体 IgG，阻止变应原与致敏的肥大细胞膜上特异性 IgE 相结合；（4）激活单核－巨噬细胞的功能，增加体内巨噬细胞和 NK 细胞的活性，调节机体细胞免疫和体液免疫。兼有抗感染和抗过敏作用。

临床应用　笔者于 1988 年起在国内较早应用第一代和第二代卡介菌多糖核酸注射液防治哮喘，尤其在治疗与呼吸道感染有关的哮喘及喘息性支气管炎时，与平喘药物联合使用，疗效颇佳，使防治哮喘有效率由 95% 提升到 98%。未见不良反应。

近年此类制剂不仅用于变应（过敏）性疾病如荨麻疹、特应性皮炎、哮喘、变应性鼻炎，还应用于慢性感染性疾病如慢性肾炎，自身免疫性疾病如系统性红斑狼疮、类风湿性关节炎、免疫复合物疾病如肾小球肾炎。用法：5 岁以上小儿每次 1ml，每周 2 次，肌内注射，18 针为一个疗程。

不良反应　个别患者出现低热，2 ~ 3 天即恢复正常。急性发作期使用 1 ~ 2 次后，个别患者有急咳，第三次以后逐渐平息。

乳清口服液

系由产妇初乳中提炼而成，内含丰富的 SIgA，可增加呼吸道免疫功能，进而减少感染，疗效较佳。学龄儿童每次 10ml，每天 2 ~ 3 次，口服；亦可取材于牛乳。

转移因子

又名正常人白细胞转移因子，是从健康人淋巴细胞和淋巴组织中提取的肽类物质，可将正常人 T 细胞的免疫活性转移给哮喘患者，借以提高后者的细胞免疫功能，促使 $CD8^+$ 与 $CD4^+$ 恢复平衡。转移因子亦有非特异性免疫刺激作用，不仅能使致敏的淋巴细胞释放有免疫活性的淋巴因子，攻击体内病毒等抗原，还能提高体内白介素 -2 和干扰素的产生。冯益真等报道用本品治疗 118 例哮喘患儿，近期总有效率为 94%，2 年总有效率为 93%。患儿用药后出汗明显减少，食欲增加，上呼吸道感染次数明显减少。

用法与剂量　在上臂或大腿内侧，每次肌内或皮下注射 1 支（每支 2ml 含转移因子 1 个单位，相当于 10^8 ~ 10^9 个白细胞提取物），每周 2 次，4 周后改为每周 1 次，连用 16 ~ 24 次。近年从猪脾中提取制成的 p - 转移因子口服液（商品名孚泰）问世，其生物活性不被人体消化失活，对防治由上呼吸道感染诱发的哮喘和特应性皮炎，疗效较佳。

胸腺肽

又名胸腺素，是从人胚或小牛、猪胸腺组织中分离精制而成的多肽，主要通过腺苷酸环化酶诱导不同的 T 细胞亚群成熟，从而改善机体的免疫状态。有学者用本品治疗 132 例哮喘患儿，近期总有效率为 90.1%，远期总有效率为 87.8%。

用法和剂量　每次肌内注射 1 支（1 支含胸腺肽 2 ~ 5mg）每天或隔天 1 次。陈育智推荐每次 4mg，每周肌内注射 2 ~ 3 次。临床症状改善后可逐渐延长给药的间隔时间。不良反应可有发热、皮疹、荨麻疹等。注射前需作皮试。最近有口服制剂供应。

哮喘菌苗（气管炎菌苗）

用于治疗哮喘已有七十余年，是由人类呼吸道常见细菌培养后制成的菌苗（用甲型链球菌、白色葡萄球菌、奈瑟球菌制成的菌苗，称为“三联”；若在“三联”中再加肺炎球菌和流感嗜血杆菌则称为“五联”），每毫升内含每种细菌各 2 亿。注射后可刺激机体产生多种抗体及非特异性免疫。

用法　皮下注射，每周 1 次，剂量自 0.1ml 开始，每次递增 0.1ml，直到 0.5 ~ 1ml（小儿一般用 0.3 ~ 0.5ml）为维持量，一疗程为 15 ~ 20 次。若哮喘发作，暂停注射或剂量减半。汪敏刚报道用本品治疗 108 例哮喘患者，有效率为 80%。近年对呼吸道细菌感染是否能激发哮喘尚有争论。少数患者注射后当晚出现低热或诱发哮喘，宜在哮喘发作缓解期开始注射，通常注射应开始于发病季节前 2 个月。

胎盘脂多糖

胎盘脂多糖是从人或猪胎盘中的脂多糖提取物。具有增加非特异性体液免疫如补体、备解素、干扰素等功能；促使骨髓释放颗粒白细胞到外周血中；作用于 B 细胞增加 IgM、IgG 和 IgA 抗体的合成。上述作用与细菌脂多糖相似，但其不良反应较后者为轻。

具有预防感冒、增进食欲,防治哮喘的作用,尤其适用于小儿哮喘。

用法　每次 1 支(2ml 含脂多糖 1mg),隔天 1 次,肌内或皮下注射,20 次为一疗程。偶出现皮疹,个别病例可能诱发心动过速。

核酸酪素

简称核酪。本品含核酸水解物、酪蛋白水解物、多种氨基酸、维生素及无机盐等,原为细菌培养基。上述蛋白质水解物,进入人体后具有内源性干扰素诱导剂作用,可加强白细胞的吞噬功能,提高机体抗病能力。用药后可减少感冒机会,并可改善患者的精神、食欲和睡眠。

用法　于发病季节前 1 个月,每次肌内或皮下注射 2 ~ 4ml,每周 2 次,一个月后改为每周 1 次。近年有口服液供应。通常无明显不良反应,个别病例偶有口干或皮疹。

中药

黄芪为最常用药物,具有益气固本、增加特异性与非特异性免疫功能,增强巨噬细胞的吞噬能力;增加细胞免疫功能和诱生干扰素,并可增加 IgA 和 IgG 的水平。赵文惠报道:山莨菪碱与六味地黄丸联合应用,防治小儿哮喘疗效较佳。难治性顽固性哮喘患儿全年服用,远期有效率为 94.2%,环腺苷酸较治疗前显著升高而环鸟苷酸则明显降低。六味地黄丸对皮质激素依赖患儿在撤除皮质激素时应用,颇为有益;多汗者可用玉屏风散。

其他

灭活卡介苗,过期麻疹疫苗和多种免疫调节剂等,各家报道均有一定疗效。

针对不同病原采用抗微生物制剂

抗病毒治疗药物

最佳的预防病毒感染方法是注射疫苗,但对引起哮喘发作的病毒,疫苗几乎无作用。如 RSV 疫苗非但不能减轻病情,反而加重病情;鼻病毒亚型太多,且无交叉免疫,而流感病毒抗原常有变异,均无法制备有效疫苗。目前供临床应用的抗病毒药较少,主要如下。

干扰素

抗病毒谱较广,对 RNA 和 DNA 病毒均有抑制作用,近年推出的干扰能(intron A,干扰素 α - 2b)除可抑制病毒复制外,还有明显的免疫调节作用。笔者[15]与上海信谊药厂(1978 年)研制成干扰素 α 气雾剂,用于防治呼吸道病毒感染,进而阻止哮喘发作,疗效较佳;其大部分药雾颗粒直径 < 5μm 能到达下呼吸道,较滴鼻剂渗透性强。嗣后笔者又用(基因工程)干扰素 γ 制成气雾剂,疗效颇佳。每瓶含 200 揿(每揿 250IU),每次 2 ~ 3 揿,每天 2 ~ 3 次。来茶云等[16]用此气雾剂防治小儿哮喘,疗程 3 个月,结果显示治疗后干扰素 γ 分泌增多,白介素 - 4 分泌减少,IgE 生成受抑,伴刀豆球蛋白 A 诱导的 Ts 活性较对照组显著增高,患儿的临床疗效明显优于对照组。

利巴韦林　为广谱抗病毒(包括核糖核酸和去氧核糖核酸病毒)制剂,其作用机制主要抑制次黄嘌呤核苷脱氢酶,从而阻断次黄嘌呤核苷 - 磷酸向黄嘌呤核苷 - 磷酸的转化,导致抑制核酸的合成,最终阻止病毒的复制。对疱疹病毒、流感病毒、副流感病毒、鼻病毒、呼吸道合胞病毒、柯萨奇病毒和腺病毒的复制均有抑制作用。

临床应用　笔者于 1986 年与上海信谊药厂首创研制成利巴韦林气雾剂，每揿含利巴韦林 0.5mg，每天为 6 ~ 7.5mg，用于治疗与感染有关的哮喘，有效率为 83%。嗣后上海长征医院陈惠馨[17]用于预防风疹，认为本气雾剂对病毒有一定保护作用，但须在整个流行期坚持用药。1997 年上海信谊药厂推出信韦林（即利巴韦林）气雾剂，每揿释出剂量仍为 0.5mg，并建议在发病最初 2 天内尤最初一小时，使用剂量较大即冲击疗法，首次使用 1 小时内（向口腔和鼻腔或口、鼻腔同时喷入）4 次，每次 2 ~ 3 揿（吸入量为 4 ~ 6mg），以后每隔 1 小时喷一次，每次 2 ~ 3 揿（吸入量为 1 ~ 1.5mg）。每天按 16 小时计则吸入 16 ~ 24mg，加首次 1 小时量则每天为 20 ~ 30mg。小儿酌减（15 ~ 20mg），2 天以后，每天 4 次，每次 2 ~ 3 揿。还有片剂和针剂，每片 0.1g，学龄小儿 15 ~ 20mg/（kg · d），分 3 ~ 4 次服用。针剂每支 0.1g（1ml），学龄小儿 10 ~ 15mg/（kg · d），分 2 次肌注或静滴。

不良反应　轻，较大剂量可见贫血或白细胞减少，停药可自行消失。气雾剂较口服或肌内注射用量小，前者每天剂量相当于后两者的 1/13 左右，故不良反应较轻。

双黄连

由金银花、黄芩、连翘提取而成，经动物实验和临床考核证实本品能抗流感病毒、呼吸道合胞病毒、革兰阳性和阴性细菌，疗效较佳，且可增加机体免疫功能。

用法　静脉滴注 60mg/（kg · d），每天 1 次，用 5% ~ 10% 葡萄糖或生理盐水稀释。孔晓棠[18]用双黄连作雾化吸入治疗呼吸道合胞病毒引起的急性下呼吸道感染，剂量为 8.4mg/（kg · d），结果显示症状、体征缓解天数，双黄连组明显短于利巴韦林组，血氧分压的改善与肺部 X 线吸收，双黄连组显著优于利巴韦林组。

抗肺炎支原体及衣原体药物

近年来先后推出三种新颖大环内酯类抗生素（我国有供应）均是抗肺炎支原体及肺炎衣原体的首选药物：（1）琥乙红霉素又名利君沙，小儿剂量为 30 ~ 40mg/（kg · d），等分 4 次口服；（2）罗红霉素，其生物利用度明显优于红霉素，在支气管肺泡灌洗液中的浓度较血浆高 2 倍；小儿剂量为 4 ~ 9mg/（kg · d），等分 2 次；（3）阿奇霉素（azithromycin），局部组织浓度较血浆高 50 倍。小儿剂量为 10mg/（kg · d），每天 1 次，连服 3 天。新颖制剂与无味红霉素相比具有疗效较高，不良反应较小的优点。罗红霉素与阿奇霉素和氨茶碱无明显相互作用。琥乙红霉素与红霉素相似，若与氨茶碱合用 5 天即可显著降低氨茶碱的清除率，增加氨茶碱中毒的潜在危险（详见第九章第三节）。

抗生素

国内临床医师对哮喘发作患儿应用抗生素，尤广谱抗生素较为普遍，有滥用趋势。主要原因是对哮喘发病机制中的“炎”字概念的理解欠妥，业已明确哮喘的病理基础是变应（过敏）性炎症，这个“炎”字指的是变应（过敏）性炎症，绝不是由病毒或细菌感染引起的“炎”，前者的治疗——抗炎首推皮质激素，而后者抗炎须用抗病毒药或抗生素。将引起哮喘发病的过敏性炎症，误解为细菌感染性炎症，积极主张用抗生素治疗是不正确的，应尽快纠正。细菌感染诱发哮喘的确切机制尚有争论，故用抗生素防治哮喘的临床意义并不重要。2002 年英国、新西兰和北欧学者一致认为婴儿期应用较多抗生素与哮喘的发生有一定关系（若 6 个月婴儿滥用抗生素，至 5 岁后哮喘的发病率则是同龄小儿的 3 倍），并指出抗生素不能根治哮喘，哮喘患儿用抗生素是错误的。但若哮喘确由细菌感染(如细菌性鼻旁窦支气管炎)、肺炎支原体或肺炎衣原体感染引起者或伴有细菌感染,则应及时选用有效抗生素(详见第二章第二节)。

第三节 免疫疗法

免疫疗法主要分特异性和非特异性两种。

一、特异性免疫(脱敏)疗法

特异性免疫疗法是在确定引起患者发生变态反应(过敏)性反应的变应(过敏)原后,将变应原配置成各种不同浓度的浸液(疫苗)给予患者反复注射,剂量由小到大,浓度由淡到浓,使患者对这类过敏物质的耐受力增高,经此治疗后,当患者再次接触这类变应原时不再发生变态反应,即使发生,其程度较治疗前减轻。世界卫生组织(1998年)[19]对特异性免疫疗法阐述如下:接受变应原疫苗(浸液)治疗的过敏患者逐渐增加疫苗剂量,使患者产生耐受性,可有效地改善暴露(接触)该变应原所引起的反应。经特异性免疫疗法治疗后大部分患者临床症状有所改善但仍有皮肤反应,因此将脱敏疗法改称为减敏疗法。我国仍沿用脱敏疗法。近年国际称为特异性变应疫苗治疗(specific allergy vaccination)。世界卫生组织[19]称为变应原免疫治疗,又称变应性疾病的疫苗治疗(治疗性疫苗)。

有学者认为只有脱敏疗法才能持续有效,并可减少平喘药物的使用,它既是一种病因治疗,又兼有预防作用,是唯一可以改变过敏性疾病的自然病程的方法。西德(1987年)召开第一届国际尘螨变态反应会议提倡和推广脱敏疗法,随着时间的推移,国内外学者经严密细致考察发现浸出液标准化还有待进一步改进,脱敏疗法的确切机制还未搞清,它的疗效用简易的吸入疗法也能达到,且实施过程中会诱发哮喘的发作,甚至发生过敏性休克[20]。迄今学者们对特异性免疫疗法的应用,存在较多争议,贬多于褒。2004年第四届哮喘会议上有学者认为,全球目前仅半数学者赞同特异性免疫疗法。《国际哮喘诊治统一方案》(1992年)指出,无法避免与变应原接触和经应用药物疗效不理想,可考虑应用特异性免疫疗法。《全球哮喘防治创议》(1995年)指出无法避免变应原又缺乏适当的治疗药物,或治疗后哮喘症状不能控制时才用之。2002年《全球哮喘防治创议》[2]指出特异性免疫疗法对预防变应性鼻炎能发挥最大的疗效而对哮喘的防治则存在大量疑问,主要因特异性免疫疗法在预防哮喘中发生何种作用(扮何种角色)尚未阐明,涉及下列问题:(1)何种个体(患者)能得到最大的疗效?(2)特异性免疫疗法对何种空气中的变应原较其他空气中的变应原疗效更佳?(3)特异性免疫疗法和抗炎疗法相比,它的长期疗效是什么?(4)特异性免疫疗法引起的最大可能的临床疗效是什么?因此根据现有信息特异性免疫疗法仅用于经严格避免与环境变应原接触及药物治疗包括用吸入皮质激素两者失败后;它不能使气道慢性炎症反应消失,又不能降低气道高反应性。特异性免疫疗法起效缓慢,对多数患者只能减轻发作,难以达到痊愈或永不发作的程度,大多数学者认为特异性免疫疗法不能作为防治哮喘的第一线疗法。2003年我国《儿童支气管哮喘防治常规》指出[5],目前通过正规应用各种药物及采用必要预防措施，基本上可控制哮喘，在无法避免接触变应原或药物治疗无效时，可考虑针对变应原的特异性免疫治疗。对花粉和尘螨过敏者可采用相应的变应原提取物作脱敏治疗，以缓解哮喘发作，但应注意可能出现的严重不良反应，包括全身变态反应（过敏性休克）和哮喘严重发作，对其远期疗效和安全性尚待进一步研究和评价，且变应原制备的标准化及纯化也有待加强及规范。

特异性免疫疗法作用机制

1998 年世界卫生组织日内瓦意见书[19]简要阐述如下。

增加血清抗体浓度

特异性免疫疗法可引起变应原特异性 IgG 显著升高，推测升高的 IgG 与 IgE 竞争结合变应原，阻断 IgE 依赖的肥大细胞被激活，即“抗体封闭”理论，但学者们发现血清 IgG 抗体浓度与特异性免疫疗法的临床效果无关，不能圆满解释。笔者认为此理论仅提示了由变应原疫苗（浸出物）刺激机体后的反应结果，但若能取得疗效，可能因其增加机体的抵抗力，减少呼吸道感染，尤其病毒感染，从而减少哮喘的发生。特异性免疫疗法治疗中血清特异性 IgE 浓度首先升高可能与不同的 IgE 亚型生理特征有关，数月后逐渐下降。

减少效应细胞

特异性免疫疗法可减少尘螨过敏小儿的鼻腔中肥大细胞和季节性变应性鼻炎成人患者的皮肤内、结缔组织和黏膜中肥大细胞数量，抑制炎症细胞聚集、活化和释放介质，减少变应原激发试验后鼻分泌物中的组胺和前列腺素 D_2 水平，抑制对组胺的高反应性、降低支气管肺泡灌洗液中嗜酸性粒细胞及其阳离子蛋白浓度。

触发淋巴细胞应答

特异性免疫疗法通过自然变应原触发 T 淋巴细胞应答，下调 T_H2 应答或上调 T_H1 应答，调节白介素 -4 与干扰素 γ 的比值，调整 T_H1/T_H2 的失衡。对草和尘螨过敏者特异性免疫疗法能减少 T 细胞产生白介素 -4，对尘螨过敏者可抑制其迟发相反应从而减轻局部炎症反应。

特异性免疫疗法适应证

1. 经特异性皮肤试验显示对某些吸入变应原呈阳性反应者。若对多种变应原产生变态反应，则应选择最强的一种变应原。

2. 虽经特异性皮试对有关吸入性变应原无明显阳性反应，但从病史和激发试验等结果来看，仍强烈怀疑对此类吸入性变应原过敏，有条件者作特异性 IgE 测定（详见第五章特异性 IgE 测定）。

3. 变应原已明确，在日常生活中又无法避免接触，且无合适平喘药或已用平喘药包括吸入皮质激素疗效较差者[1]。

4. 不愿长期用药者。

必须指出皮肤试验呈某种变应原阳性者并不完全确切提示对此类吸入变应原过敏，因脱敏疗法所用的变应原浸出液是人工“标准”（净化）化，与自然界的变应原存在差异，进入机体途径又不同，前者通过皮下注射，而后者则经吸入途径。哮喘患儿的气道呈高反应性，当某一变应原脱敏后可能对其他变应原又产生变态反应，真是脱不胜脱,因此确切适应证还难以定论。

最近国内外学者指出特异性免疫疗法不推荐用于食物过敏、哮喘发作期尤其未控制的严重哮喘和5岁以下儿童。

特异性免疫疗法常用的变应原:证实行之有效的变应原有花粉、屋尘螨类、动物皮屑、链格孢菌等。不再应用的变应原有屋尘、细菌、食品、假丝酵母、昆虫和其他粉尘。

我国常用的变应原为尘螨、花粉。

螨属于节肢动物,有5000多种,其中能引起致敏的螨主要有屋尘螨、粉尘螨和宇尘螨。自20世纪60年代以来螨成为变态反应中的一种重要吸入性变应原。尘螨分布全球,多滋生于人类居住环境,尘螨生存的最适宜温度为25℃ ±2℃,相对湿度为75%~80%。许多地区的哮喘多发于春、秋季,基本符合尘螨的繁殖季节。特异性免疫疗法应用最多的变应原是螨浸出液。

应用花粉作特异性免疫疗法的变应原的治疗方法有两种:(1)常年性脱敏,用于脱敏治疗初期,其变应原浓度较低。在花粉季节或非花粉季节,均需按时接种;(2)季节前脱敏,适用于经一段时间脱敏疗法后变应原的浓度已达较高水平,在花粉季节到来前接受注射,以加强免疫作用。北美洲致敏花粉以豚草花粉(内含20种不同变应原)为主。我国北方地区已明确蒿属花粉是引起秋季花粉症的主要植物。

尘螨脱敏疗法的实施方法

用尘螨浸出液,每周皮下注射1次(表7-1)。

表7-1 尘螨浸出液的小儿用量

周数	浓度	剂量 ml	周数	浓度	剂量 ml	周数	浓度	剂量 ml
1	1×10^{-5}	0.1	10	1×10^{-5}	1.0	19	1×10^{-4}	0.9
2	1×10^{-5}	0.2	11	1×10^{-4}	0.1	20	1×10^{-4}	1.0
3	1×10^{-5}	0.3	12	1×10^{-4}	0.2	21	2×10^{-4}	0.6
4	1×10^{-5}	0.4	13	1×10^{-4}	0.3	22	2×10^{-4}	0.7
5	1×10^{-5}	0.5	14	1×10^{-4}	0.4	23	2×10^{-4}	0.8
6	1×10^{-5}	0.6	15	1×10^{-4}	0.5	24	2×10^{-4}	0.9
7	1×10^{-5}	0.7	16	1×10^{-4}	0.6	25	2×10^{-4}	1.0
8	1×10^{-5}	0.8	17	1×10^{-4}	0.7			
9	1×10^{-5}	0.9	18	1×10^{-4}	0.8			

25周为一个疗程,维持量每两周1次,每次浓度 2×10^{-4} 1.0ml

小儿剂量从 1×10^{-5} 浓度0.1ml开始,依次递增,至最大剂量 2×10^{-4} 1ml为止,对尘螨过敏较重或有药物反应者,其起始剂量宜小,可用 $1\times10^{-8}\sim1\times10^{-6}$,递增速度宜慢,递增剂量宜小。若实施过程中哮喘被激发,则其剂量须酌情减半或维持原量,病情较轻又对药物无异常反应者,其递增速度可适当加快。2~3年后改为每3~4周加强注射1次。疗程一般为3~6年。在实施特异性免疫疗法过程中,为了达到最佳疗效,仍需避免接触变应原或结合药物治疗。

注意事项　本品必须在医师指导下,在医疗单位使用。每次用结核菌素针筒注射。

注射前首先用1∶10万的药液(将1∶1万的药液用0.9%氯化钠注射液稀释10倍)0.1ml做皮内注射试验,观察30分钟,若丘疹反应直径大于10mm则第一针剂量应比上述剂量再适量减少。治疗5～10次后,再按上述剂量注射。

每次注射后需在医院或治疗单位观察半小时。休克时的处理方法与青霉素反应相同,因此使用本品时应配备肾上腺素等救治过敏性休克的药械,以备需要时使用。

凡注射后24小时内局部红肿、皮疹或激发哮喘者,下次注射剂量宜减少一半或不增加。

停药2周以上再次用药务必从小剂量开始逐渐递增。

5岁以下小儿不用为妥。

严重心血管疾患和肾功能严重减退者忌用。

特异性免疫疗法的不良反应　包括局部和全身不良反应。

局部不良反应(常在注射30分钟后出现)表现为局部注射处肿胀,若仅小范围红肿而无其他不适,无需特殊治疗;若红肿区直径≥4cm持续24小时以上,局部明显不适,可用冰袋冷敷或涂用皮质激素软膏,注射量应减量或延长注射间隔时间。较大的局部反应可能为严重不良反应的早期表现,应严密监控。

全身不良反应(常在注射后数分钟内发生,很少超过30分钟)临床表现轻重不一,轻者出现皮疹,重者发生严重变应性休克。全身不良反应早期手掌、头皮发痒,全身皮肤潮红,结膜充血和咳嗽,继之出现血管神经性水肿、喉头水肿、重度哮喘发作、低血压和(或)变应性休克。一旦发生必须即刻急救。国外报道51例哮喘患儿经脱敏疗法持续2年疗效显著,但其中1例因注射引起死亡。41年(1946～1987年)间据国外统计因皮肤试验及脱敏注射而致死者近百名。哮喘未控制及第一秒用力呼气容积小于预计值的70%是发生支气管痉挛的危险因素。

特异性免疫疗法引起全身不良反应的危险因素包括[21]:(1)剂量错误(剂量过大);(2)注射时哮喘患者处于急性发作状态;(3)患者高度敏感或有过全身反应史;(4)同时应用β受体阻滞剂;(5)更换新批号疫苗(即使标价与老批号疫苗相同,因老批号的变应原应用3～6个月后其效价已逐渐降低,新批号的实际含量高于老批号);(6)注射前进行较大运动量的活动;(7)季节性发作者在季节期间接触变应原浓度增加。此外还可因剂量调整不当,使用非标准化疫苗,或注射后缺乏足够观察时间和在家擅自注射,导致过敏性休克而致死者。美国变态反应、哮喘免疫学会强调致死危险因素为上述(2)、(3)、(4);英国药品安全委员会特别强调哮喘急性发作是导致死亡的主因。大多数死因与呼吸系统并发症有关。

减少特异性免疫疗法不良反应的对策:(1)实施特异性免疫疗法的医务人员必须受过专门训练且能处理变态反应,了解特异性免疫疗法的危险性,制定适当操作规程,及时选择标准化疫苗的最佳剂量;(2)患儿接受特异性免疫疗法在哮喘缓解期(无症状)第一秒用力呼气容积必须是预计值或最佳值的70%(可先用药物协助改善);(3)实施特异性免疫疗法应备有相关的急救药物和器械;(4)在季节发作期间适当减少注射量或暂停注射;经大运动量活动后应适当休息一段时间,待平静后再注射;在免疫疗法开始之前停用β受体阻滞剂;有全身反应史者应审慎选择起始量和递增量,随时警惕全身不良反应;(5)治疗前用抗组胺药可减少全身不良反应。

特异性免疫疗法引起全身不良反应的概率很小,但随着特异性免疫疗法方案的增加和大剂量疫苗用于高敏感人群,全身不良反应率逐渐增加[19]。

为了减少特异性免疫疗法的不良反应和提高疗效,国外学者们着手改良变应原(抗原)浸出液的制备方法和改变变应原进入机体的途径,但迄今尚未获得令人信服的成果。改良浸出液的制备方法各异,有采用明矾吡啶沉淀抗原;有用氢氧化铝和酪氨酸吸附抗原;有将抗原某一部分提纯后成为抗原决定簇;有用聚乙二醇或戊二醛处理抗原成为高分子多聚体,亦有将抗原经甲醛处理成为类变应原。但上述各种方法均欠成熟,报道效果颇不一致,有的一度风行,现已销声匿迹,与传统的脱敏方法相比究竟有多少优越性尚难肯定[22]。当前我国卫生部仅批准德国和丹麦生产的变应原浸液(疫苗)作特异性免疫疗法之用。改变变应原进入人体的途径,除采用皮下注射的传统方法外,20世纪90年代初国外学者又提出应用早在1900年就已用过的口服脱敏疗法,有些学者指出口服法的疗效较注射法为差,前者接受变应原的数量较后者累积量高出200倍,较多的变应原经胃肠道吸收会加重哮喘病情和荨麻疹的发生,且疗效较差,几乎无效。近年有学者应用舌下含服的脱敏疗法,《全球哮喘防治创议》2002年修订本指出舌下途径脱敏法尚在评价中[2]。

2004年Norman[23]认为舌下给药有效而安全,并证实经特异性免疫疗法治疗后,T_{H^2}介导的反应受抑制,而T_{H^1}反应被激发,嗜酸性和嗜碱性粒细胞与变应原接触的反应被下调。

特异性免疫疗法存在的问题

目前认为吸入变应原尤其尘螨是引起过敏性哮喘的主要病因,人们在生活环境中又不可能完全避开,行之多年久经不衰的脱敏疗法,确实有效。遗憾的是新型脱敏疗法存在下列诸多不足之处。

选择确切的治疗对象与合适变应原所存在的问题 患者虽对某变应原皮试呈阳性,但致敏因素往往是多发性的,在同一患者身上常可见到数种甚至数十种吸入物、食物和药物等过敏诱因,只能按需要和可能选择,带有一定的片面性。目前测定变应原的特异性诊断方法,尚未臻完善,皮试阳性的变应原是否属患者的过敏诱因,尚难断定。有些变应原虽从询问病史中可初步确立,但因其特殊的化学或物理性质(如敌敌畏、六六六、洗涤剂等)为有毒物质,不能被脱敏,还有紫外线、X或γ射线、冷热物理因子亦不能被脱敏。

起效慢、疗程长又不方便 脱敏疗法是通过小剂量特异性抗原的注射,逐渐改变体质和增加耐受性,需要一段相当长的时期,需连续1年至数年,且每次注射需到固定的医疗单位,注射完毕还需留观30分钟,患者缺乏耐心,往往半途而废。

疗效不肯定 迄今报道的治疗效果缺乏与药物尤其吸入皮质激素的对照材料,难以令人信服,对多数患者的疗效亦仅能减轻发作;小儿和青年的疗效优于成人。

不良反应严重甚至致死

特异性免疫疗法进展与前景

免疫治疗成功与否取决于变应原疫苗的质量和标准化,近年全球学者从分子水平研究变应原的改革,主要从事下列工作。

1. 用于诊断和治疗的许多重要抗原(变应原)已被克隆,关键抗原表位已被确定,可得到修饰后的抗原,DNA 重组技术可大量生产高纯度、高特异性变应原。

2. 改革的变应原具有:(1)含 T 细胞刺激序列(T 细胞活化 - 诱导表位片段)能改变 T 细胞功能,减少 T_H1 和 T_H2 型细胞因子,诱导 T_H2 型细胞因子模式向 T_H1 型细胞因子模式的"免疫分化";(2)重组后变应原的变应原性被破坏,不产生变态反应,安全性较高。分离出低变应原性异构体,与 IgE 结合的亲和力较低;(3)组成类似的变应原衍生性肽段,刺激人 T 细胞后,T 细胞出现无应答,用此肽段处理小鼠后,小鼠表现出对完全天然抗原的耐受。临床实践正在逐步证实用 T 细胞源性变应原衍生性肽进行免疫治疗,是一种有效的低风险治疗,有望取代传统的免疫治疗[19]。

世界卫生组织一直关注特异性免疫疗法的进展,1998 年颁发《变应原免疫治疗意见书》推动了变应原标准化的实施。全球医学界在取得显著成效的基础上正在深入研究。笔者深信在不久的将来特异性免疫疗法一定会取得突破性进展,制造出高效能低过敏性的疫苗,造福全球变应性疾病患者。

二、非特异性免疫疗法

从广义及免疫理论上来看,哮喘是一种免疫功能紊乱的全身变态反应性疾病,气道变应(过敏)性炎症,仅是其中的局部表现,但哮喘的发病机制相当复杂,气道慢性炎症反应是哮喘的核心,免疫变化及防治措施以此为中心,风靡全球的吸入皮质激素疗法仅是偏重局部抗炎而忽视全身的调整,非特异性免疫疗法很可能是弥补这一缺陷的一种全身性疗法,通过免疫调节剂,免疫增强剂和免疫抑制剂来纠正哮喘免疫功能紊乱,有利于提高哮喘防治水平。常用的免疫增强剂有卡介苗多糖核酸、胸腺肽、气管炎菌苗、黄芪和组胺球蛋白等。免疫调节剂有转移因子、麻疹疫苗和核酸酪素等(详见第二节)。免疫抑制剂有环孢素、甲氨蝶呤、雷公藤多苷、羟基氯喹和秋水仙碱等,不良反应较多且较严重,主要用于皮质激素依赖者(小儿罕见)。笔者多年来应用免疫增强剂较多,旨在提高患儿免疫力以减少或预防呼吸道病毒或细菌感染,减少气道损伤,从而降低气道高反应性。《全球哮喘防治创议》推荐中至重度哮喘患者每年接种 1 次流感病毒疫苗,本疫苗制备纯化,很少发生不良反应。2004 年国外有学者指出流感疫苗并不能显著改善由流感病毒所引起的哮喘恶化、发作次数增多和时间持续。陈坤华[24]用静脉滴注丙种球蛋白(IVIG)治疗小儿哮喘急性发作,可使血清 IgG 和干扰素 γ 上升,总 IgE 和白介素 -4 下降,疗效优于对照组,并主张对顽固难治哮喘患儿每月应用 1 次,持续 3 ~ 6 个月。2002 年韩国学者[25]报道用卡介苗治疗中至重度哮喘患者,4 周后肺功能(FEV_1、PEF)明显上升,平喘药物用量减少,1 年后重复注射,4 周后干扰素 γ/白介素 -4 明显上升,提示卡介苗能改善 T_H1/T_H2 的平衡,使之恢复到正常范围。

第四节　哮喘的管理和宣教

小儿哮喘病程较长,且易复发,为此如何对哮喘患儿及其家长进行管理和宣教是防治哮喘的重要的一环。

具体要求

1. 寻找并了解各自的触发因素,尽可能避免并控制这些诱发因素。

2. 了解哮喘的基本知识、基本特点和发展规律。

3. 自我监测:学会应用峰速仪测量呼气峰流速值来预计哮喘病情的变化,结合自我表现,记好日记。能识别哮喘加重的症状,并采取相应的措施。

4. 熟悉常用平喘药物的作用及其不良反应,正确掌握剂量及吸入疗法的应用技术。

5. 与经管医师密切配合,共同制定长期防治规划,持之以恒进行规范治疗,哮喘可以得到完全控制,力争"根治"。

6. 有计划,有步骤,循序渐进,量力而行,逐步加强体育锻炼,增强体质,积极预防呼吸道感染。

措施

教育和宣教的形式包括定期举办科普学术讲座、假期学习班、哮喘咨询、哮喘之家和夏令营活动等,这些都是行之多年的有效措施,现还可通过电子网络进行宣教。仅有临床治疗的方案而无管理和宣教的规划,长期防治是难以坚持的。

(戴家熊　朱　涛)

主要参考文献

[1] 陈育智. 哮喘管理与预防全球创议:2004 年更新版方法学及新建议总结. 上海:第二医科大学瑞金医院儿童哮喘和变态反应性疾病学术论坛,2005,12~15

[2] Lenfant C. Global initiative for asthma: Global Strategy for asthma management and prevention, revised2002, Maryland: National Institutes of Health (USA). 2002, 97~102

[3] Lee TH. Anti-asthmatic drug in: Clark TJH, Godfrey S, Lee TH. Asthma. 3 rd ed. London: Chapman, 1992. 448~491

[4] Lenfant C. Global initiative for asthma: Global strategy for asthma management and prevention Maryland: National Institutes of Health (USA). 1995, 81, 74~76

[5] 中华医学会儿科学分会呼吸学组. 儿童支气管哮喘防治常规(试行). 2003 年修订,中华儿科杂志,2004,42(2):100~107

[6] 韩连书, 戴家熊, 须倩等. 色甘酸钠干粉剂防治小儿哮喘. 上海医学, 1998, 21(3): 169~171

[7] 戴家熊, 韩连书, 鲍一笑. 干粉吸入剂丙酸倍氯米松辅用色甘酸钠防治小儿哮喘疗效分析. 临床儿科杂志, 2002, 20(3):154~155

[8] 陈育智,马煜."儿童哮喘早期诊断和综合治疗"成果及 GINA 在我国的推广实施情况. 见:陈育智,赵京. 儿童支气管哮喘的诊断及治疗. 北京:人民卫生出版社,2004. 1~5

[9] 戴家熊, 王香民, 陶博. 酮替芬治疗小儿过敏性疾病的剂量探讨. 临床儿科杂志, 1985,3:341

[10] 卞如濂. 抗白三烯药物. 见:卞如濂,唐法娣,主编. 呼吸药理学新论. 北京:人民卫生出版社,2004. 187~212

[11] Spahr JE, Krawiec ME. Leukotriene receptor antagonists-risks and benefits for use in pediatric asthma. Expect Opin Drug Saf, 2004,3(3):173~185

[12] 林江涛. 支气管哮喘. 见:王辰. 呼吸学新进展. 北京:中华医学电子音像出版社,2005. 78
[13] Robinson D. New therapy for asthma: where next? Pediatr Pumonol, 2003, 36(6):369 ~ 375
[14] Frezet MM, Braida A, Dore M, *et al*. New treatment for bronchial asthma. Rerenti Prog Med, 2004, 95(6):289 ~ 296
[15] Dai J X (戴家熊), You C H(尤春华), QI Z R(戚中田), *et al*. Children's respiratory viral diseases treated with interferon aerosol,. Chinese Med J, 1987,100(2):162 ~ 166
[16] 来茶云,任炳华,徐文玉等. 基因工程干扰素气雾剂防治哮喘时血中T抑制细胞及细胞因子的测定. 哮喘杂志,1997, 3(1):1
[17] 陈惠馨,张璐定,戴家熊. 三氮唑核苷气雾剂预防风疹初探. 中华儿科杂志, 1989, 27(4): 229 ~ 230
[18] 孔晓棠, 江载芳, 照日格图,等. 双黄连雾化吸入治疗呼吸道合胞病毒所致急性下呼吸道感染. 中华儿科杂志, 1996, 34(1): 11 ~ 14
[19] 邵洁,钟文伟,孙健乐编译. WHO意见书变应原免疫治疗:变应性疾病的治疗性疫苗. 上海:瑞金医院哮喘中心,2004,1 ~ 42
[20] 戴家熊, 彭宜君. 支气管哮喘. 见:戴家熊,彭宜君主编. 小儿变态反应(过敏)性疾病. 上海:同济大学出版社, 1991. 74 ~ 78
[21] 许以平. 免疫治疗. 见:沈华浩主编. 哮喘手册. 北京:人民卫生出版社,2004. 146
[22] 叶世泰. 变态反应病的预防和治疗. 见:叶世泰. 变态反应学. 北京:科学出版社, 1998. 131
[23] Norman PS. Immunotherapy 1999—2004. J Allergy Clin Immunol, 2004, 113(6):1036 ~ 1039
[24] 陈坤华,杨锡强,熊大惠等. 静滴丙种球蛋白治疗哮喘的免疫检测和临床研究. 哮喘杂志,1997, 3(1):11
[25] Inseon S Choi. BCG vaccination for prevention and treatment of asthma. The abstract of 5th Asia Pacific Congress of Allergy and Clinical Immunology, Seoul: 2002,88

第八章　哮喘的治疗

第一节　哮喘长期控制标准、哮喘治疗目标、治疗原则和长期规范化治疗方案

2003 年中华医学会儿科学分会呼吸学组修订的《儿童支气管哮喘防治常规》[1] 介绍如下。

一、哮喘长期控制标准

1. 最少或没有症状,包括夜间症状。
2. 最少的哮喘发作。
3. 肺功能正常或接近正常。
4. 体力活动和运动不受限。
5. 最低限度地使用缓解药物。
6. 不因哮喘而急诊或住院。
7. 极少甚至没有药物不良反应。

2005 年世界各国推出“哮喘控制测试”项目,它由五个简单问题组成,仅用 1 ~ 2 分钟即能完成,患儿(学龄儿童)、患者或医师就可了解哮喘控制的状况,有助于评价药物疗效和调整治疗方案,从而此标准成为哮喘长期控制的简要准则。

哮喘控制测试项目

1. 在过去 4 周内,在学习(工作)或家中,有多少时候(间)因哮喘妨碍你进行日常活动?

(1)所有时间(得 1 分);(2)大多数时候(2 分);(3)有些时候(3 分);(4)很少时候(4 分);(5)没有(5 分)。

2. 在过去 4 周内,你有多少次呼吸困难?

(1)每天不止 1 次(1 分);(2)1 天 1 次(2 分);(3)每周 3 至 6 次(3 分);(4)每周 1 至 2 次(4 分);(5)完全没有(5 分)。

3. 在过去 4 周内,因哮喘症状(喘息、咳嗽、呼吸困难、胸闷或疼痛),你有多少次在夜间醒来或早上较平时早醒?

(1)每周 4 晚或更多(1 分);(2)每周 2 至 3 晚(2 分);(3)每周 1 至 2 晚(3 分);(4)每周 1 晚(4 分);(5)没有(5 分)。

4. 在过去 4 周内,你有多少次应用急救药物治疗(如沙丁胺醇)?

(1)每天 3 次以上(1 分);(2)每天 1 至 2 次(2 分);(3)每周 2 ~ 3 次(3 分);(4)每周 1 次或更少(4 分);(5)没有(5 分)。

5. 你如何评估过去 4 周内你的哮喘控制情况?

(1)没有控制(1 分);(2)控制很差(2 分);(3)有所控制(3 分);(4)控制很好(4 分);(5)完全控制(5 分)。

把上述每一题的分数相加得到总分。25 分:在过去 4 周内哮喘已得到完全控制;20 ~24 分:接近目标,哮喘已得到良好控制;低于 20 分:未达到目标,哮喘可能没有得到控制。摘自 2005 年 6 月 6 日《新民晚报》,笔者略予增减。

二、哮喘治疗目标

1. 有效控制急性发作的症状,并维持最轻的症状,甚至无症状。
2. 防止症状加重或反复。
3. 尽可能将肺功能维持在正常或接近正常水平。
4. 防止发生不可逆的气流受限。
5. 保持正常活动(包括运动)能力。
6. 避免药物的不良反应。
7. 防止因哮喘死亡。

上述治疗目标强调:治疗须积极,争取完全控制症状;尽可能维持正常肺功能;减少或避免药物的不良反应。

三、治疗原则

抗变态反应性炎症的治疗应越早越好;坚持长期、持续、规范、个体化治疗原则。治疗包括:(1)发作期快速缓解症状:抗炎、平喘;(2)缓解期防止症状加重或反复:抗炎、降低气道高反应性、防止气道重塑、避免触发因素。

四、长期规范化治疗方案

根据不同年龄分为 5 岁以上和 5 岁以下的两种方案。根据哮喘严重程度(级别),决定开始剂量,如治疗初期选择较大剂量吸入型皮质激素(糖皮质激素)时,应在 2 ~3 个月的时间较快减量到能控制哮喘发作的本级别中最适宜的有效剂量。在各级治疗中,每 1 ~3 个月审核一次治疗方案,一旦症状得到控制,应巩固至少 3 个月,然后降级治疗,直到确定维持哮喘控制的最小剂量。若哮喘未获控制,应升级治疗。在升级治疗前首先应检查患儿的吸药技术,是否遵循用药方案等情况,避免变应原和其他触发因素。此即哮喘的阶梯式治疗方案。

5 岁以上儿童不同程度哮喘的长期治疗方案(表 8 –1)

在所有等级中,除了每天规则地使用控制治疗药物外,若需要缓解症状,应使用吸入型速(短)效 β_2 受体激动剂和(或)抗胆碱能药物,但每天不应超过 4 次。

表 8 –1　5 岁以上儿童不同程度哮喘的长期治疗方案[1]

级别 ╲ 药物	长期控制药物	其他治疗选择
一级 (轻度间歇)	部分患儿可吸入低剂量皮质激素 100 ~ 200μg/d	按需口服支气管舒张剂或吸入速效 β_2 受体激动剂或白三烯调节剂

（续表）

级别＼药物	长期控制药物	其他治疗选择
二级（轻度持续）	吸入皮质激素 100～400μg/d，可加吸入长效 β_2 受体激动剂	口服缓释茶碱或白三烯调节剂或吸入色甘酸钠压力定量气雾剂 10mg，每天 2～3 次
三级（中度持续）	吸入皮质激素 200～400μg/d，加吸入长效 β_2 受体激动剂或吸入皮质激素 400～600μg/d	吸入皮质激素 200～400μg/d 加缓释茶碱或吸入皮质激素 200～400μg/d 加口服长效 β_2 受体激动剂或吸入皮质激素 200～400μg/d 加白三烯调节剂
四级（重度持续）	吸入皮质激素 400～800μg/d 加吸入长效 β_2 受体激动剂或吸入皮质激素 > 800μg/d。如需要时可加用以下一种或多种药物 ● 缓释茶碱 ● 白三烯调节剂 ● 口服长效 β_2 受体激动剂 ● 口服皮质激素	

(1)上述每天吸入皮质激素的用量参照布地奈德，常用吸入皮质激素的每天量与互换关系见表 8－3；(2)轻度间歇发作（一级）患儿，一旦出现严重哮喘发作则按中度持续（三级）或重度持续（四级）方案治疗；(3)咳嗽变异型哮喘按（一级）轻度间歇处理；(4)哮喘伴有变应性鼻炎、鼻窦炎时应给予相应治疗（第十二章节第二节、第七章第二节），若合并感染可用相应的抗生素；(5)吸入工具和方法详见本章第二节。

5 岁以下儿童不同严重程度哮喘的长期治疗方案（表 8－2）

表 8－2　5 岁以下儿童不同程度哮喘的长期治疗方案[1]

级别＼药物	长期控制药物	其他治疗选择
一级（轻度间歇）	部分患儿可吸入低剂量皮质激素 100～200μg/d	按需口服支气管舒张剂或吸入短效 β_2 受体激素剂或白三烯调节剂
二级（轻度持续）	吸入皮质激素 100～400μg/d	口服缓释茶碱或白三烯调节剂或吸入色甘酸钠压力定量气雾剂 10mg，每天 2～3 次
三级（中度持续）	吸入皮质激素 400～600μg/d	吸入皮质激素 400～600μg/d 加缓释茶碱或吸入皮质激素 400～600μg/d，加口服长效 β_2 受体激动剂或吸入皮质激素 400～600μg/d 加白三烯调节剂

（续表）

级别＼药物	长期控制药物	其他治疗选择
四级（重度持续）	吸入皮质激素 600～800μg/d 或雾化吸入布地奈德悬液 0.5～1mg，每天 2 次 如需要时加用下列 1 种或多种药物 ● 缓释茶碱 ● 白三烯调节剂 ● 口服长效 β_2 受体激动剂 ● 口服皮质激素	

表 8－2 5 岁以下儿童三级和四级所用吸入皮质激素的量较表 8－1 5 岁以上儿童相应级别的量为大，三、四级另加吸入长效 β_2 受体激动剂，原文如此，仅供参考。但笔者认为表 8－1 和表 8－2 所列皮质激素剂量均偏大。

常用吸入型皮质激素的每天用量与互换关系见表 8－3。

笔者建议应根据病情、家庭经济状况以及市场供应来选择用相关药物，当病情已被控制，则可选用价廉且疗效相似的药物替代。

表 8－3　小儿常用吸入型皮质激素的每天用量与互换关系[1]

药物种类	低剂量(μg)	中剂量(μg)	高剂量(μg)
丙酸倍氯米松	100～400	～800	>800
布地奈德	100～400	～800	>800
氟替卡松	100～250	～500	>500
布地奈德悬液	～500	～1000	～2000

哮喘长期阶梯式防治方案，随着年龄和分级各异。分级的标准和估计见第四章表 4－1，属于何级就采用这一级规定的长期控制药物和快速缓解药物进行防治，犹如“对号入座”，笔者认为不宜“硬套”。例如某些哮喘患儿一开始就需长期控制，较每天按需用短效 β_2 激动剂来解除症状更佳。应用长期控制药物同时还可并用一些提高机体免疫功能的药物（第七章第二节）。对病情严重者，皮质激素和氨茶碱应采用静脉途径给药。某些哮喘患儿应用吸入皮质激素时间较长（有耐药倾向）其剂量需适当增加。某些哮喘患儿病情虽重、病程虽长，但未曾应用吸入皮质激素，其剂量可酌情减少。

无论病情属于何级，在任何时候、任何情况下，均可应用全身性（口服或静脉、肌内注射）皮质激素。国外推荐先口服泼尼松龙，作为应急措施，一般应用 1 周左右，不会引起全身严重的毒副作用。

为了简化治疗，笔者制订了小儿哮喘防治方案（应用平喘药物步骤）参见图 8－1。

根据笔者近 25 年的临床实践不断补充修改，充分证实它是行之有效的防治措施。

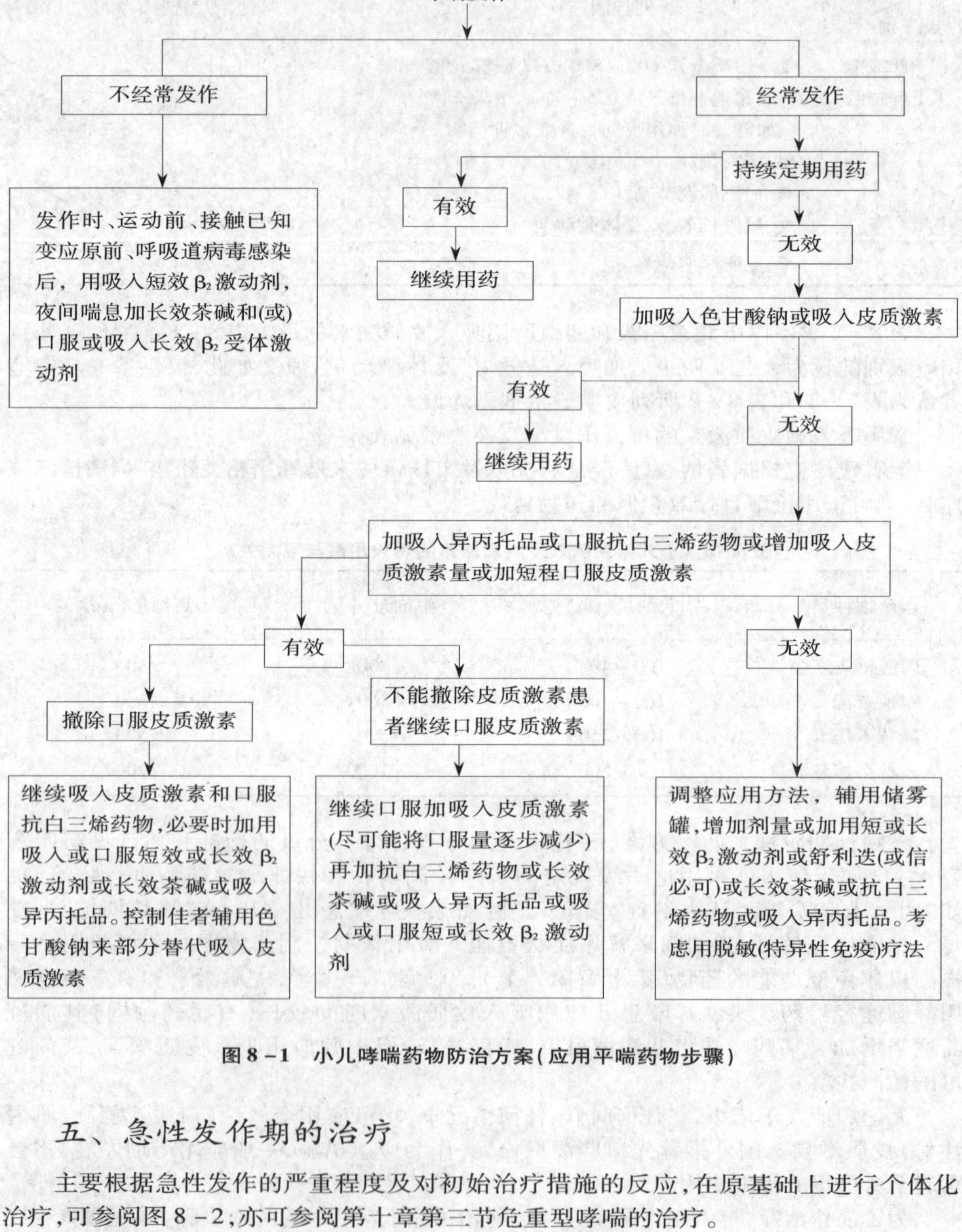

图 8－1　小儿哮喘药物防治方案(应用平喘药物步骤)

五、急性发作期的治疗

主要根据急性发作的严重程度及对初始治疗措施的反应，在原基础上进行个体化治疗，可参阅图 8－2，亦可参阅第十章第三节危重型哮喘的治疗。

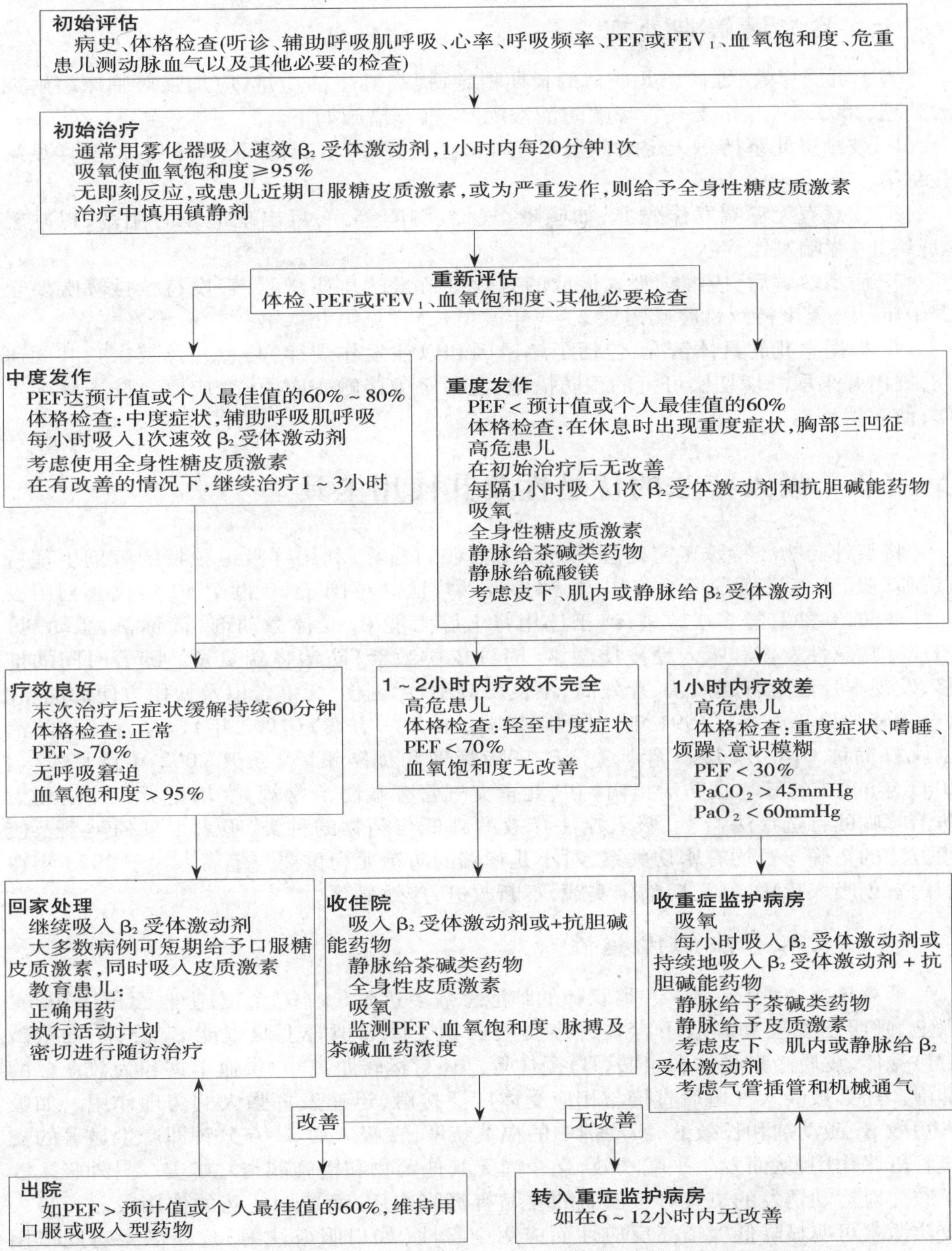

图8－2　哮喘急性发作的医院治疗程序图(摘自2003年《儿童支气管哮喘防治常规》)

六、临床缓解期处理

为了巩固疗效、维持患儿病情的长期稳定、提高其生活质量，应加强对临床缓解期的处理，2003 年《儿童支气管哮喘防治常规》[1]推荐措施如下。

1. 鼓励患儿坚持每天定时测量呼气峰流速，监测病情变化（记录哮喘日记，详见第五章第二节）。

2. 注意有无哮喘发作先兆，如咳嗽、气促、胸闷等，一旦出现应及时用药，以减轻（或终止）哮喘发作症状。

3. 病情缓解后，应继续吸入最低的有效维持量的皮质激素，轻度持续性哮喘要至少一年，中、重度持续性哮喘需要 2 ~ 3 年或更长（详见第九章第一节）。

4. 根据患儿的具体情况，包括了解诱因和以往发作规律，与患儿及其家长共同研究，提出并采取一切切实可行的预防措施，包括避免接触变应原（变应原），防止哮喘发作，使病情长期稳定。

第二节　吸入疗法的优越性及其使用工具

将某种药物经特殊工艺处理变为微小颗粒的药雾，利用呼吸道独特的解剖生理特点，喷（吸）入气道而发挥治疗作用，称为吸入疗法。英国于 20 世纪 50 年代起创用吸入疗法防治哮喘，经多次改进，终于选用肾上腺素能 β_2 受体激动剂（简称 β_2 激动剂）治疗哮喘急性发作和吸入糖皮质激素（简称皮质激素）防治哮喘复发。随着时间的推移，发现本疗法具有起效快、疗效高、不良反应小、无创伤、无痛苦以及使用方便的优点。《全美哮喘诊治规范》（1991 年）、《国际哮喘诊治统一方案》（1992 年）、《全球哮喘防治创议》（简称 GINA）（1995 年），《全球哮喘管理和预防策略》及其 2002 年修订本[2]、2003 年的《支气管哮喘防治指南》和《儿童支气管哮喘防治常规》[1]均把吸入疗法列为防治哮喘的首选疗法[1~6]。吸入疗法疗效的高低与药物的种类、吸入工具的类型及使用方法的正确与否均有密切关系，对小儿哮喘的防治尤为重要。笔者[5~13]于 1978 年在国内首创吸入疗法，经长期临床实践，不断改进，疗效显著。

一、吸入疗法的优越性

奏效迅速，疗效优异　人类双肺的肺泡总数多达 5.6×10^8 个，总吸收面积达 $100m^2$ 以上，呼吸道黏膜和黏膜下存在许多类型药物受体如拟肾上腺素能 β_2 受体、毒蕈碱（M）受体、皮质激素受体和组胺（H）受体等。还有运转距离短、供血丰富和为数众多的肺泡。药雾被吸入气道后直接与相应受体广泛接触，迅速发挥强大的药理作用。如吸入短效 β_2 激动剂和长效 β_2 激动剂中的福莫特罗，在吸入后 3 ~ 6 分钟即产生显著的支气管舒张作用，从而发生平喘功效，迄今尚无其他药物和措施能与之媲美。另外吸入沙丁胺醇对运动诱发的支气管平滑肌的收缩有舒张作用，而口服此药的作用较差。吸入皮质激素可明显降低气道高反应性而应用全身性（如口服或注射）皮质激素对此作用较弱。

应用剂量小，产生不良反应少　吸入药物直接作用于肺和气道的靶受体，较口服时药物受生物利用度和肝脏首过效应的影响为小，即使极少量药物进入血循环，也可在肝脏迅速灭活，全身作用极轻。吸入药物的剂量远较口服或注射所需剂量为小，以沙丁胺醇为例，每次口服剂量为2mg，注射剂量为0.25mg，而气雾吸入仅需0.1～0.2mg，即可达到相似的临床疗效。因用药量小进入血循环量更小，故产生不良反应弱。又如长期应用吸入皮质激素“安全量”能起到持久的抗气道炎症作用，而几乎不引起全身不良反应（如生长受抑、满月脸、高血压等）。

使用方便　压力定量气雾剂和干粉吸入剂可随身携带，随时吸入，不像口服给药需用开水吞饮，亦无需注射给药的消毒措施。

二、吸入疗法的工具及其使用方法

近年来，随着工艺技术的不断改进，吸入疗法使用的工具亦逐步改善，既减少了局部不良反应，又扩大了吸入疗法应用的年龄范围，使一些年幼或不合作的较年长患儿亦能使用吸入疗法达到理想疗效。当前吸入疗法所用的工具主要有下列数种类型。

雾化器

用压缩空气（或氧气）为动力的射流喷射式雾化器和超声雾化器将药物溶液通过雾化器的作用变为微细颗粒的药雾，喷入患儿呼吸道而产生治疗作用，常用药物有支气管舒张剂和吸入皮质激素，前者包括沙丁胺醇、特布他林和异丙托溴铵（异丙阿托品），后者主要有布地奈德（BUD）。通常不主张用丙酸倍氯米松经雾化器吸入，国外不主张用地塞米松（国内还在应用，详见第九章第一节）；色甘酸钠和某些抗生素（如庆大霉素）也可作雾化吸入；氨茶碱因局部作用较微弱且味苦，雾化吸入难以忍受；中药药物颗粒较大且有刺激性，两者均不适宜雾化。雾化器吸入无需协调配合，适用于婴幼儿、不合作的年长儿和发作严重的患儿，采用口罩可提高疗效。近年来发现超声雾化器在雾化过程中，散发出水雾，密度较大，可能增加气道阻力，对溶液有加温作用，可能对药物有些影响，不适宜用于布地奈德雾化混悬液（普米克令舒）的雾化。随着国民收入的增加，对保健方法的重视和器械设备的改良，家庭应用雾化器防治哮喘正在我国逐步开展。

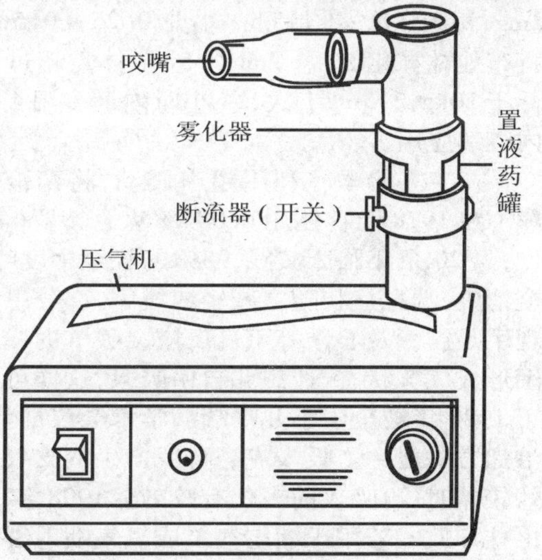

图8－3　压缩气泵

压缩气泵　以压缩空气为动力将药液变为雾状而被吸入。国外常用PAPI型（图8－3），1995年起经北京、上海和成都等地医院应用，疗效颇佳。本泵有下列特点：（1）80%的药雾被吸入，较一般雾化器（仅为45%）为多；（2）52%的药雾颗粒直径在

5μm 以下(平均为 4.8μm),有利于大量药雾沉积在肺中央部,发挥显著的药物作用。本泵质量优良,不易发生故障,使用年限较长。

使用方法：将置药液罐打开,把雾化药液倒入罐内,接上咬嘴,装配成如图 8－3 样式,将口唇紧密包围咬嘴,吸气时用拇指按压断流器(开关)即有药雾喷出,做慢而深的吸气,将药雾吸入,在吸气终末,拇指离开开关,药雾停止喷出(避免浪费),同时行短暂屏气,接着做慢而深呼气,重复多次同样动作,将一个剂量吸完。最近推出 LL 型,其控制钮可调节持续或间断喷雾。本装置尤适宜小儿,且是急性发作时的最佳选择。小婴儿、不合作年长儿和因病情严重难以行深呼吸的患儿则用鼻面罩代替咬嘴。一般每次持续吸入 5～10 分钟。置入药液罐内的常用药物有沙丁胺醇液,吸入剂量参见表 8－4。

表 8－4　各种年龄吸入沙丁胺醇液剂量

年龄(岁)	0.5%沙丁胺醇液(ml)	生理盐水
0～4	0.25	1.75
～8	0.5	1.5
～12	0.75	1.25
>12	1.0	1.0

注：若疗效不理想可加入 0.025%异丙托品液,其液量是 0.5%沙丁胺醇的 2 倍,如 0～4 岁沙丁胺醇用 0.25ml,异丙托品则用 0.5ml,加生理盐水 2～3ml,余类推

还有布地奈德雾化混悬液和特布他林雾化剂,具体含量与用法如下。布地奈德雾化混悬液每 2ml 含 1mg,起始或严重哮喘发作：小儿 0.5～1.0mg,每天 2 次,成人 1～2mg,每天 2 次;维持量：小儿 0.25～0.5mg,每天 2 次,成人 0.5～1.0mg,每天 2 次。特布他林雾化剂,每 2ml 含 5mg,体重超过 20kg,5mg 1 次,24 小时内最多用 4 次;体重低于 20kg,2.5mg 1 次,24 小时内最多用 4 次,若雾化器内药液一次未用完可在 24 小时内继续应用。

超声雾化器　利用超声震动,将药液变成微小颗粒被吸入。上海长征医院戴家熊[5]在 1978 年首创用 0.004%克仑特罗(氨哮素)液,通过超声雾化器治疗小儿急性发作,经 20 余年临床实践,95%的轻至中度哮喘患儿吸入 5～8 分钟后,哮鸣音基本或完全消失,喘息症状随之减轻或缓解,部分患儿的呼气峰流速值较吸入前提高 20%,未发现手足震颤及心悸等不良反应。吸气时咬嘴不放入患儿口腔,距口唇 1～2cm,在其周围形成气雾状态,让患儿自由吸入,这样可消除婴幼儿恐惧心理和避免交叉感染。本法于 1988 年被全国小儿哮喘病学术会议推荐为哮喘急性严重发作(哮喘持续状态)常规治疗方法之一。吸入克仑特罗产生的支气管舒张作用较沙丁胺醇强 100 倍,当后者疗效较差时,再吸入前者仍有疗效。1998 年,韩连书用异丙托品加入克仑特罗雾化取得更佳疗效。若用压缩空气泵或氧气喷射雾化,估计其疗效会进一步提高,若无上述两种喷射式气雾器装置,仍可用此法治疗哮喘的急性发作。

氧气雾化器　咬嘴前加口鼻罩者称Ⅰ型,该雾化器顶端有小孔,与氧气瓶的导

管相连，用 6L/min 的氧气流量为动力，将药杯内的药液如沙丁胺醇、异丙托品等化为雾状颗粒（80% ~100% 的颗粒直径≤5μm），开动氧气，药雾即喷出。较小婴儿通过口鼻罩随啼哭后深吸气将药雾吸入，较大小儿通过咬嘴（Ⅱ型）将药雾吸入。应用前需检查雾化器的接氧气导管口有否漏气，药杯内药液保持清洁。备有氧气筒的医疗单位可开展这种疗法。适用于抢救重危哮喘患者，兼有给氧和雾化药物的功效。

微型医用气泵　为国内最近研制成功的新型气雾器、本气泵以压缩空气为动力，与 PAPI 型相似，但该仪器体积小，体重轻，携带方便，既适合于医院，也适用于家庭。经临床验证显示该仪器具有使用方便、作用迅速、疗效显著和不良反应小等优点。

危重型哮喘发作，处于奄奄一息，濒于死亡的患儿，除用压缩气泵或氧气驱动喷射短效 β_2 激动剂和异丙托溴铵（后者兼有输氧及给药）外，宜同时应用静脉注射沙丁胺醇或特布他林（详见第十章第三节），因此时的支气管已呈极度痉挛，经吸入途径的药雾颗粒，难以进入气道深部发挥作用，可用静脉途径来弥补吸入的不足，国内外一些学者主张用气管插管，通过插管仍继续用药雾喷入。

压力定量气雾剂（pMDI，MDI）

由于压力定量气雾剂的体积较小，携带方便，使用较简单，全球应用最广。它内含的药物种类，在我国市场上主要有两类：（1）支气管舒张剂，包括短（速）效吸入 β_2 激动剂、长效吸入 β_2 激动剂和抗胆碱能药；（2）皮质激素。短效吸入 β_2 激动剂有沙丁胺醇（舒喘灵、万托林）、特布他林（喘康速、博利康尼）。长效吸入 β_2 激动剂有沙美特罗（祺泰、舒立稳）。抗胆碱能药有异丙托溴铵（爱全乐），还有异丙托品和沙丁胺醇混合制剂（商品名可必特）。皮质激素有：（1）丙酸倍氯米松有信可松、丙酸倍氯米松，必可酮、安得新；（2）布地奈德有普米克、英福美（inflammide）；（3）氟替卡松（辅舒酮）。此外，还有色甘酸钠气雾剂。压力定量气雾剂采用氟利昂作抛射剂，并装配定量阀门，揿压 1 次阀门即喷出一定量的药雾（如万托林 0.1mg/揿；喘康速 0.25mg/揿；爱全乐 0.02mg/揿；信可松、必可酮、丙酸倍氯米松和安得新均为 0.05mg/揿，必可酮也有 0.25mg/揿，布地奈德（普米克）0.2mg/揿或 0.1mg/揿，色甘酸钠 3.5mg/揿），具体剂量和疗程详见第九章第一节、第二节和第四节以及第七章第二节。

压力定量气雾剂应用方法和步骤（图 8-4）　安得新若吸入方法正确会发出笛声。应用方法正确与否会影响疗效，必须个别教练，应用一段时间还需重新查核，以纠正错误。若用皮质激素吸入屏气后需用温开水漱口，若应用吸入皮质激素或支气管舒张药的压力定量气雾剂，疗效有减退倾向，考虑增加其剂量或加用其他药物前，必须先检查患儿用压力定量气雾剂的技术是否正确。

压力定量气雾剂的药液装在铝罐内，外套塑料壳，铝罐不透明，由罐外不能看清罐内含量，可用沉浮法估计罐内药量：将铝罐由塑料壳上取下，投入置有清水的盒（槽）中，若罐内含量较多，铝罐下沉；反之会浮起。

压力定量气雾剂的 2 相与 3 相　压力定量气雾剂制作工艺分为 2 相与 3 相，2 相又称液体型、气 - 液型，以乙醇为溶媒，雾化液中含乙醇微滴，对气道黏膜有刺激性，少数

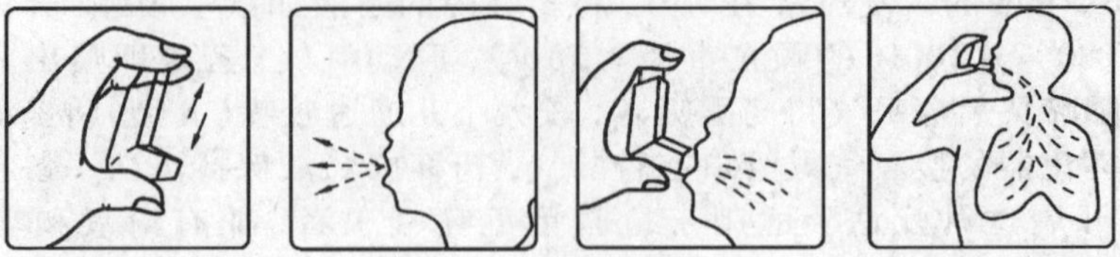

图 8-4　压力定量气雾剂应用方法

A. 将盖取下,并将气雾剂倒置,剧烈摇动 5~6 次; B. 缓慢呼气; C. 嘴唇包围压力定量气雾剂的咬嘴,在慢而深吸气开始时,立即揿压喷雾器的阀门,药液即成雾粒喷出; D. 拔出压力定量气雾剂的咬嘴,继续深吸气,屏气 7 秒钟,以便使药雾充分吸入肺部发挥作用,用后将盖套回压力定量气雾剂的咬嘴上,并保持清洁若吸第二揿,需重复上述B~D 步骤,不能同时多次揿压阀门

患者还可对乙醇发生变态反应,部分患者吸入药雾后感胸闷不适。国内除个别药厂还保留 2 相型外,绝大部分产品均为 3 相(国外生产的压力定量气雾剂全为 3 相)。3 相又名混悬型,气-固-液型,不含乙醇,采用氟利昂作为低压抛射剂,无乙醇的刺激性,喷出颗粒均匀一致,疗效较 2 相为佳,但工艺制备较复杂。国内压力定量气雾剂大多数为铝罐装置,但尚有少数产品的药液为 3 相,也有 2 相,装在玻璃瓶内,外套塑料保护膜,以防受损后的玻璃碎片散开伤人,故切不可将塑料保护膜剥去。铝罐或玻璃瓶的压力定量气雾剂,当药液用完后,空罐(瓶)不能再装药液。

压力定量气雾剂的不足之处及其改进措施　压力定量气雾剂存在下列不足之处:(1)手控揿压阀门喷药与吸气动作需协调配合,若在呼气时及吸气末喷药或吸气动作过快或过浅均会减少药雾颗粒在气道深部和肺内的沉降,从而影响疗效,故不适用于婴幼儿及不能协调配合的年长患儿。(2)喷药时有较大冲击力,刺激咽部,药雾颗粒易在口咽部沉积,若用吸入皮质激素会诱发口咽部真菌生长(鹅口疮)。上述两种方法需改进:可辅用储雾罐或吸乐装置或改用干粉吸入剂。吸入时头向后仰,喷吸入皮质激素还需吸后漱口。(3)压力定量气雾剂用氟利昂(属氯氟碳类,CFCs)作抛射剂,若喷射速度较快可引起口咽部致冷反应和刺激性咳嗽。大量氟利昂进入高空大气层造成臭氧层缺损,使紫外线照射增加,导致地面气温升高,生态失衡。但一般医用量微小,不会造成此后果。国际环境保护组织已规定发达国家在 2000 年禁止生产氟利昂,发展中国家在 2010 年禁止生产。我国已于 21 世纪初压缩生产,这无疑对制造压力定量气雾剂产生巨大影响。国外采用两个改进措施,一为保留压力定量气雾剂形式用氢氟链烷(氢氟烷烃,hydrofluoroalkanes,HFAs)替代氯氟碳类作抛射剂。《全球哮喘防治创议》[2](2002 年)指出支气管舒张剂由氢氟链烷气雾剂喷出的量与氯氟碳类喷出的量相等,但某些皮质激素由氢氟链烷喷出的颗粒到达肺部量较多,因而产生的作用较大但其不良反应亦较多。另一措施用干粉吸入剂替代压力定量气雾剂,日益显示其优越性。20 世纪 90 年代初上海已生产与国际接轨的干粉剂;上海信谊药厂生产的 3 相压力定量气雾剂,拟在近期用氢氟链烷替代氯氟碳类。

辅助压力定量气雾剂的装置介绍如下。

吸乐装置

1996 年 7 月国外推出吸乐装置[又名呼吸启动式气雾剂装置(Easi - Breathe - Breath Operated Inhaler,简称 BOI)],本装置由控制器外壳、主体和防尘罩三部分组成,将压力定量气雾剂的铝罐置入吸乐装置的主体中。

吸乐装置机制:(1)静止状态,防尘罩关闭,当关闭防尘罩时,启动的控制器被支杆推起,与铝罐脱离接触,同时真空室内空气经气孔排出,最后片状活瓣将气孔封闭;(2)预备状态,防尘罩打开后,支杆下降,解除了对启动控制器的支撑,真空室为负压,防止了主弹簧对铝罐的推压,此时启动的控制器与铝罐仅轻微的接触;(3)患者吸气即完成启动,当患者吸气时,片状活瓣抬起,空气经气孔进入真空室,促使主弹簧启动,推压铝罐,犹如用手指揿压定量阀门,即喷出定量药雾。

应用方法:打开防尘罩,口唇包围咬嘴,进行吸气(大约用 10 ~ 25L/min 的吸气流速)即可将一个剂量的药雾吸入气道(图 8 - 5)。

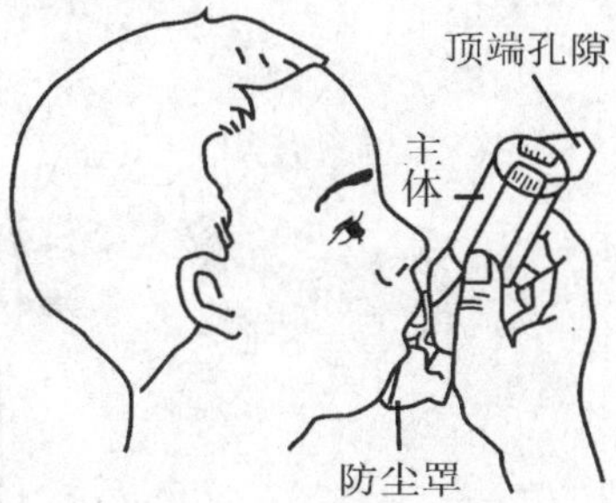

图 8 - 5　应用吸乐方法

本装置的优点在于解决了应用压力定量气雾剂的手指揿压阀门与吸气需同步配合的难题,即免除两者的协调配合,简化了压力定量气雾剂的吸入步骤,从而使年龄较小和不会协调配合的成人均可使用,达到与辅用储雾罐或应用干粉吸入剂同样的功效。

陈育智将已会用含沙丁胺醇的压力定量气雾剂与从未用过压力定量气雾剂首次用爱莎吸乐的 4 ~ 11 岁哮喘患儿分为两组,结果发现:吸入后 2 ~ 120 分钟其肺功能(第一秒用力呼气容积、呼气峰流速、用力肺活量、肺活量)较吸入前明显上升,两组相比无明显差异,提示首次使用吸乐装置已达到熟练应用压力定量气雾剂的效果,故本装置更适用于小儿。另外本装置亦可检测药雾是否被患儿吸入,其方法为向吸乐顶端孔隙吹口气,若 1 个剂量的药雾被吸入则无气雾喷出;反之则有气雾喷出。

当铝罐内药雾用完时可调换新的铝罐,换罐 11 次后,本装置的零件功能减弱,此时可去除外壳,用手直接揿压铝罐顶端,犹如应用压力定量气雾剂。根据国外对吸乐装置作"疲劳"测试可调换 10 个铝罐以上,厂方建议临床应用一个吸乐装置暂定调换 5 个铝罐,较为可靠。

当前吸乐装置内含药物有沙丁胺醇即舒喘灵、万托林、丙酸倍氯米松和色甘酸钠气雾剂。

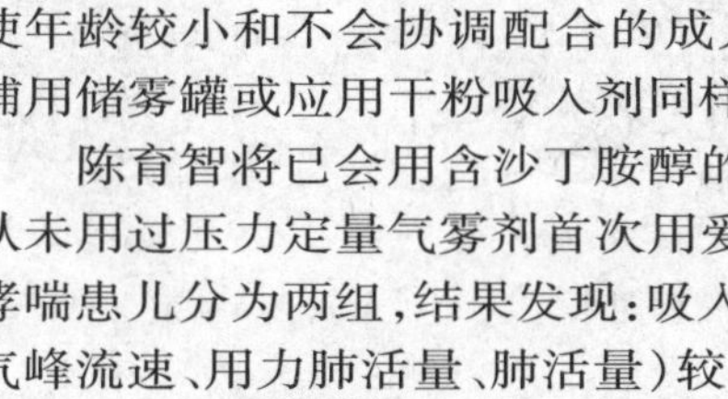
图 8 - 6　大型圆锥形储雾罐图

储雾罐(又名储气囊)　储雾罐系弥补压力定量气雾剂功能不足而设计的一种呈圆锥形或圆柱形的塑料制品,容量大小不一,110 ~ 800ml(图 8 - 6,图 8 - 7);另外还有折叠型(图 8 - 8),根据不同年龄,其容量分为两种,成人用囊式,容量为 800ml;婴幼儿用筒式,容量为 500ml。最近推出宁音药物雾化器 QYW - Ⅲ型和Ⅳ型,前者在后者的咬嘴前端装口鼻罩(图 8 -9)供小婴儿用,其底盘前后各备有直径和形态不一的插座,分别适用于各种压力定量气雾剂的咬嘴,使之紧密镶嵌于插座上。

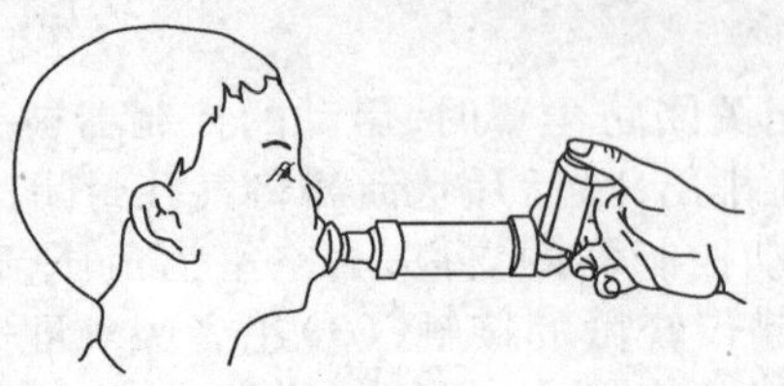

图 8 -7 小型圆柱形储雾罐

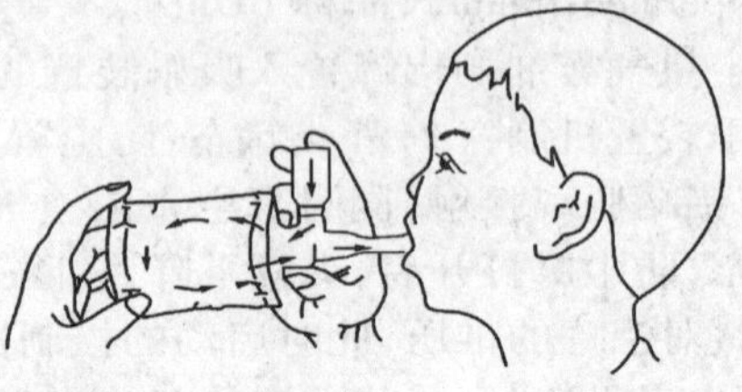

图 8 -8 吸舒(折叠型)储雾罐

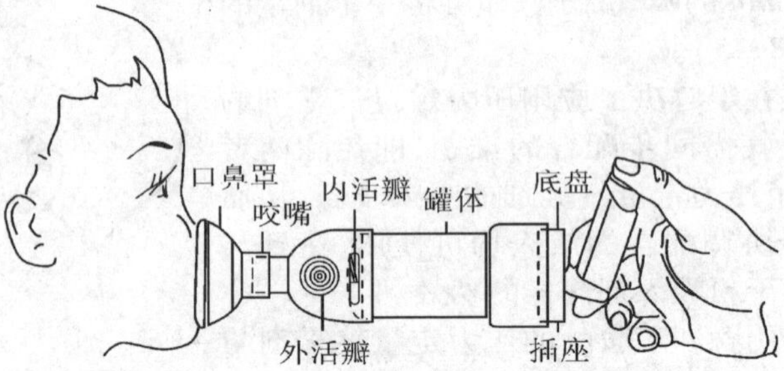

图 8 -9 宁音 QYW - Ⅲ型储雾罐

若无上述储雾罐可因陋就简,随地取材,笔者创用一次性纸杯(如可口可乐纸杯),在其底部挖一小孔,将压力定量气雾剂的咬嘴插入,把杯口置于患儿口鼻部(图 8 -10)。经 10 多年临床实践与储雾罐的疗效相似。

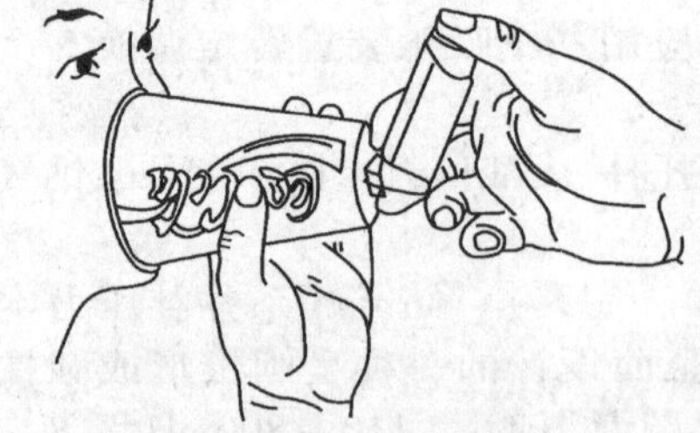

图 8 -10 简易储雾罐

辅用储雾罐的优越性:(1)无需手揿与吸气的协调配合,可增加压力定量气雾剂的疗效,喷出药雾先在罐内储存,患儿可自由呼吸,经多次呼吸(储雾罐装单向阀门,呼出的气体由咬口旁的小孔排出)罐内储存的药雾几乎全被吸尽,与不用储雾罐相比可增加药雾颗粒进入气道的量。Newman 用放射性核素标记的气雾剂,对哮喘患者单独应用压力定量气雾剂和辅用容量为 110ml 管状储雾罐或容量为 750ml 圆锥形储雾罐,检测这 3 组喷出的药雾到达肺部所占压力定量气雾剂喷出药量的百分率,结果显示分别为 7.9%、11.5% 和 13%。换言之,加用储雾罐可使到达肺部的药雾量分别增加 46% 和 65%。辅用大容积的储雾罐较小容积增加更多。最近母双、唐素萍等将万托林压力定量气雾剂辅用吸舒储雾罐分别治疗成人和小儿哮喘与单用压力定量气雾剂作对比，结果显示压力定量气雾剂辅用吸舒储雾罐组与单用压力定量气雾剂组均有较佳疗效，但前者的第一秒用力呼吸容积或呼气峰流速的提高显著优于后者（$P<0.05\sim0.01$），提示压力定量气雾剂辅用吸舒储雾罐较单用压力定量气雾剂为优。根据储雾罐结构的物理作用，当吸气时在罐腔内产生漩涡气流，能使附着于罐壁的药雾颗粒随气流而被吸入，因此辅用储雾罐不会减少药雾被吸入的量。(2)减少氟利昂的刺激及药雾的冲击作用：作为压力定量气雾剂的抛射剂——氟利昂系致冷剂，当其通过储雾罐时大部分蒸发，同时药雾进入上呼吸道速度减缓，这样对咽部的致冷刺激和药雾的冲击力所诱发的咽部不适也随之减少。(3)药雾经储雾罐被吸入，堆积于口咽部的药雾颗粒明显减少，若用含皮质激素的压力定量气雾剂则由于残存于口咽的药雾减少，由吸收引起全身不良反应及局部诱发口咽部真菌生长的机会也大为减少，甚至可避免发生。辅用储雾罐既可提高压力定量气雾剂的疗效，又可减少药物的不良反应。

储雾罐使用方法：将储雾罐接于口唇与压力定量气雾剂之间。2 岁以下的婴儿在储雾罐咬嘴的前端加上口鼻罩或橡皮乳头（图 8-7，图 8-9）。橡皮乳头会导致患儿条件反射，从而产生吸吮动作，将储存于储雾罐内的药雾吸入，若患儿吸吮力较差或病情较重则改用口鼻罩行“强制”吸入，此虽会引起患儿烦躁哭闹，但在啼哭终末会出现深吸气，药雾可随之被吸入。吸舒系用可折叠的塑料薄膜制成，用时拉开，不用时缩小，便于携带，操作步骤：(1)将吸嘴管安装在储雾罐的开口处，旋转并拧紧，轻柔拉动塑料薄膜直至全部打开；(2)用力上下摇动气雾器的铝罐数次，将其插入吸嘴管上端入口（图 8-8）；(3)用嘴唇紧围吸嘴，用手按压气雾器阀门喷出药雾，进入罐中，通过 5~6 次深呼吸可将罐中药雾吸完。宁音储雾罐用法（图 8-9）：用手指揿压压力定量气雾剂，喷出气雾储存于罐体内，当患儿吸气（小婴儿啼哭后深吸气），外活瓣关闭，内活瓣随吸气开放，药雾随气流通过咬嘴或口鼻罩被吸入气道，患儿呼气时内活瓣关闭，外活瓣开放，气体流向罐外，连续呼吸 3~4 次，将每次喷出的药雾吸完。每次应用压力定量气雾剂时，在装上储雾罐前，必需将其上下摇动数次，使其药粒均匀混合。每次只能揿压 1 次，经呼吸数次，将一次药雾吸完后，再揿压第二次。若吸入皮质激素，吸完后需用温开水漱口。

笔者于 1989 年起联合用 β_2 激动剂和吸入皮质激素的压力定量气雾剂，辅用储雾罐防治婴幼儿毛细支气管炎和婴幼儿哮喘取得良好疗效，英国学者于 1988 年有相似的报道。国外有学者认为辅用储雾罐的压力定量气雾剂疗效可与雾化器相媲美，2005 年的《全球哮喘防治创议》重申了这一观点。

干粉吸入剂（粉雾剂）

当前我国市场上供应的干粉吸入剂有碟式、胶囊式、都保式和准纳器式四种类型。前两种含的药粉为沙丁胺醇（即万托林）或丙酸倍氯米松（BDP），胶囊式还有色甘酸钠。都保式含的药粉为特布他林（博利康尼）或布地奈德（普米克）或布地奈德和福莫特罗。准纳器式含沙美特罗和丙酸氟替卡松（氟替卡松）混合剂。最近推出噻托溴铵（抗胆碱能药）干粉吸入剂。这些药粉用微分化先进工艺制成，其颗粒直径多为 5μm。碟式、胶囊式和准纳器式的干粉均含有赋形剂（乳糖等），吸入后作为载体的赋形剂，在口咽部与药粉分离，赋形剂停留在口咽部略带甜味，药粉则沉积于下呼吸道而发生药理作用。都保含的药粉属纯粉为无色无味粉末不含赋形剂。干粉吸入剂不用氟利昂作抛射剂，因此无氟利昂的致冷刺激及破坏生态平衡的不良反应，且对咽部刺激小，沉积于肺量高，疗效更佳。仅以吸气为动力，吸入的气流量只要达 13L/min，即能将药粉吸入，不需像应用压力定量气雾剂那样，要求手控动作和吸气的协调配合。干粉吸入剂有可能取代压力定量气雾剂。胶囊式干粉吸入剂系单个剂量吸入剂，最适用于小儿，可避免小儿滥用，造成中毒。小儿使用多剂量干粉吸入剂时，需要成人在旁监督和协助。2003 年《儿童支气管哮喘防治常规》[1]将丙酸倍氯米松胶囊与布地奈德都保及氟替卡松碟剂一起列入干粉吸入剂，向读者推荐，并指出干粉剂较压力定量气雾剂使用方便，吸入下呼吸道的量较多。

碟式干粉吸入剂有喘宁碟（含沙丁胺醇干粉）与必酮碟（含丙酸倍氯米松干粉）两种。碟式干粉吸入剂的吸纳器及药粉装置见图 8－11。旋达碟装有 8 个囊泡，每个囊泡含万托林干粉成人 400μg，小儿 200μg 或含丙酸倍氯米松干粉 200μg（成人用）或 100μg（小儿用）。

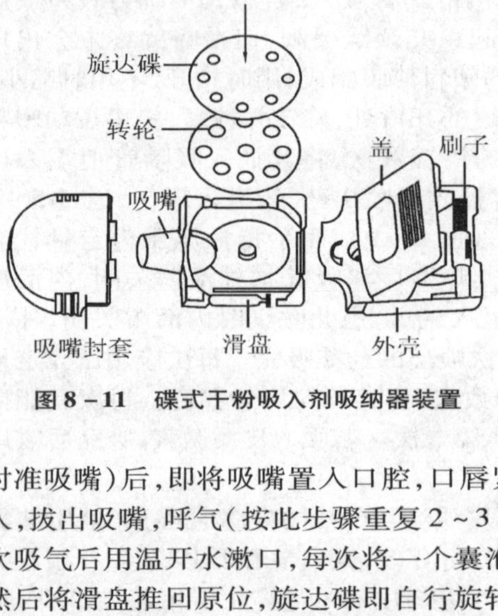

图 8－11　碟式干粉吸入剂吸纳器装置

应用方法与步骤：(1)先取下吸嘴封套，轻轻拉出滑盘，直至完全露出滑盘两侧的扣子为止；(2)用拇指和示指同时轻轻将滑盘两侧的扣子下压，即可将滑盘由外壳中拉出，将旋达碟（下载 8 个囊泡，上印有号码）安放在滑盘的转轮上面，注意旋达碟上的号码“2”“3”应位于吸嘴的两旁，然后将滑盘推入到外壳中，这时指示孔上出现“8”提示吸纳器储存 8 个剂量待用；(3)将吸纳器的盖（盖的前端装有尖针）竖高呈笔直状（90°），这时尖针即刺破囊泡，使囊泡中的干粉外逸于槽孔内待吸用，然后把盖放回原位；(4)尽量呼气（不可对准吸嘴）后，即将吸嘴置入口腔，口唇紧包吸嘴，头微向后仰，做深吸气，药粉即被吸入，拔出吸嘴，呼气（按此步骤重复 2～3 次，将一个剂量吸完），若用必酮碟需在最后 1 次吸气后用温开水漱口，每次将一个囊泡的干粉吸完后，将滑盘轻轻拉出，步骤同(1)，然后将滑盘推回原位，旋达碟即自行旋转，当指示孔出现“1”，提示仅剩一个剂量，应准备调换新的旋达碟。外壳盒内备有一把刷子，在调换旋达碟之前，用刷子清除留在吸纳器内的残存粉末。吸纳器需保持干净与干燥。鉴于碟式应用方法较烦琐，厂方暂停生产。

胶囊式干粉吸入剂　包括吸纳器和胶囊两部分。国产胶囊式干粉吸入剂由笔者[15~20]于 1990 年和上海医药工业研究院及上海天平制药厂共同研制成功。沙丁胺醇干粉每颗胶囊含 400μg（成人用）或 200μg（小儿用）或丙酸倍氯米松干粉（商品名贝可乐）200μg（成人用）或 100μg（小儿用）。笔者在国内首先引入临床，用于防治小儿哮喘，疗效颇佳。嗣后沙普尔和贝可乐先后经上海长征医院、上海华山医院、上海瑞金医院、上海第一人民医院与原上海医科大学儿科医院进行临床考核，疗效显著，老小皆宜，未见明显不良反应，备受患者和患儿及家长的欢迎[15~18]。最近又将色甘酸钠制成干粉吸入剂，每粒剂量为20mg，学龄小儿剂量与成人相同，笔者首先应用[9]，初与丙酸倍氯米松合用，以后可将丙酸倍氯米松减量直至停用，经10余年考核疗效颇佳[20]。应用方法：(1)移去封套，打开座舱，将吸嘴置于封套之上避免吸嘴摇摆不稳而被污染，然后把装有药粉的胶囊放入座舱内（图8－12）。(2)压扣子打洞，吸纳器取直立位，用拇指和示指同时揿压座舱外两侧扣子（图8－13）。观察胶囊有无上翘脱刺，若发生上翘，用另一示指轻压胶囊，使其平卧在座舱内受刺，装在扣子内侧的尖针刺破胶囊两顶端，各形成一个小洞。拇指与示指离开扣子，关闭座舱。(3)轻轻摇动吸纳器，闻及滚动声提示带有顶端小洞的胶囊已由座舱向前移动到滚动舱内，若未闻及滚动声，需在原位再揿压1次扣子，但用力为前次的一半，因这次揿压不是为了再次打洞，而是因第一次揿压扣子的示指与拇指离开时引起胶囊被拉开，导致其长度变长，填塞在座舱内，这次是为了压紧胶囊，使之恢复原状，有利于胶囊离开座舱向前移动。若仍未闻及滚动声，则设法将胶囊由座舱内取出，用示指和拇指将胶囊两端向中心压紧后，将其放入座舱，此情况罕见，然后将吸嘴的2/3放入口腔，口唇将吸嘴围紧，做快速吸气（绝对不能呼气），中间不可停顿，一气完成，在吸纳器中可闻及滚动声。当胶囊随气流滚动时干粉由胶囊两顶端的小洞逸出而被吸入。每次吸气快结束前将吸嘴拔出，再做呼气（不对准吸嘴），呼气完毕又将吸嘴放入口腔重复上述动作。重复全过程4~5次可将胶囊内干粉全部吸尽。若用吸入皮质激素，吸后要漱口。胶囊式干粉剂在吸时可闻及滚动声和吸后将胶囊拉开，用肉眼就能观察到有无粉末残存，这两个特征有助于监测每次吸入方法成功与否和正确计算吸入剂量，是本装置独特的优点。

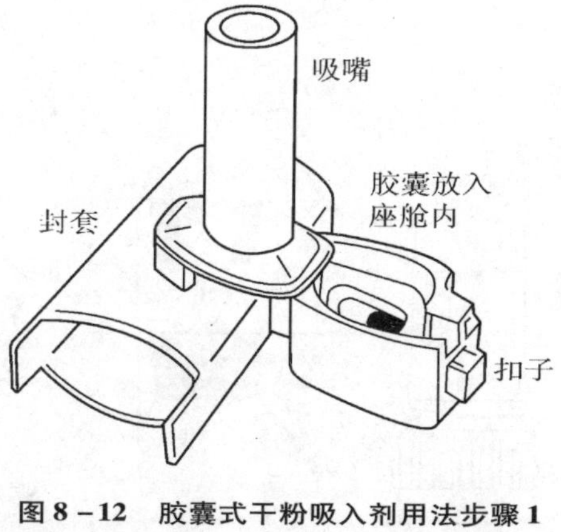

图8－12　胶囊式干粉吸入剂用法步骤1

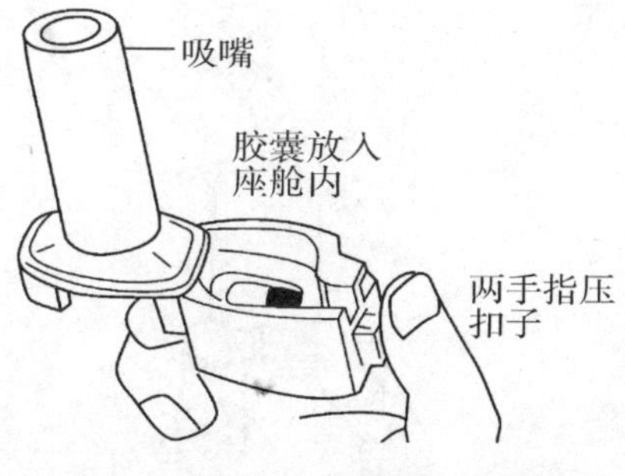

图8－13　胶囊式干粉吸入剂用法步骤2

都保（turbuhaler）是一种多剂量的干粉吸入剂的装置，我国市场供应有特布他林都保和布地奈德都保，前者底盘为蓝色，后者底盘为淡黄带咖啡色。特布他林都保每一剂量含特布他林 500μg，布地奈德都保每一剂量含布地奈德 200μg（成人用）或 100μg（小儿用）。近年来推出奥克斯都保（含福莫特罗）与信必可都保（含布地奈德及福莫特罗），每一剂量前者为 160 或 80μg，后者为 4.5μg，底盘为红色。都保内干粉不含任何添加剂，药粉无味，几乎无刺激。数年前欧洲学者指出布地奈德达到与丙酸倍氯米松相似的疗效，前者的剂量较后者可减少 12% ~13%。但 2003 年我国《儿童支管哮喘防治常规》[1] 指出两者可用相同的剂量来互换。都保工艺独特，使用方便，但每次药粉吸入与否毫无感觉，无法判断且无计数装置。2005 年推出新型信必可都保，吸药满意会发出哨声；吸嘴更适合口唇；装有计数器显示都保内的剩余量（出现红色标志提示剩余 10 个剂量）；吸入药粉至肺内沉积率高于压力定量气雾剂和准纳器，但价格较贵。临床应用时间较短，某些不良反应，例如布地奈德对妊娠的影响尚待进一步验证，而丙酸倍氯米松应用时间较长，积累经验较多，已被临床掌握。笔者对长期吸入丙酸倍氯米松疗效不理想，甚至减退，拟行增加剂量的极少数顽固性哮喘患儿，改用布地奈德都保或舒利迭或信必可都保，俟症状控制理想后，仍改用丙酸倍氯米松吸入，这样较符合我国国情。

都保应用方法：(1)旋转帽盖并取下（图 8-14）；(2)检查剂量的指示窗内剂量是否足够，若剂量充足指示窗不出现红色标志，若还剩 20 个剂量则在指示窗的顶端出现红色标志（图 8-15a），若红色标志出现在指示窗下 2/3 处时，提示都保内药粉快用完（图 8-15b），需调换新的都保；(3)一手将都保放在直立位，另一手握住都保底盘，将底盘的上部向左转到底，再向右转到底，不管向左或向右转，只要听到“卡嗒”一声，即完成一次剂量的充填准备（图 8-16），待吸用；(4)将都保放在颈旁（图 8-17），平静地呼出一口气（绝不可对准都保吸嘴），作吸气准备；(5)把都保吸嘴放入口内，口唇紧密包围吸嘴；接着做一次深吸气，即将一个剂量的干粉吸入（图 8-18）。若认为吸得较少可重复(4)与(5)1 次或 2 次；(6)拔出都保吸嘴，屏气七八秒。若需吸入 2 个剂量，每次重复上述(3) ~(6)。若吸入布地奈德都保则在吸入最后一个剂量屏气后，用温开水漱口（有学者认为可不漱口）。

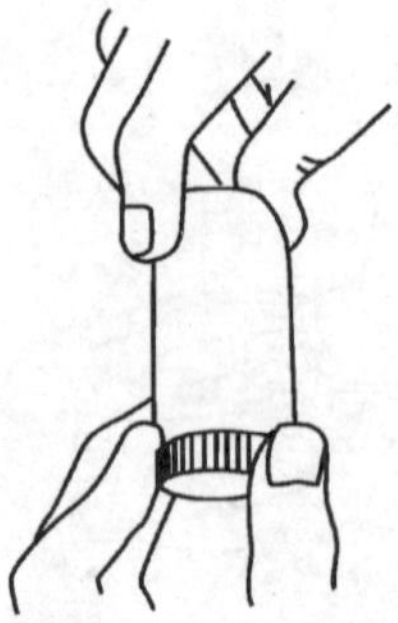

图 8-14　都保用法步骤 1

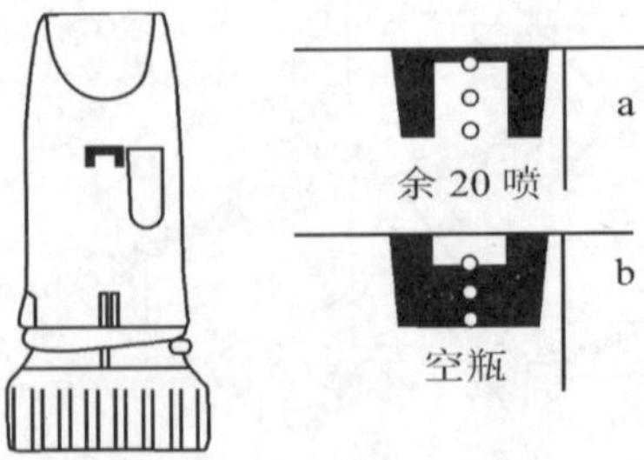

图 8-15　都保用法步骤 2

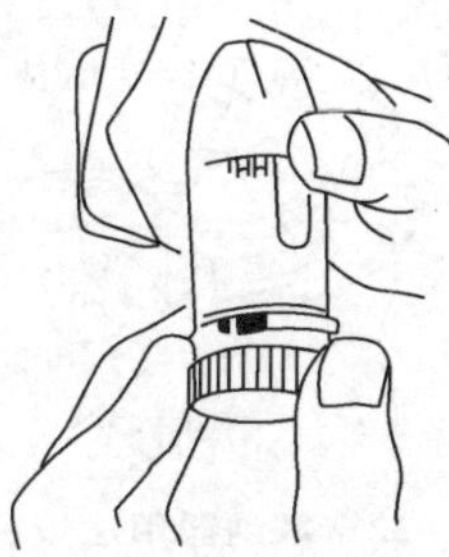

图 8－16　都保用法步骤 3

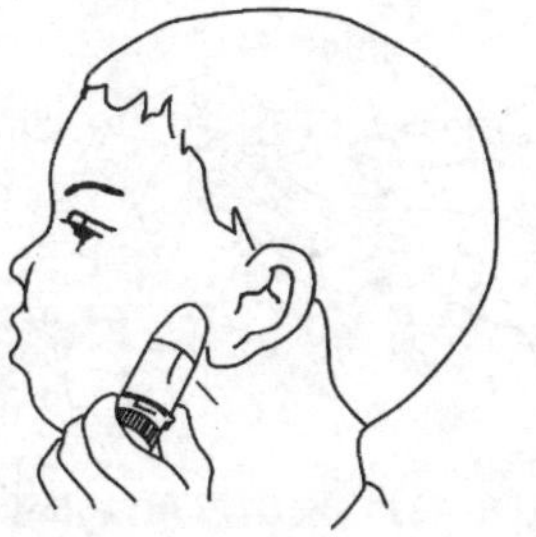

图 8－17　都保用法步骤 4

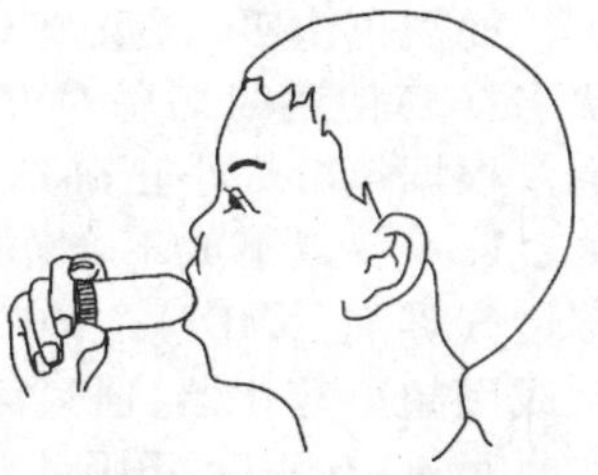

图 8－18　都保用法步骤 5

准纳器(accuhaler diskus)是 20 世纪末国外推出的一种多剂量干粉吸入剂的装置。内含丙酸氟替卡松和沙美特罗混合剂(商品名舒利迭),有三种规格,每一个剂量的沙美特罗恒定为 50μg,而丙酸氟替卡松分别为 100μg、250μg 和 500μg,每一个准纳器含 60 个或 120 个剂量。还有仅含丙酸氟替卡松的准纳器。

准纳器应用方法如下。

打开　左手握住准纳器的外壳,右手的大拇指放在外壳凹陷槽,向外推动凹陷槽(图 8－19)直至完全打开。吸嘴和滑动杆完全暴露。

推开　左手握住准纳器,将吸嘴对准自己,用右手的大拇指将位于吸嘴旁右侧的滑动杆向外推动(图 8－20),直到听到咔哒声(图 8－21)提示一个剂量的药物已准备就绪,待吸入,同时剂量的指示窗即出现相应的数字,显示准纳器内储存有多少个剂量。

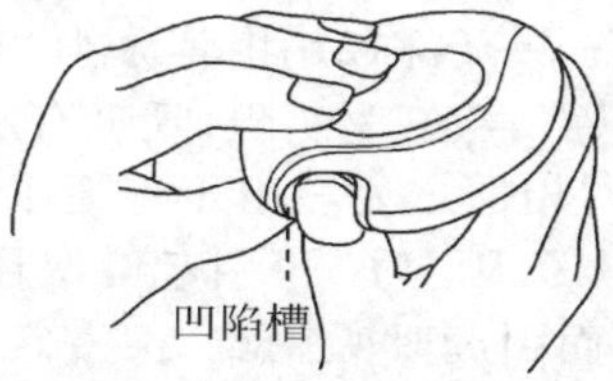

图 8－19　准纳器用法步骤 1

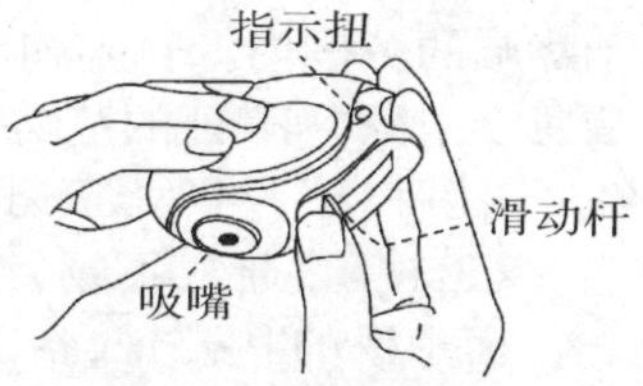

图 8－20　准纳器用法步骤 2

吸入　将准纳器放在颈旁,尽量呼气(绝不能将吸嘴对准口鼻,避免呼出气体进入吸嘴),呼气结束立即将吸嘴放入口腔,上下唇紧密包围吸嘴,做深而平稳吸气,一个剂量的药粉即被吸入(图 8－22)。吸气完毕,将准纳器的吸嘴由口腔取出。若疑及一个剂量的药粉未完全吸尽,可重复本步骤数次直至舌尖不再出现甜味感觉。完成最后一次,屏气数秒后(也可不屏气)用温开水漱口。

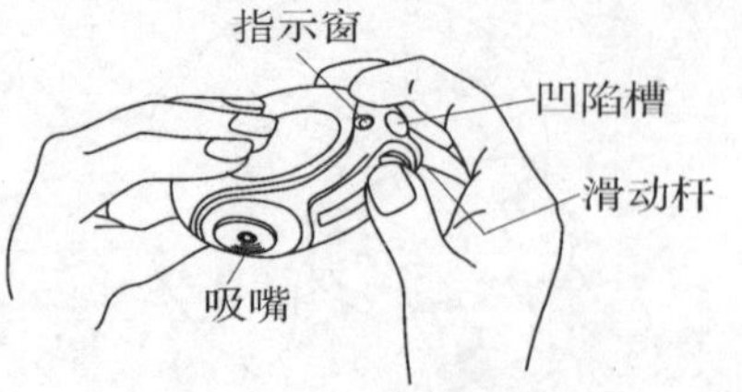

图 8－21 准纳器用法步骤 3

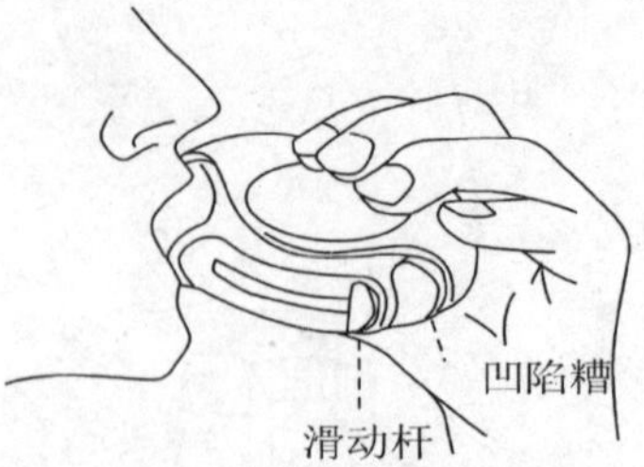

图 8－22 准纳器用法步骤 4

关闭 将餐巾纸把吸嘴擦净，左手握住准纳器，右手拇指放在凹陷槽内，向吸嘴方向推动，回到原位，听到咔哒声，表示关闭；滑动杆自动返回复位。

如需再次吸入，重复 1～4 步骤。注意：(1)保持准纳器干燥；(2)不用时保持关闭状态；(3)使用时切忌对准吸嘴呼气；(4)只有在准备吸药时才可推动滑动杆。

根据年龄大小正确选择合适方法，熟练掌握吸入技术，以确保疗效。

1. 4 岁以下或不合作的年长儿采用装备活瓣的带面罩的储雾罐(spacer)接在压力定量气雾剂(pMDI)之前吸入，或用气流量≥6L/min 的氧气通过雾化器或用空气压缩泵或用超声雾化器，通过面罩或吸嘴吸入。

2. 4～6 岁除可用 4 岁以下吸入方法外，部分患儿可用干粉吸入器或吸乐装置(BOI)。

3. 6 岁以上可用干粉吸入剂，包括碟式、胶囊式、都保和准纳器，大部分患儿虽能使用压力定量气雾剂及吸乐装置，但常有技术错误须多次指导与纠正。

第三节 中医中药

《黄帝内经》中已有哮喘病的描述，并归为"喘"、"喘鸣"。嗣后汉唐医书称为"上气咳逆"、"呷咳"、"痰饮"。宋代《圣济总录》称为"痰喘"、"气促"、"短气喘息"，其实质都概括于哮喘的范围内。自宋朝后才使用"哮喘"这一名称，并将其分为"哮"、"喘"两证。哮喘属于中医"哮"证的范畴[21]，描述为"哮以声言、气为痰阻，呼吸有声，喉若曳锯，甚至痰咳不能卧息"，与现代医学的论点有较多的相似之处。由于气道平滑肌痉挛和"痰阻"，使气道梗阻，通气不畅，遂出现"呼吸有声"，因"哮"可引起呼吸困难，故多兼有喘[21～22]。而中医的"喘"证，指因心肺功能不全而引起呼吸困难，不一定伴有气道痉挛(收缩)，故"喘"证不一定兼有"哮"[21]，其经典描述为"喘以气言，肺肾之气，升降失常，则张口抬肩，气道奔迫，不能连续以息者"。

一、中医辨证论治

由于哮喘患儿的年龄、病因、个体反应以及病变程度各异，因此临床起病及症状表现亦不同。辨证可分为发作期和缓解期，发作期属邪气盛，证候有寒、热、实、虚之异；缓解期属正气虚，证候有肺、脾、肾虚之偏，因此哮喘的治疗原则以攻邪与扶正并重。发作期采用攻邪平喘为主，分别佐用温肺、清热、化瘀豁痰等法；缓解期重在扶正，依患儿之所偏而各施其补（如补肺、健脾、固肾等法，佐用止咳、化痰、益气等）[23]。

发作期

发作期通常分为寒性哮喘、热性哮喘、实性哮喘、虚性哮喘四种[21~23]。

寒性哮喘（寒喘）

证候　初起多有咳嗽，鼻流清涕，咽痒不适，继之喉间哮鸣，气急喘促，痰少色白多沫，形寒乏汗，饮食乏味，不口渴，粪便时有溏薄，尿液清长，面晦或苍白，舌淡，苔薄白，脉浮紧有力。

辨证　多见于年长儿，诊治若不及时，每可化热。辨证应观察寒邪束表的征象，寒喘的哮鸣音多为粗而低，伴形寒身冷，鼻流清涕等寒象。

论治　哮喘发作时必解其标，首选止喘。本证病性属寒，病位在肺，宜佐用温肺散寒法。

方药　射干汤（常用射干、麻黄、紫苑、甘草、半夏、桂心、生姜等）[23]。亦有推荐用小青龙汤（包括炙麻黄、桂枝、细辛、干姜、杏仁、炒白芍、制半夏、五味子等），痰多者加白芥子、苏子、莱菔子。一些学者主张增加麻黄量，但可能出现心悸、多汗等不良反应，加用赤芍（与其中白芍合用）不但可减少或防止上述不良反应，而且可提高疗效。若并存高血压、心脏病患者用黄荆子替代麻黄[24]。此外还可用洋金花（又名曼陀罗）。上海龙华医院将洋金花配合远志、甘草制成片剂有较好的即刻止喘疗效，但持续时间较短，少数患者出现口干及面部潮热。

热性哮喘

证候　起病初期，频咳，鼻流浊涕，咽红微肿，发作较急，喉鸣不已，声高息涌，气喘胸闷，痰黏色黄，身热不宁，口渴汗出，乳食减少，睡眠不实，尿液黄，粪便干，舌红，苔薄黄或厚黄及脉数有力。

辨证　多见于幼小儿，辨证应注意病因，除来自风热之邪外，其他病邪也可化热转成，还须注意哮鸣音呈声音高亢，身热面红，粪便干，脉数等热象。

论治　以平喘为主，佐用清热宣肺。

方药　三拗汤（麻黄、杏仁、甘草）加味而成，亦推荐五虎汤与葶苈散加减，包括三拗汤加石膏、桑白皮、细辛、葶苈子、川贝母等。高热者加柴胡、黄芩；低热者加青蒿、地骨皮；咽红肿甚者加蚤休、射干；咳嗽频而重者加川贝母、瓜蒌；夜卧不安者加白僵蚕、蝉蜕；痰黏量少者加南沙参、麦冬、生地；咳痰不利者加紫苑、款冬花、枇杷，有时加黄芩和鱼腥草。

实性哮喘

证候　起病急骤，气喘频作或持续不解，胸满喘憋，痰少难咯，身不热，不恶寒，食纳不甘，夜多烦躁，神情不安，面色青晦，舌黯红，苔厚白或黏腻，脉沉数有力。

辨证　年长和幼小儿均可发生，起病虽较急但缓解亦较速，夜晚发作居多。哮鸣音响而锐伴喘满、神慌、烦躁等实象。

论治　开肺平喘、降逆定喘及豁痰。

方药　先服小儿治哮灵（方中有麻黄、地龙、苏子、射干、白鲜皮、苦参、黄岑、细辛等），并配服疏风利金汤与小儿止哮汤，以增强止哮定喘之效。并发肺气壅塞、胸满胁胀、气急短促者，加桃仁、地龙、沉香、枳实代赭石、降香等[23]。

虚性哮喘

证候　起病较缓，气喘无力，早晚咳嗽，痰壅喉间，动则汗出，乳香不振，夜卧不宁，神乏形虚，面色皖白，舌淡苔少，脉沉无力。

辨证　哮喘发作缓慢，常于咳嗽痰壅时发生哮鸣，哮鸣音多细而弱，持续时较短，伴体虚乏力等虚象。

论治　有哮喘之症者均应平喘，虚性哮喘病情缓和，病程迁延，因此宜平喘化痰，补肺益气等合用。

方药　苏子降气汤合补肺汤加减。常用药：苏子、半夏、当归、陈皮、前胡、厚朴、白石英、五味子、紫苑及款冬花等。哮鸣者加地龙、侧柏叶；咳嗽甚者加川贝母、百部；痰多者加白芥子、莱菔子；汗多者加黄芪、太子参[23]。

笔者认为：哮喘发作期，多表现为寒喘、热喘和实喘，方药中麻黄为不可缺少的主药，但其解痉和平喘的功效与 β_2 激动剂相比，显然麻黄的疗效较差，不良反应较大，持续时间较短，故麻黄碱在临床应用已日益减少，将被 β_2 激动剂，尤其吸入 β_2 激动剂所替代。洋金花属抗胆碱能类药物，近年已采用异丙托溴铵作吸入疗法，其舒张支气管作用较洋金花为强，而不良反应远较洋金花为小。中药对热喘之功效较寒喘为差，传统的三拗汤平喘效果常不显著，并且中药还要配煎，费时颇多，味苦难服。"强迫"服饮常引起呕吐。因此哮喘急性发作，尤其中度以上，用吸入 β_2 激动剂和抗胆碱能药疗效更迅速、确切可靠与安全。

缓解期

此期哮喘发作休止呈缓解状态，多为肺虚而咳或肾虚气短等正虚之候。

肺虚咳嗽

证候　夜间咳嗽较甚，早起咳嗽亦重，自汗，形体虚弱，神乏面皖，舌淡，苔薄，脉沉缓无力。

辨证　喘久伤肺，气阴不足，导致咳嗽，迁延不愈，遇有邪伤，常可诱发哮喘。辨证应注意哮喘虽缓而咳嗽未止。

论治　宜益气养肺，佐以止咳。

方药　基本方，补肺汤加味，包括党参、黄芪、熟地、五味子、款冬花、紫苑、桑白皮[23]。亦有推荐用黄芪汤，加减用补肺汤（加白芍、天冬、麦冬、茯苓、甘草）。痰多者加莱菔子、半夏、陈皮；还有推荐参芪汤和玉屏风散。主要含孩儿参、黄芪、白术、防风，可益肺补气，祛风固表，增加免疫功能，防止哮喘复发，对上呼吸道感染亦有预防作用，也可用芪枣汤（含黄芪、南枣）当作缓解期的保健食疗。

脾虚痰滞

证候　喘久遗有痰滞，日久不尽，动则痰鸣漉漉，形瘦体怠，活动乏力，粪便不实，食少脘闷，舌淡嫩，苔少，脉沉滑无力。

辨证　喘久伤脾，脾虚生痰，上贮于肺，壅滞难消；辨证以脾虚之候和痰滞症为主。

论治　健脾益气，佐用燥湿化痰。

方药　基本方六君子汤(包括党参、白术、茯苓、炙甘草、制半夏、陈皮),亦推荐理痰汤加减,常用药为陈皮、半夏、茯苓、芡实、黑芝麻、柏子仁、白芍、白术、白芥子等。积痰难除者加制胆星、海浮石;胸闷明显,痰湿内阻者加苍术、厚朴;畏寒肢冷、粪便溏薄、尿液清长、舌淡脉濡者加熟附块、干姜以扶阳助脾,或用参术散(人参、白术、陈皮、半夏、甘草、当归、熟地、芍药)[24]。

肾虚气短(小儿少见)

证候　哮喘之候以气短为主,常见于年长儿,尤其在过度活动之后(运动、登高、负重)气短更甚,懒动少言,四肢乏力,腰膝酸软,面色㿠白,舌淡,苔白薄,脉虚无力。肾阳虚者面色淡白,形寒肢冷,舌淡脉细。阴虚者五心烦热,健忘耳鸣,舌红少苔。

辨证　气息不足以续,气短似喘而无呼气性喘鸣,辨证应注意哮喘发作史;主证为气短兼有少言乏力、腰膝酸软等肾虚征象,宜进一步辨明为肾阳虚或肾阴虚。

论治　治以固肾益气,佐用祛除伏痰法,以加速恢复,防止复发。

方药　(1)肾阳虚,基本方为金匮肾气丸(附子、肉桂、地黄、山萸肉、山药、茯苓、丹皮、泽泻)。有学者用温阳片以温肾纳气(含附子、生地、补骨脂、菟丝子、仙灵脾),每天3次,每次5片(成人量),每年7月底起服至10月底止;据报道服后患者的血清总IgE和特异性IgE下降,同时促使因长期应用β_2激动剂所引起的β_2受体功能下降(耐药之故)而上升,有利于增加β_2激动剂的药物的作用;一些学者用补骨脂、杜仲、桑寄生、枸杞子、款冬花、藿香以补肾,达到肺功能明显好转[24];(2)肾阴虚,基本方为六味地黄丸(地黄、山萸肉、山药、茯苓、丹皮、泽泻)亦可加龟板、女贞子,或加知母和黄柏称知柏八味丸或用左归饮等。

此外,有学者提出肺肾两亏用人参蛤蚧散合七味都气丸(人参、蛤蚧一副、核桃仁、冬虫夏草、鹿角胶、熟地、山萸肉、五味子、淮山药)研成细末,炼蜜为丸,每次2~3g,1天3次。

祖国医学认为,哮喘久发,必导致肺、脾、肾三脏亏损,以肾亏尤为重要,肾乃“一身之阳”,又是“生命之本”。沈自尹等应用中医“发时治肺,平时治肾”的原则,用中医补肾法防治哮喘取得较好疗效,自1957年起以熟地、山萸肉、山药、补骨脂、杜仲、巴戟肉、仙灵脾、菟丝子、桂枝等温肾补阳法治疗病史5年以上,每年均发作的肾阳虚哮喘患者;以生地、山萸、菟丝子、枸杞子、杜仲等育阴涵阳法治疗肾阴虚哮喘患者,经3年随访,总有效率为84.4%~95.6%,而对照组总有效率仅为26.3%~27.8%。

田令群概括中医治疗哮喘方法:(1)宣肺平喘用射干麻黄汤、小青龙汤、麻杏石甘汤、三拗汤等;(2)攻下平喘用厚朴大黄汤、控涎丹;(3)祛痰平喘用苏子、三子养亲汤、二陈汤;(4)宽胸平喘用瓜蒌薤白半夏汤;(5)解痉平喘用芍药甘草汤加减;(6)补虚平喘用六君子汤与生脉散、三子养亲汤、金匮肾气丸、河车大造丸、黑锡丹、六味地黄丸、麦味地黄丸[21]。多数学者认为慢性哮喘属“久病必虚”,主张用高丽参、党参、北芪等补气。近年一些学者持反对意见,认为哮喘发作因肺气上逆,风痰壅塞不通所致,党参、黄芪等除有补气作用外,更有提气作用,服用后可能加重哮喘发作[21]。也有学者认为党参、黄芪具有益肺补气,前者还有健脾化湿的功效,在哮喘缓解期服用有较大益处。

1994 年 5 月《中国医学论坛报》报道由台湾大学、台北荣总医院等单位共同开展的“中药对气喘治疗效果评估”的研究结果显示，中药六味地黄丸、参苓白术散等有抑制哮喘发作的疗效。303 例哮喘患儿，临床观察 6 个月发现，服用六味地黄丸的中药组较安慰剂对照组，在症状改善、平喘药用量减少及肺功能改善等方面均有明显差异，前者优于后者，因此主张中度或重度哮喘患者，宜合并中西药治疗，急性发作期应以西药治疗（尤以吸入疗法）为主，病情稳定后，再服中药，此观点与笔者在前述中提出的想法完全相吻合。

中成药

在中医经典和经验方剂的基础上，我国学者陆续研制出众多的防治哮喘的中成药，据说有一定疗效，兹介绍下列数种疗效可靠的中成药制剂[21]。

桂龙咳喘胶囊

以《伤寒论》中桂枝龙骨牡砺汤为基础加减而成，其主要成分为桂枝、龙骨、半夏、黄连、川贝母、白芍和甘草。此方以“和法”为主，调中补虚而不壅，温化痰湿而不燥、清除郁热而不寒。本药具有显著的健脾利湿及调和阴阳气血的作用。1 次 5 粒胶囊，每天 2 次或 3 次口服，小儿酌减。1 个月为一疗程。本药对哮喘，急、慢性支气管炎和阻塞性肺气肿均有较明显疗效。经北京中医研究院西苑医院等四家卫生部指定临床试验单位，双盲对照考核，总有效率为 92.7%，对控制喘息症状有效率为 91.38%。患者通气功能（用力肺活量与呼气峰流速）也有明显改善[21]。殷凯生[21]发现本药除能改善哮喘病的临床症状外，长期服用，尚有增进食欲、减少感冒、减少哮喘复发等功效，这与动物实验中观察到本药有明显增强机体免疫功能的结果是一致的。服后除少数患者有口干外，未发现其他不良反应。

恒制咳喘胶囊

该胶囊由人参、西洋参、半夏、沉香、陈皮、佛手、砂仁、蔻仁、赭石等 18 味中药加工、浓缩制成，具有扶正祛邪、强身健体、镇咳化痰、纳气平喘等功效，积有近百年临床应用经验。每次 2 ~4 粒（每粒 0.25g），1 天 2 次。30 天为一疗程。对急、慢性哮喘均有较佳疗效。有学者报道其镇咳、祛痰、平喘和消除哮鸣音的功效优于小青龙汤。本品长期服用有扶正固本作用，可增进食欲、增强体质、减少“感冒”，对急性呼吸道感染亦有较好疗效。一般服用 2 ~4 天可获明显疗效。经动物试验和长期临床应用均显示本药安全、可靠、无明显毒副作用[21]。

止喘灵注射液

来源于民间秘方，主要成分含麻黄、杏仁、洋金花。每次 2ml，每天 2 ~3 次肌内注射。7 岁以下小儿剂量酌减，1 ~2 周为一疗程，或遵医嘱。有平喘、止咳、化痰功效。有报道采用双盲法与二羟丙茶碱（喘定）注射液作对照，本品优于后者。用本品后一过性口干（持续 30 ~60 分钟）发生率 1.4% ~18.7%，未发现其他不良反应。严重高血压、心脏病、前列腺肥大者慎用，青光眼禁用。

新碧桃仙片

本药系淫羊藿、何首乌、知母、胆汁、百部、甘草等 10 味中药经提取加工制成的糖衣片，具有平喘、镇咳、祛痰、解痉、抗过敏、增加巨噬细胞吞噬能力，参与机体的特异性免疫和强心作用。用于防治哮喘、慢性支气管炎,还可预防和减少感冒。对哮喘有效率为84.6%。哮喘发作时,每次4片,严重者可增加至6~8片,1天4次。哮喘症状缓解后减为每次2片,1天3次(成人量)。10~12周为一个疗程。少数患者服后有轻度口干。

补肾防喘片(原名温阳片)

本药由附片、生地、山药、补骨脂等12味中药制成,旨在温阳补肾,有皮质激素样作用,但无严重不良反应。又能提高机体免疫功能,适用于慢性哮喘与慢性支气管炎的防治。尤适用于病程长的"肾阳虚"哮喘患者。自哮喘发作季节前1~3个月开始服药,每次4~6片,1天3次(成人量),3个月为一疗程,每年服用一个疗程(约100片/瓶)对哮喘季节性发作有预防作用,较小青龙汤为优。实验室检查显示该片能抑制血清总IgE的季节性升高。又能使$CD8^+$功能恢复,且$CD8^+$与总IgE呈明显负相关和改善β受体功能。少数患者服本片后可能出现"生火"现象应减为半量,并加服六味地黄丸。本片不适用于肾阴虚患者。

固本咳喘片

本药采用益气固表,健脾补肾等中药,加工提炼制成的口服片剂。实验室结果显示本片可促使人体痰溶菌酶增加,调节血IgG、IgA浓度,提高血淋巴细胞转化率,促进幼鼠肾上腺皮质功能,延长小鼠热运动能力,并提高其密闭缺氧耐力,抑制由SO_2刺激引起的小鼠支气管腺体的增加。每次4~5片,1天3次(成人量),3个月为一疗程,连服三个疗程。对慢性支气管炎、哮喘、阻塞性肺气肿及慢性肺心病患者总有效率达89.3%。服后发作次数减少或全年不发,且使肺虚、脾虚和肾虚患者体质增强,表现为感冒减少、食欲增加等,无明显不良反应[21]。

金水宝

本品从青海的新鲜冬虫夏草[Cordyceps sinensis(Berk)Sacc]中分离所得虫草菌-蝙蝠蛾拟青霉(Paecilomyces hepiali chen)cs-4菌株,经纯化,人工发酵培养,加工而成。其化学成分包括腺嘌呤核苷、脲嘧啶核苷、甘露醇、麦角甾醇、天门冬氨酸、谷氨酸、赖氨酸等19种氨基酸及锌、钾、锰、磷、硒、铜、铁、钨和维生素B_1、B_2、E等多种成分。本品治疗哮喘的机制可能通过减轻气道炎症、解除支气管平滑肌的痉挛、镇静、降低副交感神经兴奋性和促肾上腺皮质及性腺功能而起作用。中医认为通过补肾保肺、益气秘精、全面调节人体功能,增强机体免疫力。胶囊:每粒含发酵虫草菌粉0.33g,每次3粒,饭后服,1天3次。片剂:每片含发酵虫草菌粉0.2g,每次5片,饭后服用,1天3次,以上均为成人量。对病程长、体质虚的哮喘患者,不仅可减轻哮喘发作的症状,而且长期服用可预防复发。疗程不宜短于6个月,缓解期可单独服用,或三伏天服用,可达到"冬病夏治"的效用,不良反应不明显[21]。

奇力咳喘宁

主要成分为广地龙、黄芩、罂粟壳等,具有镇咳、平喘作用。有学者报道治疗哮喘及喘息型支气管炎总有效率达93.3%。每次10ml,1天3次口服(成人量),7岁以下小儿勿用。无明显毒副作用,虽含少量罂粟壳,但服用常规量,不会成瘾[21]。

雷公藤

雷公藤多苷有类似皮质激素的功能。来茶云报道,用雷公藤多苷治疗重型、偏重型小儿哮喘,疗效满意,呼气峰流速在服药后上升,CD4/CD8 服药后(1.42 ± 0.26)较服药前(1.91 ± 0.25)为低($P < 0.05$)。小儿 1 ~ 1.5mg/(kg · d)口服,3 ~ 7 天为一疗程,但雷公藤多苷对生殖细胞 - 精原细胞可能有损害作用,还会影响月经周期,停药后即可恢复。

平喘康胶囊

主要成分为黄芪、细辛、银杏、莨菪、防风、黄芩,具有补肺益肾、止咳祛痰、平喘健脾、固本扶正、抗过敏、抗炎、解除气道痉挛和调节免疫功能等标本兼治作用。长期服用无任何不良反应。用西药吸入疗法加服本胶囊,其疗效优于单一西药吸入。停用吸入疗法改为口服本胶囊,90% 患者可过正常人生活。

喘可治

主要成分为巴戟天、淫羊藿等,具有温阳补肾,平喘止咳作用。源于民间验方,经提取、分离、精制而成注射液。万欢英(2005 年)[25]报道喘可治注射后能上调干扰素 γ 的分泌,同时抑制白介素 -4 的分泌,对纠正哮喘患者 T_H1/T_H2 失衡有一定作用。有助于改善哮喘患者临床症状、降低呼气峰流速变异率,改善肺功能、减少哮喘用药,达到长期稳定,未出现明显不良反应,成为防治哮喘的一种辅助药物。专家认为哮喘以寒喘为主,热性哮喘不宜用喘可治,适用于皮质激素减量时。用法:7 岁以下 2ml/次,7 岁以上 4ml/次,隔天肌内注射,共 42 次,持续 84 天。成人每次 4ml,每天 1 次,一疗程为 4 周。

二、中医经络穴位疗法

中医以经络理论为指导,通过中药、针灸等方法刺激相应穴位来治疗哮喘已有悠久历史。古典医籍中有较多记载。常用的经络穴位疗法包括针灸、割治、敷贴等。据说均有一定疗效,但针灸与割治,尤其瘢痕灸(化脓灸)带来较大痛苦,小儿不能忍受。

针灸

针灸治疗哮喘,于《内经》中已提及,根据哮喘寒热虚实选择不同穴位,或针刺或灸。针刺可疏泄其气,艾灸可温通其气。

1. 热喘取肺俞、列缺、天突、丰隆、少商(均用泻法)。
2. 寒喘取肺俞、中脘、膻中、列缺、膏肓、足三里(均用灸)。
3. 虚喘取肺俞、关元、气海、膏肓、足三里(均用补)。
4. 实喘取肺俞、风门、尺泽、丰隆、膻中(均用泻)[21][24]。

外感风寒取外关、合谷(均用泻);水饮停滞取水分、脾俞(均用灸);哮喘绵延取大椎、关元、膏肓(均用灸)。

有学者认为对轻度支气管痉挛可逆者针刺的疗效较佳,若气道慢性炎性反应持续存在,气道狭窄已不可逆者针刺就难奏效;有学者建议,在哮喘好发季节之前,皮下留针 1 周可减轻或延缓哮喘发作;还有学者在大椎、膻中等穴位用艾绒瘢痕灸,治疗哮喘,灸后使局部化脓留有瘢痕刺激。实际上轻度哮喘用吸入 β_2 激动剂在短期内就能奏效,应用方法较针灸简便而无痛苦。留针持续 1 周,有异物在身,总是担忧,瘢痕灸带来较大痛苦。在针刺中引起气胸等屡有发生,在实施中应加注意[21]。

敷贴

敷贴疗法用某些中药制成药饼，贴在人体有关穴位来治疗哮喘。多年来民间认为哮喘好发于冬季，用“冬病夏治”流传验方，内含白芥子21g、细辛21g、甘遂12g、延胡索12g[24]（也有用仙茅），共研细末，用生姜汁调成糊状，制成药饼，也有另加麝香末每次0.15g，放在药饼中，分成三份，在炎热三伏天敷贴，即初伏、中伏、末伏各贴1次。第一组穴位：天突、定喘、丰隆；第二组穴位：肺俞、中喘；第三组穴位：膻中、肾俞、足三里。也有主张贴在背部的百劳、肺俞、膏肓三穴位的两侧，每次贴敷时间婴儿1~2小时，学龄患儿3~4小时，成人4~6小时，3次为一疗程，每个患者需连续治疗三个疗程。敷药后局部有针刺样烧灼感或蚁走感，将药取下后局部潮红，不久即起小水疱，然后融合成大水疱，3~4天后水疱逐渐吸收，结痂，7~10天痂盖脱落，不留瘢痕。一般认为局部起水疱者疗效较佳；局部无反应者多无效；局部反应快者疗效优于反应慢者；水疱积液多者疗效优于积液少者。作用机制：转移迷走神经的兴奋性，还有扶正固本。有学者在第一次贴药前和第三次贴药后第十天，测定患者血浆皮质醇含量，后者明显升高。有学者观察到贴完三个疗程，观察1年以上未发哮喘或偶有轻喘无需药物治疗即为缓解者占29.2%。但少数患者敷贴局部长期流水，痒甚，水疱破溃导致细菌感染，个别患者敷贴可诱发哮喘。笔者认为，从中药性能来看，白芥子、细辛、姜汁均属温性，在炎热天实行，仅适合寒喘，而上海哮喘发作以秋季最多，与“冬病夏治”的治则似不一致。在实施过程中还有些不良反应，尚需改进。

割治

割治方法：在哮喘患儿的手掌第二、第三指，或第三、第四指或第四、第五指指间；大小鱼际之间或胸骨部膻中穴位的右侧，皮肤消毒、局麻后切一小口，摘除一些皮下脂肪或刺激某一神经分支，给机体一定强度的刺激。还有学者用挑刺四缝穴治疗小儿哮喘，据说这些方法也有一定疗效，但缺少长期随访，故未能得出明确结论，在实施中还有创伤与痛苦。

照射

近提倡用周林频谱仪照射哮喘患儿人迎、膻中、气户穴及前胸后背。发作严重加照涌泉穴。若合并支气管炎可照射肺俞、肾俞、膻中穴，也可加照鼻咽部。本法能改善血循环，消除微循环障碍，调节平衡自主神经系统，还有消炎、脱敏作用，有利于平喘定气，减轻或减少哮喘发作。本法无痛苦，在家也可实行。

三、中药背心、中药药枕和鼻闻袋

根据中医理论，针对人体生理病理的特点，集古今医学家导引的内病外治精华，将传统穴位敷贴疗法和香袋佩带疗法融于一体，选择芳香温通类中药，例如细辛、肉桂等名贵中药，用现代科学方法，提取其有效成分，制成背心或枕头。内含的中药持续散发出芳香药味，成为良性刺激剂，经患者呼吸道吸入，通过气道黏膜下感觉神经的传导，给予患者一种欣快感，对机体各种组织的生理功能起到良好的调节作用；对支气管黏膜产生消毒杀菌作用；还可刺激黏膜上皮细胞分泌免疫抗体。另外药物由局部穴位皮肤透入，依靠人体体温自然释放，从经络传导达全身，振奋肺脾阳气，肺脾同治，肺为气之主，脾为后天之本,脾气健旺则肺充沛,使正气存内,邪不可干。据各地报道对风寒感冒、痰湿咳嗽、肺寒哮喘,有较好的功效,且使用方便,无创伤与痛苦。但中药药粉易受潮,尤其在我国江南地区湿度较大,在梅雨季节更易发生,加之患者在喘息发作时出汗增多,使穿在身上的背心或填在枕下的药粉受潮,结块与霉变,结果严重影响疗效;故其工艺有待改进。

近期蒋永彰利用中医理论,用芳香性中草药及人体必需的元素研制成咳喘鼻闻安(咳喘闻剂)。前者有丁香、霍香、薄荷、杏仁和前胡等,通过鼻黏膜吸收及和皮肤经络接触,各自发挥作用。本闻剂具有芳香辟秽、扶正驱邪、壮阳补肾、杀灭病菌和止咳平喘作用。对防治呼吸道疾病有独特功效,尤其对哮喘和过敏性鼻炎疗效最佳,约达 80%。本闻剂仅用鼻闻,不需注射及口服,方便简单,更适合小儿。本闻剂外包铝箔,不易受潮结块。方法:大包置于枕头,小包放在上衣口袋内,每天闻 6 ~ 8 次,要持之以恒,疗程 1 ~ 3 个月。

(戴家熊　韩连书　朱　涛)

主要参考文献

[1] 中华医学会儿科学会呼吸学组. 儿童支气管哮喘防治常规2003 年修订. 中华儿科杂志,2004,42(2):100 ~ 107

[2] Lenfant C. Global initiative for asthma(GINA):Global strategy for asthma management and prevention (Revised 2002),Maryland:National Institutes of Health (USA). 2002,51

[3] Sly M. Allergic disorders. in:Behrman RE, Kliegman RM, Jenson HB. Nelson textbook of pediatrics 16th. Philadelphia:Saunder, 2000. 665

[4] 盛锦云. 支气管哮喘治疗常用药物及其他治疗方法. 见:陈育智,赵京,主编. 儿童支气管哮喘的诊断及治疗. 北京:人民卫生出版社,2004. 141 ~ 161

[5] 戴家熊,彭宜君. 支气管哮喘. 见:戴家熊,彭宜君,主编. 小儿变态反应(过敏)性疾病. 上海:同济大学出版社,1991. 104,110

[6] 戴家熊. 当前防治哮喘的最佳方法——风靡全球的吸入疗法. 中国乡村医生杂志,1995,5:12 ~ 13

[7] 戴家熊, 孙占海,胡力平等. 二丙酸氯地米松气雾剂治疗小儿重症哮喘. 中华儿科杂志, 1980,18:244

[8] 戴家熊,王香民, 孙占海等. 国产丙酸倍氯米松气雾剂治疗重症顽固性小儿哮喘 6 年随访观察. 临床儿科杂志,1987,5:40 ~ 41

[9] 戴家熊,王香民,孙占海等. 吸入疗法防治小儿哮喘临床报道. 上海医学,1990,13:665 ~ 667

[10] Dai JX (戴家熊). Management bronchial asthma in children and adolescence with BDP. Paris: Abstract of 19th International of Congress of. Pediatrics, 1989. 25

[11] Dai JX (戴家熊). Inhaled therapy in children's asthma. Toront:Hogrefe The abstract of XIV International Congress of Allergology and Clinical Immunology. 1991. 324

[12] 戴家熊. 吸入疗法及其优越性. 见:小儿哮喘治疗专家座谈会. 中国实用儿科杂志,1996,11(1):7 ~ 9

[13] 戴家熊. 防治哮喘的最佳疗法. 中华医学会健康世界,1996,11:11 ~ 12

[14] Lee TH. Children's asthma. In: Clark TJH, Godfrey S, Lee TH. Asthma. 3th ed. London: Chapman, 1992. 478 ~ 494
[15] 戴家熊,郑珠丽,鲍一笑等. 胶囊干粉吸入剂防治支气管哮喘. 中华儿科杂志,1994,32(4):249 ~ 250
[16] Dai JX(戴家熊),Zheng ZI(郑珠丽),Bao YX(鲍一笑). Management of children's bronchial asthma with dry powder inhaler made in Shanghai. J Allergy Clin Immuno,1993,1(part 2):187
[17] 戴家熊, 苏渊. 丙酸倍氯松干粉吸入剂防治小儿哮喘 24 例报道. 临床儿科杂志,1996,14(2):115 ~ 116
[18] 戴家熊, 王山泽,朱惠如等. 沙普尔治疗哮喘急性发作的疗效. 中华结核和呼吸杂志,1996,19(5):319 ~ 320
[19] 韩连书,戴家熊,须倩等. 色甘酸干粉吸入剂防治儿童哮喘. 上海医学,1998,21(3):169 ~ 171
[20] 戴家熊,韩连书,鲍一笑等. 干粉吸入剂丙酸倍氯松辅用色甘酸钠防治小儿哮喘疗效分析. 临床儿科杂志,2002,20(3):154 ~ 155
[21] 殷凯生. 支气管哮喘的中医辨证诊治. 见:殷凯生,编写. 哮喘病的治疗. 江苏:南京大学出版社,1995. 307 ~ 335
[22] 汪敏刚. 支气管哮喘的中医治疗. 见:汪敏刚,主编. 支气管哮喘. 第二版. 北京:人民卫生出版社,1986. 377 ~ 387
[23] 王烈,许继增. 哮喘. 见:江育仁,张奇义,汪受传,等,主编. 实用中医儿科学. 上海:上海科学技术出版社,1995. 480 ~ 482
[24] 戴家熊. 哮喘的中医中药治疗. 见:邓伟吾,戴家熊,张爱莉,主编. 哮喘病百问. 上海:上海科学技术出版社,1996. 173 ~ 176
[25] 万欢英,周敏,余莉等. 喘可治注射液治疗哮喘的疗效及其作用机制研究. 中国新药与临床杂志,2005,24(3):210 ~ 212

第九章　治疗哮喘药物的选择

第一节　肾上腺皮质类固醇(皮质激素)

十余年来,国内外学者对哮喘发病机制有了新的认识:所有类型哮喘的共同病理特征是气道变应性炎症,存在于哮喘的所有阶段。气道变应性炎症是临床症状和气道高反应的基础。《全球哮喘防治创议》(1995 年,2002 年)[1,2],以及 1997 和 2003 年我国《支气管哮喘防治指南》(指南)和《儿童支气管哮喘防治常规》(常规)[3,4]均确认皮质激素是最有效的抗变应性炎症药物。因此将皮质激素列为防治哮喘首选的控制药物[1~4]。

一、皮质激素应用史

半个世纪来,皮质激素的临床应用历经数次起伏,迄今尚有部分学者,抱着固有的偏见,"望药生畏"不愿应用,导致防治哮喘的功效停滞不前,这些不正确的陈旧观点,亟待消除。早在 1900 年 Solis 首先报道用"肾上腺物质"治疗哮喘。1936 年在 Kendall 实验室分离出"活性药"可的松,但直至 1949 年可的松才首次应用于治疗类风湿性关节炎。1950 年用静脉滴注氢化可的松和口服泼尼松治疗慢性哮喘,显示能减轻症状,应用范围逐渐扩大。后因发现皮质激素能引起全身不良反应,尤其产生依赖性及抑制小儿生长,从而使其应用受到限制。近年来已充分认识到皮质激素的不良反应,遂致力于改革其分子结构,研究其药物动力学和改变给药方法及途径,借以扬长避短(如不断合成新的产品,创用每晨或隔天顿服法和吸入疗法)。每晨顿服法血浆泼尼松浓度与正常人血浆可的松浓度每天波动的节律相一致,较分次或夜间服用对丘脑 - 垂体 - 肾上腺(HPA)轴抑制为轻,且与运皮质激素蛋白(transcortin)结合也较少,故其游离度较高,发挥功效亦大。隔天顿服虽较每晨顿服法对丘脑 - 垂体 - 肾上腺轴的抑制和其他不良反应为少,但某些患者于不用药日哮喘控制不理想,常难坚持。长期每晨顿服和隔天顿服,皮质激素的不良反应依然存在。后创用皮质激素作吸入疗法,经 30 多年的不断更新和实践,成为防治哮喘的最大成就,正风靡全球。早在 1951 ~ 1963 年国外学者先后用可的松、氢化可的松、泼尼松和地塞米松制成气雾剂,通过吸入途径防治哮喘,但因其局部作用不强或出现全身不良反应而被摒弃。直至 1972 年 Brown 用新的人工合成皮质激素二丙酸氯地米松(丙酸倍氯米松、丙二酸倍氯米松 beclomethasone dipropionate,简称 BDP、原名 BDA)制成压力定量气雾剂(pMDI,MDI),作吸入疗法,防治哮喘取得良好疗效,未见不良反应[5,6]。

1974 年英国皇家医学会于伦敦召开国际学术会议,来自全球学者分别介绍丙酸倍氯米松的药理作用、动物实验结果和临床疗效,丙酸倍氯米松被誉为防治哮喘的一大进展[6]。迄今已发表有关论文达数百篇,一致赞赏它具有疗效高、不良反应小的优越性。全球不同年龄的哮喘患者应用丙酸倍氯米松的总人数逾 1000 万[5,6]。美国学者长期对吸入皮质激素持慎重态度,反复与每天或隔天顿服皮质激素作对比,终于在 1988 年明确指出吸入皮质激素的疗效较后两者为优,且不良反应亦小,后又发现吸入疗法对降低气道高反应性优于口服疗法。因此《全美诊治哮喘指南》、《国际哮喘诊治统一方案》、《全球哮喘防治创议》及其 2002 年修订本均将吸入皮质激素列为防治哮喘的首选疗法,并指出吸入皮质激素是控制哮喘最有效的抗炎药物,将其列为控制药物的首选药物。2003 年我国《支气管哮喘防治指南》和《儿童支气管哮喘防治常规》均明确指出:吸入皮质激素是长期治疗(控制)哮喘的首选药物[1~5]。笔者[7]于 1978 年和上海信谊药厂合作首用国产丙酸倍氯米松防治小儿及青少年哮喘患者,迄今接受治疗者(包括成人)已超过三千余名,有效率达 98%。于青春发育期前 1 ~2 年、合理定期应用丙酸倍氯米松可抑制哮喘发作,在青春发育期后可望终止哮喘发作。笔者[8]于 1984 年用日本 Astograph 仪首先证实丙酸倍氯米松能降低哮喘患者的气道高反应性,1987 年国外才有相同的结论,并证实氨茶碱无此作用;笔者这一论点一直被国内外学者所引用。笔者[9~14]于 1986 年在国内首先使用峰速仪测量呼气峰流速,每天 3 次,显示定期正确吸入丙酸倍氯米松的哮喘患者,当病情控制满意后,其呼气峰流速长期保持稳定[9~16]。自吸入皮质激素问世 30 余年来对减少哮喘发作次数和减轻发作程度,最终达到控制甚至根治的卓越功效,已得到国内外学者的一致赞誉和肯定。近年来吸入皮质激素对减少哮喘死亡率的报道日益增多,有关文献显示在新西兰、加拿大、日本、德国、美国、以色列和中国香港的哮喘死亡率与住院率均明显下降。值得欣慰的是以色列自 1990 年至 1995 年哮喘的死亡率下降与吸入皮质激素的增加显著相关。新西兰近年来哮喘死亡率明显下降的因素与以色列相同(详见第一章抗炎药物与哮喘死亡率的关系)。20 世纪 90 年代初我国才逐渐开展丙酸倍氯米松吸入疗法,但应用者仍不多。1995 年周新报道,在上海第一人民医院就诊的哮喘患者中,62.2% 的患者从未使用过吸入皮质激素,19.8% 的患者仅在发作时用,缓解期不用,这显然是不妥的。另外据 1995 年上海"哮喘之家"总结全市 704 例(包括成人)哮喘患者使用药物情况,发现仅 19.17% 患者于哮喘缓解期吸入皮质激素。近 6 ~7 年来经大力宣传,在哮喘缓解期用吸入皮质激素的人数逐渐增加,因此门诊病人及需急诊或住院抢救的严重哮喘发作患者日益减少,此与上述诸国哮喘的住院率和死亡率下降相吻合,显示吸入皮质激素的优越。当前,我国哮喘患者普遍存在对皮质激素的恐惧心理,对 WHO 推荐的吸入皮质激素的应用只在 6% ~10% 之间,大多数哮喘患者仍以口服药物为主,或过多依赖缓解急性发作的药物,此错误做法必须尽快纠正。2001 年亚太地区哮喘现状研究显示我国 84% 哮喘患者还不了解吸入皮质激素可控制(治疗)气道炎症,须继续努力宣传。

当前我国市场供应的吸入皮质激素:(1)压力定量气雾剂有信可松、丙酸倍氯米松、必可酮(becotide)和安得新(aldecin),上述四种压力定量气雾剂均含丙酸倍氯米松。还有辅舒酮(含丙酸氟替卡松)和普米克及英福美(两者均含布地奈德);(2)干粉吸入剂有贝可乐和必酮碟,此两者均含丙酸倍氯米松,还有普米克都保(含布地奈德纯粉)和氟替卡松碟剂丙酸;(3)雾化悬液有普米克令舒(含布地奈德),是经美国食品药物管理局批准用于治疗婴儿哮喘的唯一吸入皮质激素;(4)吸入皮质激素和长效吸入 β_2 激动剂混合干粉剂有舒利迭(seretide),含丙酸氟替卡松(fluticasone propionate, FP)和沙美特罗(salmeterol);信必可(symbicort)含布地奈德和福莫特罗(formoterol)。

二、化学结构和分类

皮质激素有三十余种，均属甾体类，是环戊烷多氢菲的衍生物。我国临床用的皮质激素，一般指糖皮质激素，主要由肾上腺皮质的索状细胞合成和分泌，对糖代谢作用强，而对钠和钾的作用较弱。

皮质激素的化学结构具有下列共同点：(1)在 C_4 和 C_5 位间有一双键；(2)C_3 位有酮基；(3)C_{17}位有还原性酮醇基侧链。

最初的可的松(皮质激素 11 - 去氢、17 - 羟基皮质酮)和氢化可的松是从牛、羊，猪、鲸鱼等动物的肾上腺中提取，目前为人工合成或半合成品所替代。这些产品具有纯度高，单位用量小、疗效佳和不良反应小的优点。

皮质激素的演变过程

变单键为双键　将可的松或氢化可的松的 C_1 和 C_2 位之间，单键改为双键，在 C_1 和 C_2 位各去除一个氢原子，原来的可的松变为去氢可的松——泼尼松；原来的氢化可的松变为去氢氢化可的松——泼尼松龙，这样增加了对糖类调节的能力，同时减少了钠潴留，应用剂量亦随之降低 4 ~ 5 倍。泼尼松龙与泼尼松的用法、用途及疗效均相似，后者在肝内转化为前者才起作用。若患者肝功能受损或需口服较大剂量，宜选用泼尼松龙，但其价格较贵，故不如泼尼松常用。

改变单键的同时又改变各有关碳原子上的成分　例如甲基泼尼松龙由泼尼松龙 C_6 位加一甲基而成；地塞米松由泼尼松龙 $C_9\alpha$ 位加氟原子，$C_{16}\alpha$ 改为甲基而成；倍他米松由地塞米松 $C_9\alpha$ 位的氟原子移至 β 位而成；曲安西龙(triamcinolone)由泼尼松龙 C_9 加氟原子，并在 C_{16}加羟基而成。近年合成的曲安奈德是曲安西龙的衍生物，具有作用持久的特点；曲安西龙 C_{16}、C_{17}位均以缩丙酮替代羟基而成；氟轻松由曲安奈德 C_6 位加氟原子而成，制成霜剂，局部涂抹治疗过敏性皮炎有极佳疗效；丙酸倍氯米松(BDP)由地塞米松 C_9 位加氯原子，C_{17}及 C_{21}位各加丙酸酯而成。

布地奈德松系近年合成的非卤化的皮质激素，化学名 16α,17α - 丙基亚甲基二氧，- 11β,21 - 二羟 - 1,4 - 孕二烯 - 3、20 - 二酮。由缩醛组和不对称烷基链的作用，产生局部强大的抗炎作用。

丙酸氟替卡松(氟替卡松，FP)系 20 世纪 90 年代初合成的含 3 个氟原子的皮质激素。化学名 6,9 - 二氟 - 11 - 羟 - 16 - 甲基 - 3 - 氧代 - 17 - (1 - 氧代丙氧基) - 雄甾 - 1,4 - 二烯 - 17 - 硫代羧酸(6α,11β,16α,17α) - S - (氟甲基)酯。因含氟原子较其他皮质激素为多，故其局部抗炎作用也较强。

三、防治哮喘的机制

抗气道变应性炎症反应(简称抗气道炎症)和降低气道高反应

当前认为皮质激素(GCS)抗炎作用的机制[17]是由气道细胞内的皮质激素受体(GCSR)介导的。皮质激素依靠其脂溶性，从细胞外透过细胞膜弥散于胞质中，与皮质激素受体结合，形成活化的皮质激素和皮质激素受体复合物。再形成二聚体穿过细胞核膜转移至细胞核内，与皮质激素反应基因(即靶基因)的皮质激素反应元件(GRE)或负性皮质激素反应元件(negative GRE,nGRE起转录阻遏作用)发生作用,调节靶基因的转录速率,通过皮质激素反应元件可加速转录频率,从而增加抗炎蛋白[脂皮素Ⅰ、巨噬细胞游走抑制因子(MIF)、中性内切酶(NEP促使缓激肽、速激肽、内皮缩血管肽的皮素Ⅰ分解)、白介素-1受体Ⅱ(抑制白介素-1β的致炎作用)和β_2肾上腺素受体Ⅰ]的合成;通过负性皮质激素反应元件可降低转录频率,减少或抑制促炎症性蛋白[细胞因子:白介素-1β、白介素-2、白介素-3、白介素-4、白介素-5、白介素-6、白介素-8、白介素-12、白介素-13、T细胞表达和分泌的活性调节蛋白(RANTES)、肿瘤坏死因子α、单核细胞趋化因子-1(MCP-1)、粒-巨噬细胞集落刺激因子(GM-CSF)、诱生型-氧化氮合酶(iNOS)、前列腺素(PGE2、PGD2)、内皮缩血管肽Ⅰ、黏附分子(细胞间黏附分子-1、血管细胞黏附分子-1)、选择蛋白-E和蛋白水解酶]的合成。总之,皮质激素通过与皮质激素反应元件和负性皮质激素反应元件的相互作用,增加了抗炎性蛋白的合成,同时抑制促炎蛋白的合成。皮质激素与皮质激素受体结合后还可诱导合成脂皮质素-1(lipocortin-1),充分发挥皮质激素的功能,从而使炎症反应明显抑制。另外复合物还与诱导炎症介质合成的重要转录因子-激活蛋白Ⅰ(AP1)和核因子kB(NF-kB)结合,阻断了它们介导的促进炎症的反应,从而产生强大的抗炎作用。

气道变应性炎症反应(图9-1)是哮喘的基本病理特征。经用吸入皮质激素后炎症消失(图9-2)。皮质激素防治哮喘的主要作用是通过上述抗炎机制来抑制炎性细

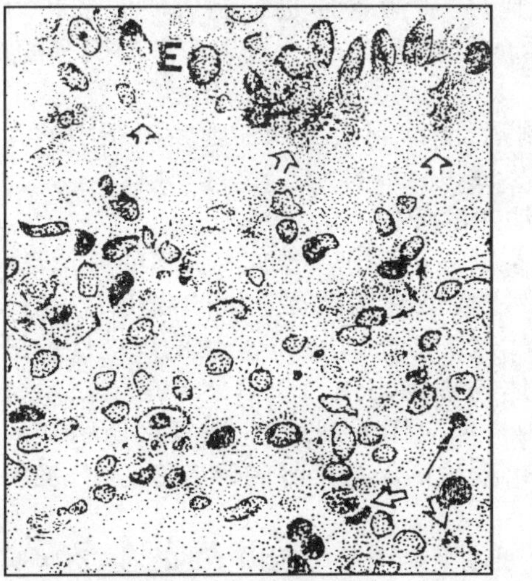

图9-1　哮喘患者气道黏膜呈炎症病变

病程9个月,上皮细胞及纤毛大量破坏(E所示),基底膜下层变深(⇑所示),存在嗜酸性粒细胞(粗黑箭头)、淋巴细胞(细黑箭头)等各种炎性细胞,还有浆细胞和肥大细胞浸润

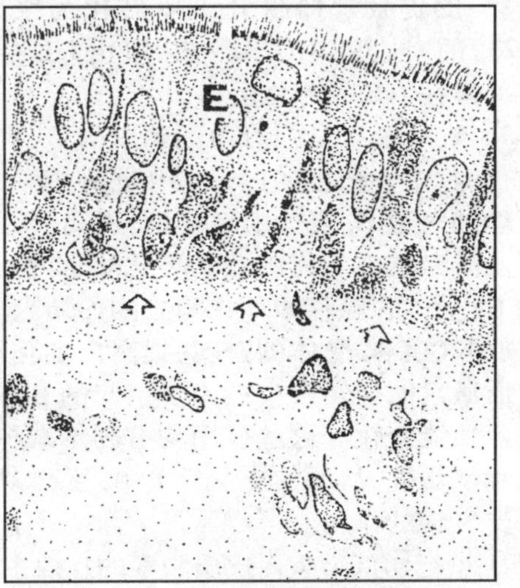

图9-2　吸入皮质激素后炎症消失

经吸入皮质激素治疗3个月,上皮纤毛、基底膜的杯状细胞排列整齐,嗜酸性粒细胞和淋巴细胞明显减少甚至消失,与健康者相似

[上两图摘自 Crompton. Turbuhaler Inhalation System. 1992,39]

胞的生成、活化和炎性介质及细胞因子的合成和释放。长期应用皮质激素具体表现在：(1)哮喘患者肺泡支气管灌洗液中淋巴细胞数目和白介素-4、白介素-5含量下降，$CD4^+$活性降低，干扰素γ含量增加；对皮质激素不敏感的患者经激素治疗后白介素-4、白介素-5含量未改变；(2)抑制组织中细胞生长因子和趋化因子的合成和释放，从而使血液中嗜碱性粒细胞、嗜酸性粒细胞、单核细胞和淋巴细胞，尤其黏膜上的肥大细胞显著减少，并通过对血循环中的T细胞和嗜酸性粒细胞的再分配作用，使这两种细胞由血液进入其他部位，血循环中的数量明显减少；(3)皮质激素对中性粒细胞和巨噬细胞趋化因子有明显抑制作用，又可抑制血小板活化因子，从而减少中性粒细胞、巨噬细胞向炎症部位游走和聚集[15]。

此外，皮质激素还能抑制缓激肽和5-羟色胺引起的炎症反应，并具有直接收缩血管作用，从而降低血管通透性和减轻黏膜水肿，由于上述各方面的作用使气道局部炎性细胞(尤其嗜酸性粒细胞)的浸润显著减少，炎症反应的程度明显减弱，炎性渗出也减少。与炎症反应密切相关的气道高反应性随之下降。皮质激素还可抑制嗜酸性粒细胞的主要碱性蛋白(MBP)和嗜酸性粒细胞阳离子蛋白(ECP)所引起的上皮细胞损伤，从而减轻C-纤维末梢暴露程度，感觉神经肽的释放相应减少[15]，进一步降低气道高反应性。

抗变态反应(抑制免疫)性作用

1. 皮质激素抑制淋巴细胞去氧核糖核酸的合成与有丝分裂，加速免疫活性细胞的破坏并抑制淋巴组织增生，使血液中淋巴细胞，尤其T细胞数目大为减少。

2. 皮质激素抑制B细胞转化为浆细胞，皮质激素通过抑制IgE低亲和力受体(CD23)的表达和sCD23释放，阻止IgE的合成与释放，又能促进IgE抑制因子的形成，阻止特异性IgE的产生。

3. 皮质激素是强有力的磷脂酶A_2抑制剂，能抑制中性粒细胞膜磷脂中的花生四烯酸代谢，由它衍生的白三烯和前列腺素的生成也受到抑制。

增加气道β_2受体的敏感性，提高β_2激动剂的疗效

皮质激素能活化腺苷酸环化酶、抑制儿茶酚胺的降解，增加细胞膜的流动性，从而增加β_2受体和腺苷酸环化酶之间的结合率；皮质激素还能促进细胞膜上β_2受体的表达，增加气道β_2受体的密度，提高白细胞及气道平滑肌细胞β_2受体的反应性。最近发现皮质激素能逆转由炎性因子引起的β_2受体与细胞内蛋白质信使-球蛋白系统分离作用等功能变化。这些作用均有利于减少因长期应用大剂量β_2激动剂所引起的快速减敏和耐受性，从而使支气管的β_2受体对β_2激动剂保持良好的反应性，充分发挥后者舒张支气管的作用。

21世纪初认为吸入皮质激素的疗效主要通过下调T_H2细胞因子的产生，对哮喘患者上皮炎性介质的释放以及细胞因子的产生也有很强的抑制作用，有利于阻止气道重塑。

吸入皮质激素与长效吸入β_2激动剂的相互作用

20世纪90年代国外学者推荐吸入皮质激素与长效吸入β_2激动剂(LABA)合用。两者合用不仅有抗炎和解痉的互补作用，而且在分子水平上具有相互的协同效应。皮质激素能增强肺组织细胞膜上β_2受体基因的转录和蛋白质的合成，从而使β_2受体密度增多，又通过基因转录途径来减少由炎症诱导的β_2受体的下调、减敏和耐药性，导致

长效 β_2 激动剂的解痉作用显著增加。长效 β_2 激动剂的主要作用是舒张支气管,弥补皮质激素缓解症状不及时的不足。此外,长效 β_2 激动剂可通过 β_2 受体直接激活腺苷酸环化酶,使细胞内环腺苷酸(cAMP)升高,造成其依赖性蛋白激酶 A(PKA)的活性提高。又通过细胞分裂素活化蛋白激酶的作用,促使皮质激素受体磷酸化导致其预激活,使该受体由不活动型转化为活动型,从而对皮质激素敏感性增加,因而小剂量的皮质激素能发挥较大作用[18]。还可加速皮质激素由胞质转入细胞核内,并延长其在细胞核停留的时间,促进与皮质激素反应基因上的皮质激素反应元件(GRE)或负性皮质激素反应元件结合,使气道炎症明显抑制。长效 β_2 激动剂对炎性细胞和炎症反应也有抑制作用,如抑制肥大细胞脱颗粒;抑制嗜酸性粒细胞释放血栓烷、LTC4 等炎性介质;抑制神经源性炎症等。[19] 此外,皮质激素和长效 β_2 激动剂合用可保护微生物造成呼吸道黏膜的损害、促使嗜酸性粒细胞的凋亡,抑制白介素-6 的释放和 T 细胞的活化,阻止嗜酸性粒细胞的活化和趋化因子的释放等,较各自单独应用更为有效[20,21]。

此外皮质激素还能阻止许多具有平滑肌收缩作用的炎性介质的合成和释放。

业已明确皮质激素能非常有效地阻止迟发相哮喘反应的发展,近有资料表明若皮质激素应用时间较长,对速发相哮喘反应也有抑制作用。

最近国内外学者认为皮质激素是最有效的抗炎(炎症反应)药物。主要作用机制包括:(1)干扰花生四烯酸的代谢、减少白三烯与前列腺素的合成;(2)抑制嗜酸性粒细胞的趋化与活化;(3)抑制细胞因子的合成;(4)减少微小血管的渗漏和抑制腺体的分泌,从而减轻支气管黏膜充血,改善气流受限;(5)增加细胞膜上 β_2 受体的合成;(6)降低气道高反应性[4]。

四、各种常用皮质激素的临床应用评价

全身应用的皮质激素

常用皮质激素的抗炎(抗炎症反应)作用强度、半衰期和引起钠潴留以及对丘脑-垂体-肾上腺轴抑制等作用各异(表 9-1)。

表 9-1　常用皮质激素的作用比较

药　　物	抗炎作用强度	等效剂量(mg)	钠潴留强度	半衰期(min)	丘脑-垂体-肾上腺轴抑制时间(h)
氢化可的松	1.0	20	++	90	30~36
泼尼松	4.0	5	+	>200	30~36
泼尼松龙	4.0	5	+	>200	30~36
甲泼尼龙	5.0	4	0	>200	30~36
地塞米松	20~30	0.75	0	>300	66
曲安西龙	5.0	4	0	>200	54
倍他米松	20~30	0.6	0	>300	78
丙酸倍氯米松 *	300	1.0	0	-	-
布地奈德 *	600	1.0	0	168	-
丙酸氟替卡松 *	BDP 的 2 倍	0.5	0	约 480	极少

注:所有药物均与氢化可的松比较;* 近年发现静滴丙酸倍氯米松也会抑制丘脑-垂体-肾上腺。布地奈德局部抗炎作用与丙酸倍氯米松相似;丙酸氟替卡松(FP)局部抗炎作用是丙酸倍氯米松的 2 倍,最近报道长期大剂量吸入丙酸氟替卡松对丘脑-垂体-肾上腺轴抑制作用较强。

近有学者[19]指出吸入皮质激素的局部抗炎强度，以地塞米松为 1 单位作比较，丙酸倍氯米松为 600，布地奈德为 980（笔者注：《常规》提出丙酸倍氯米松可与布地奈德等量交换），氟替卡松为 1200。

使用全身性皮质激素时必须比较治疗效果与不良反应，以选择最合适的药物剂量、疗程、间隔时间及给药途径，例如氢化可的松的钠潴留作用最强，但因其起效快，静脉滴注 1～2 天，一般不会出现明显的全身不良反应，是治疗哮喘严重发作的常用首选皮质激素之一。甲泼尼龙的抗炎作用较强，且无钠潴留的不良反应，优于氢化可的松。国外将其作为抢救严重哮喘发作的首选药物。至于地塞米松抗炎作用虽较氢化可的松强，但远较丙酸倍氯米松、布地奈德和丙酸氟替卡松弱，虽无钠潴留作用，但其在血浆与组织中的半衰期较长，对丘脑－垂体－肾上腺轴抑制作用大，持续时间长，加之地塞米松与皮质激素受体结合的亲和力低，与气道黏膜结合少，在气道滞留短，肺内沉积率低，代谢、起效缓慢。因此 Clark[6]认为在防治哮喘中，地塞米松用作口服、静脉、肌内注射或吸入均不合适。国内多数学者还未充分意识到地塞米松的性能，常通过上述给药途径治疗哮喘，亟待改进，应尽量避免使用或短时间使用。泼尼松的半衰期适用于每天口服，尤隔天疗法，泼尼松在肝脏内转变为泼尼松龙才起作用（若肝功能不全可影响其转变功能）。泼尼松龙钠潴留作用较泼尼松小，需大剂量口服或肝功能不全者宜选用泼尼松龙。

吸入用的皮质激素

吸入皮质激素（ICS）与应用全身性皮质激素相比，吸入皮质激素具有下列优越性：（1）局部抗炎作用异常强大（表 9－1 及其注解），用小剂量就能发挥巨大的抗炎作用；（2）经呼吸道吸入其生物利用度，消化道吸收率和肝首过代谢率均低，入血循环量少，故吸入皮质激素疗效高，全身不良反应小。随着科学进展，吸入皮质激素的开拓与时俱进，自丙酸倍氯米松问世后，又合成了布地奈德和丙酸氟替卡松。这三者成为最常用的吸入性皮质激素，后两者疗效较高，全身不良反应较小。丙酸氟替卡松增加了氟原子，使局部抗炎作用更强，该药代谢物经肾脏的排出率和患儿的下肢生长速率均高于丙酸倍氯米松。每天吸入 400μg 的丙酸氟替卡松持续 8 周，血清的前胶原（procollagen）、骨钙蛋白（osteocalcin）与尿液中的羟脯氨酸均无变化。每天吸入 200μg 的丙酸氟替卡松疗效相当于 400μg 的丙酸倍氯米松。2001 年 Murray[22]报道用于 6 月龄～4 岁哮喘患儿疗效较佳。2004 年国外有学者用氟替卡松防治反复喘息婴幼儿，每次吸 50 或 125μg（每天 2 次），6 个月后症状显著改善，未见生长受抑和骨质异常。但长期大剂量应用丙酸氟替卡松可引起组织内高浓度积蓄，导致对丘脑－垂体－肾上腺轴较强的抑制作用。2002～2003 年英国、加拿大和澳大利亚先后报道长期大量吸入丙酸氟替卡松后会引起肾上腺功能不全及致命性肾上腺皮质功能危象的不良反应（详见本章吸入皮质激素的不良反应）。20 世纪 90 年代初国外学者普遍认为布地奈德和丙酸倍氯米松具有相似的疗效高与全身不良反应小的特征，但近 10 年来欧洲学者经实验观察和临床考核认为布地奈德优于丙酸倍氯米松。布地奈德的局部抗炎作用与丙酸倍氯米松基本相近（表 8－3），但布地奈德与黏膜组织结合多，肺内沉积率高，滞留时间长，且发生全身不良反应较丙酸氟替卡松和丙酸倍氯米松少。笔者认为丙酸倍氯米松问世 30 年，积累经验较多，应用方法与注意事项已被医师所掌握，国外继续把它作为最常用吸入皮质激素之一。我国丙酸倍氯米松的吸入疗法远未普及，哮喘患者对其敏感性较强，疗效亦佳，价格较低，十多年来笔者与上海有关单位将其研制成胶囊式干粉吸入剂[23~26]，可与国外同类产品相媲美，2003 年的《儿童支气管哮喘防治常规》[4] 将丙酸倍氯米松胶囊与布地奈德都保及丙酸氟替卡松碟剂一起列入干粉吸入剂，向全国推荐。通常使用推荐的丙酸倍氯米松胶囊“安全”剂量能很快控制哮喘发作，不会引起明显的不良反应，尤其适用于哮喘患儿，且价格低廉，供应方便，适合国情[23~26]，符合 2004 年哮喘日主题“重视哮喘，减轻负担”。1987 年笔者在国内首先将布地奈德的压力定量气雾剂应用于丙酸倍氯米松压力定量气雾剂吸入后疗效减退的哮喘患儿，取得较佳疗效。笔者认为：极少数顽固哮喘病例经应用丙酸倍氯米松一段时间，疗效不甚理想者改用布地奈德或丙酸氟替卡松，必要时可改用舒利迭或信必可，症状控制后仍可用丙酸倍氯米松来维持。常用吸入皮质激素丙酸倍氯米松、布地奈德（丁地去炎松）和丙酸氟替卡松的每天剂量与互换关系成人参见表 9－2[3]，小儿参见表 8－3[4]。在表 9－2 显示成人用的布地奈德和丙酸氟替卡松剂量较丙酸倍氯米松为小，而表 8－3 显示小儿用的布地奈德剂量与丙酸倍氯米松相同。

表 9－2 成人常用吸入皮质激素的每天剂量与互换关系

药物种类	低剂量（μg）	中剂量（μg）	高剂量（μg）
丙酸倍氯米松	200～500	500～1000	>1000
布地奈德	200～400	400～800	>800
丙酸氟替卡松	100～250	250～500	>500

五、应用途径、适应证和用法

静脉途径适应证

哮喘急性严重发作：呼气峰流速小于患儿预计值或最佳值的 50%；对短效吸入 β_2 激动剂和（或）口服氨茶碱的缓解药物反应迟缓，且疗效不能维持 3 小时；已口服皮质激素 2～4 小时病情非但无改善，反而进一步恶化。

用法

静脉注射。首选甲泼尼龙，其抗炎作用迅速（静脉注射后 30 分钟可形成血浓度高峰）。抗炎作用强大（是氢化可的松的 5 倍），且持久，几乎无水钠潴留。短期使用对肾上腺皮质功能无干扰。剂量：成人 80～160mg/d（《支气管哮喘防治指南》推荐），等分 2 次。小儿 1～2mg/（kg · 次），每天 2～3 次（《儿童支气管哮喘防治常规》推荐），首次剂量 2mg/kg（静脉推注宜缓慢，约 30 分钟），以后 1mg/kg，每 6 小时 1 次，溶于 5% 或 10% 葡萄糖注射液，静脉滴注维持疗效。及时用本药有助于及早终止哮喘发作，减少住院天数及避免气管插管及辅助机械通气。国外有些学者主张首选氢化可的松，因它是天然短效皮质激素，可直接起效，作用迅速。国产氢化可的松因含乙醇（酒精）不能作静脉推注，需用 5% 或 10% 葡萄糖注射液稀释（稀释浓度大于 1mg/1ml）作静脉滴注。琥珀氢化可的松与甲泼尼龙一样，可作静脉推注或滴注，剂量：琥珀氢化可的松成人为 400～

1000mg/d(《支气管哮喘防治指南》推荐[3]),等分3次。小儿5~10mg/(kg·次),每天2~3次(《儿童支气管哮喘防治常规》推荐[4])。若再加大剂量非但疗效不随之增加,反而易发生低血钾,尤其发生于合并静脉滴注 β_2 激动剂时[2],疗程3~5天,改口服泼尼松,辅用吸入皮质激素,或大剂量吸入皮质激素辅用吸入沙丁胺醇或用大剂量吸入皮质激素,借以巩固疗效,防止复发。

口服途径适应证

1990年英国胸科学会提出口服皮质激素的指征:每日病情和呼气峰流速逐渐恶化,表现为哮喘发作影响睡眠;晨间发作持续存在;呼气峰流速值下降到小于本人最佳值的60%以下;吸入支气管舒张剂量增加,需每4小时1次;还需辅用持续雾化或注射支气管舒张剂。

笔者认为2~5天短程口服皮质激素疗效高、几乎无全身不良反应。服用方便,依从性强,价格低廉,短程(疗程短于7~10天)服用可骤停。当吸入适量短效 β_2 激动剂后,哮喘症状未见明显改善或吸入高剂量皮质激素疗效不佳,就应口服皮质激素。

用法

口服皮质激素有泼尼松、泼尼松龙和甲泼尼龙,前两者为最常用,剂量1~2mg/(kg·d),总量不超过40mg/d,分两三次,短期口服疗程1~7天(《儿童支气管哮喘防治常规》推荐)。不依赖皮质激素的患者应用10天可全部停用,无需递减,依赖皮质激素或病情顽固易复发者则需长期口服,宜采用隔天清晨顿服。越来越多的学者主张开始口服皮质激素的同时或2~3天后即辅用吸入皮质激素,两者重叠2周以上,逐渐停用口服皮质激素,仅用吸入皮质激素来维持。《全球哮喘防治创议》2002年[2]推荐静脉使用皮质激素,病情稳定后,改为口服皮质激素,其疗程小儿3~5天,成人10~14天,不主张延长至数周及剂量递减停用,建议用吸入皮质激素维持。若患者不愿口服则用吸入大剂量皮质激素,成人用布地奈德,剂量为2400μg/d,等分4次,疗效与每天口服40mg泼尼松相同,既往推荐吸入2倍量皮质激素的维持量是不够的。

肌内注射途径适应证

季节(花粉)性哮喘与季节性变应性鼻炎;不愿每天频繁口服(激素依赖者)或吸入皮质激素患者。

用法

采用肌内注射(不常用)长效皮质激素,有两种(1)曲安奈德,成人每次剂量为20~40mg,每3~4周注射1次,连续3次为一疗程,以后每年1次。张君宪[27]用曲安奈德加利多卡因穴位封闭,治疗哮喘1450例(最小6岁),总有效率为95.5%,但注射3次以上出现抑制肾上腺皮质功能的不良反应,14/108例皮质醇低于正常,多次注射会产生皮质激素依赖。张建华[28]指出肌内注射曲安奈德方法虽简单,但应严格选择适应证,对无法实行吸入疗法或需长期口服泼尼松或难以控制的哮喘患儿可慎用,应避免重复注射。(2)得宝松(diprospan)每1ml含二丙酸倍他米松5mg和倍他米松磷酸酯钠2mg,前者具有微溶性,于注射部位缓慢释放,逐渐被吸收,其作用可维持4周以上,后者具有高溶性,迅速被吸收,在数小时内即发挥作用。因此本制剂兼有即刻和长期疗效。每次剂量为0.5~1ml(成人量),仍会产生全身不良反应,但较静脉或口服法为少。

肌内注射长效皮质激素最适用于季节性哮喘和季节性变应性鼻炎，因这类患者每年发病期仅 1 个月左右，每年注射 1 次，患者即可安然渡过花粉季节。由于剂量有限，中间有一段很长的间隔期，故极少出现因长期应用皮质激素的不良反应[29]。

注：静脉推注或滴注、口服或肌内注射皮质激素统称为应用全身性皮质激素，以前两者为常用；《全球哮喘防治创议》2002 年修订本[2]指出，应用全身性皮质激素的适应证为：(1)已用速效吸入 β_2 激动剂未能达到持续疗效；(2)患者虽正在口服皮质激素，但病情继续恶化；(3)既往哮喘发作需用口服皮质激素治疗才能缓解。林江涛 2005 年提出应用全身性皮质激素应做到适时、足量、短程。适时指哮喘急性发作第一小时内每 20 分钟持续雾化短效吸入 β_2 激动剂症状不能缓解者应尽早使用皮质激素静脉给药；足量：根据病情严重程度采用合适剂量而不应试探性由小剂量逐渐加量，以免延误治疗时机；短程：无皮质激素依赖者在 3 ~ 5 天内停药，有依赖者则延长给药时间。

吸入途径适应证

20 世纪 70 ~ 80 年代初，国外学者推崇吸入皮质激素作为对重度哮喘依赖皮质激素患儿的替代疗法，以此全部或部分替代长期口服皮质激素。随着时间的推移，学者们经细致的临床考核和严密的实验室监测，发现推荐"安全"剂量的吸入皮质激素具有疗效高、不良反应小和安全性大的优点，没有任何平喘药物能与之媲美。1995 年《全球哮喘防治创议》及其 2002 年修订本[2]在分级治疗方案中强调指出：除一级间歇发作外，在二级轻度持续，三级中度持续和四级重度持续均将吸入皮质激素列为首选控制药物。2003 年我国《支气管哮喘防治指南》[3]明确指出吸入皮质激素是长期治疗持续性哮喘的首选药物；2003 年的《儿童支气管哮喘防治常规》[4]也指出吸入皮质激素是哮喘长期控制的首选药物。根据病情轻重，剂量随之各异。至于一级间歇发作，若出现较重发作，亦应及时用吸入皮质激素来"早期干预"，此已得到越来越多学者的共识，甚至较轻的婴幼儿哮喘亦倡用吸入皮质激素以防止复发。有学者认为较早吸入皮质激素可防止哮喘发展成不可逆的气道阻塞，且对儿童发育无影响[30]。当前全球学者一致认为吸入皮质激素早期干预是防治哮喘的最佳和最重要的措施，诊断明确后应用越早效果越佳；反之越差。病程在 6 个月至 2 年内应用，肺功能可望恢复正常。若延迟应用症状虽可控制，但肺功能难恢复，成为"残余"哮喘，极少数形成气道重塑需终身用药。

笔者认为：(1)哮喘诊断一旦明确或高度怀疑病例包括咳嗽，变异型哮喘应首选吸入皮质激素，同时考核疗效可作为诊断性治疗；(2)特别重视青春发育前 1 ~ 2 年哮喘患儿，不论哮喘发作程度归属于何级，均应先用吸入皮质激素，抑制其发作，持续 1 ~ 2 年，进入青春期可望发作终止；(3)并发糖尿病、高血压，消化性溃疡和骨质疏松，尤其是依赖皮质激素者(小儿罕见)，选用吸入皮质激素较为合适；(4)业已明确丙酸倍氯米松对胎儿无致畸和流产作用，可作为防治妊娠哮喘的首选药物。

哮喘患儿并发真菌、细菌、全身病毒感染或眼单纯疱疹时吸入皮质激素需慎用。在细菌或病毒性呼吸道感染，吸入皮质激素可继续应用。哮喘合并活动性肺结核需与抗结核药物合并应用。

吸入皮质激素使用的装置(详见第八章第二节)，有射流喷射式雾化器(空气压缩泵或氧气动力式和超声雾化器)、压力定量气雾剂(pMDI 即 MDI)、压力定量气雾剂辅加储雾罐、呼吸启动式气雾剂(吸乐)装置和干粉吸入器。(1)雾化器及压力定量气雾剂辅加储雾罐主要用于小于1～3岁婴幼儿和不合作的年长儿;国外用于雾化器的皮质激素为布地奈德,国内常用地塞米松;20世纪70年代末叶根荃用丙酸倍氯米松作超声雾化;当前国外提倡用布地奈德,不用丙酸倍氯米松和地塞米松,置于空气压缩泵内或高流量氧气为动力的射流装置作雾化;(2)压力定量气雾剂应用最广泛,内装各种吸入皮质激素,适用于6岁以上小儿;(3)吸乐装置和干粉吸入剂适用于4岁以上小儿。胶囊式干粉吸入剂需耐心指导,嘱患儿先吸带有吸管的饮料,再目睹已学会吸干粉剂年长儿的正确使用方法(笔者曾用在最小年龄为30月龄的幼儿)。

吸入皮质激素剂量,《全球哮喘防治创议》2002年修订本推荐小儿吸入皮质激素每天吸入量:二级轻度持续用布地奈德(或相当量)100～400μg(成人用丙酸倍氯米松≤500μg),三级中度持续用布地奈德400～800μg(成人用丙酸倍氯米松200～1000μg),四级严重持续用布地奈德>800μg,成人用丙酸倍氯米松>1000μg(注:原文中小儿吸入皮质激素以布地奈德,成人以丙酸倍氯米松为例,未统一)。常规推荐剂量参见表8-1,表8-2(笔者认为不必拘泥于规定剂量),并指出成人每天吸入丙酸倍氯米松500μg,大部分患者能控制哮喘包括症状、肺功能和气道高反应均有改善,不良反应亦小,称为“安全量”,若吸入剂量再增大,非但难以进一步提高疗效,反而增加不良反应。为此在考虑增加吸入皮质激素量之前,先辅用下列一种或多种控制药物(包括长效氨茶碱、色甘酸钠或奈多罗米)、抗白三烯药物,长效吸入或口服 β_2 激动剂,必要时辅用短程口服皮质激素,国外大多数学者主张先辅用长效吸入 β_2 激动剂(可用长效氨茶碱替代)。当然亦可先适当增加每天吸入皮质激素剂量,当其已达高剂量,哮喘症状控制还不理想亦可辅用上述一种或多种控制药物。某些严重哮喘患者长期用较大剂量吸入皮质激素,有利于减少或撤除口服皮质激素,因前者的安全性大于后者[2]。笔者与上海市第九人民医院顾洪亮医师主张小儿每天吸入皮质激素量一般用300～400μg(丙酸倍氯米松),经长期应用证实疗效佳,不良反应不明显,300～400μg可视为小儿“安全量”。

方法与疗程

吸入方法须规范,每天分成2次较合适,对学龄儿,笔者用丙酸倍氯米松,早吸100μg,晚吸200μg,疗程结束前1～2月可改为1次。每隔3～4个月复查1次,若症状控制理想,肺功能改善明显,剂量可适当减少(降级);反之剂量增加(升级)。国外报道用吸入皮质激素1个月以上,能有效减轻气道变应性炎症的病理变化,若持续治疗26个月则气道管径达到最大程度的舒张,持续42个月才能使组胺激发试验的 PD_{20} 所需组胺达到最高量,提示前两者仅使痉挛气道得到缓解,而后者则使气道变应性炎症及其高反应性恢复到正常,因此疗程宜持续2～3年半。一般持续1～2年。有学者主张吸入皮质激素至少用至症状完全缓解后1～3年;但目前尚无确切的停药指标,可采用递减方案,直到哮喘的严重程度降低到一级可考虑停用。有学者建议停药前进行非特异性支气管激发试验或气道高反应测试,若降到正常,才考虑停药。如果过早停用吸入皮质激素,易引起复发,但病情较轻,持续时间较短,再用吸入皮质激素仍然有效。长期用吸入皮质激素,即使吸入小剂量的丙酸倍氯米松亦可有效减少,甚至阻止致死性发作的发生。一般认为疗程长短主要由病情轻重来决定的。病情较轻者,疗程3～6个月,结束后可完全停药,4个月或更长时期哮喘可不发作;病情较重者,需坚持用药18个月以上;母双[31]认为成人患者需坚持吸18个月而不能停用,在无其他更优疗法的前提下,应终身维持;高红[32]认为个别患儿也需终身吸用。长期应用吸入皮质激素,不可避免地出现不良反应。笔者[33]提出吸入皮质激素与色甘酸钠干粉剂联合应用一段时间,用后者逐渐地部分或全部替代吸入皮质激素,由此可减少皮质激素的剂量和缩短其疗程而不引起复发,还可减少或避免皮质激素引起的不良反应(详见第七章第二节)。

总之吸入皮质激素剂量、疗程随病情和病程而异,不宜硬性规定,采用个体化,随时修改防治方案。

吸入皮质激素的失败原因及其对策

使用吸入工具方法不正确　对初次应用者必须耐心示范,个别教练,定期复查,纠正错误,杜绝"敷衍",并需多次嘱咐在缓解期仍应按时使用,剂量可酌情减少,但绝不可擅自停用或减量,否则将半途而废。对年幼或不能配合应用压力定量气雾剂的患儿,需及时辅用储雾罐或改用吸乐装置或干粉吸入剂或雾化器。

积极防治呼吸道感染　业已明确呼吸道感染包括病毒、肺炎支原体(MP)和肺炎衣原体(Cpn),这三者既是感染原又是变应原,尤其病毒感染是激发小儿哮喘发作的最主要原因之一,细菌感染引起喘息者少见。若未及时治疗,变态反应持续存在,喘息不止。

笔者首创干扰素α及干扰素γ气雾剂[34]和利巴韦林气雾剂[35]防治小儿哮喘及呼吸道病毒感染均取得较佳疗效,不但能阻止呼吸道病毒感染诱发哮喘,且前两者还能抑制IgE的合成,有利于哮喘的防治,也可用双黄连抗病毒制剂。肺炎支原体和肺炎衣原体感染的治疗药首推大环内酯类药,可选用琥乙红霉素或罗红霉素或阿奇霉素(耐药株少见)。对细菌感染者选用敏感有效抗生素,宜用足够剂量和疗程来彻底清除感染。平时可应用免疫调节剂如斯奇康(卡介菌多糖核酸)、转移因子、胸腺肽、核酪、乐泰、乳清液和玉屏风散以减少呼吸道感染的发生。

同时防治变应性鼻炎　哮喘与变应性鼻炎的关系极为密切。笔者[36,37]于20世纪80年代初指出后者是前者的前哨站,潜伏着激发因素,并在国内首创国产丙酸倍氯米松喷鼻剂(BDNA)与丙酸倍氯米松合用,既可阻止变应性鼻炎发作,又可提高控制哮喘的疗效[37],与21世纪初世界卫生组织的观点不谋而合。世界卫生组织[38]明确指出哮喘与变应性鼻炎属于"一个呼吸道,一种疾病"的范畴(详见第十二章第二节)。由鼻腔喷入吸入皮质激素,疗效较理想,每天必须确切计算由口腔和鼻腔吸入皮质激素的总量。2001年国外学者[39]报道0～4岁和12～16岁患者每天吸入丙酸倍氯米松最低量平均为454～541μg,最高量平均达1238～1773μg。笔者每天应用500～600μg,偶用800μg,症状控制后及时减量。总量过大,时间稍长,警惕诱发全身不良反应。此与《全球哮喘防治创议》2004年修订本指出由鼻腔加支气管的吸入皮质激素,可能有重叠的不良反应需慎重的观点相一致[40];还须注意鼻窦炎的防治。

重视防治哮喘夜间发作　中至重度哮喘发作尽管已用大剂量吸入皮质激素及缓解药物,白天咳喘渐趋控制,但夜间仍发作频繁,未见明显改善,尤其在治疗初期,因此临睡前必须用长效口服或长效吸入β_2激动剂或长效茶碱控制药物。根据病情、供应情况及购买能力分别选用下列一种药物：爱纳灵、帮备、美普清（原名美喘清口服剂）、全特宁（原名喘特宁）、祺泰（沙美特罗）气雾剂、施立稳（沙美特罗）气雾剂及其碟剂、福莫特罗气雾剂、奥克斯都保（福莫特罗干粉）、舒利迭干粉剂（含沙美特罗及丙酸氟替卡松干粉）、信必可干粉剂（含福莫特罗及布地奈德干粉）、氨茶碱控释片或缓释片（葆乐辉，舒弗美）。长效吸入或长效口服 β_2 激动剂尤其吸入制剂的疗效较长效茶碱为佳，但价格较贵。笔者[41]于 1978 年起与上海华山医院、仁济医院及上海市第六人民医院等共同开发的强效止喘片，每片含氨茶碱 100mg、克仑特罗 20μg 和山莨菪碱 2mg，用分层释放法制成，奏效快、作用持久（可维持 10～12 小时），控制夜间哮喘发作，疗效满意，因口服茶碱与 β_2 激动剂（克仑特罗）合用可能有附加作用，较两者单用更有效[2]。

联合用药　吸入皮质激素起效较慢，需两三天见效，规则用药 1～2 周才达到明显疗效，故宜与短效吸入 β_2 激动剂合用，后者能有效舒张支气管，早日控制症状，同时有利于丙酸倍氯米松颗粒沉积于气道深部。小儿好动易由运动诱发哮喘，丙酸倍氯米松虽能控制症状，但起效时间较 β_2 激动剂为慢，控制症状延迟，另外丙酸倍氯米松不能降低由二氧化硫诱发的气道高反应性，但 β_2 激动剂却能降低其高反应性，β_2 激动剂对抑制速发相哮喘反应疗效较佳而不能抑制迟发相哮喘反应，丙酸倍氯米松则对速发相哮喘反应的疗效较差（既往认为基本无此作用）但能抑制迟发相哮喘反应，两者合用标本兼治[14]。笔者认为对某些顽固哮喘患儿可考虑适当延长丙酸倍氯米松与短效吸入 β_2 激动剂的合用时间。20 世纪 90 年代中期国外多数学者认为长期、定期用短效吸入 β_2 激动剂，会降低其疗效，掩盖气道炎症，目前国外学者认为，长期、定期用长效吸入 β_2 激动剂引起的上述不良反应较短效吸入 β_2 激动剂为小且少见，推出吸入皮质激素和长效吸入 β_2 激动剂联合用药[20,21]（常用制剂有舒利迭和信必可，还有抗白三烯药物）。目前学者认为吸入皮质激素疗效不理想而欲增加剂量，量虽增但疗效提高较慢，且不良反应增加，即疗效/不良反应比值降低。另外，单用吸入皮质激素不能迅速缓解症状故以吸入皮质激素为基础的联合其他药物疗法，日益受到关注。

其他　减少环境变应原的存在，注意有否并存胃食管反流等。

六、不良反应

皮质激素应用的主要限制因素是因其产生一系列的不良反应。

全身影响

应用全身性（包括口服、静脉及肌内注射）皮质激素的不良反应（表 9－3）。

表 9－3　应用全身性皮质激素引起的不良反应

部位及分类	不良反应
中枢神经系统	假性脑瘤、精神病
肌肉骨骼	骨质疏松和自发性骨折、无菌性骨坏死、肌病－肌肉无力
眼	青光眼、白内障
胃肠	消化性溃疡、肠穿孔、胰腺炎
心血管和水、电解质平衡	高血压、水钠潴留、低钾性碱中毒

（续表）

部位及分类	不良反应
变态反应	荨麻疹、过敏症（anaphylaxis）
内分泌	丘脑－垂体－肾上腺轴的抑制、生长抑制、继发性闭经、肾上腺皮质功能危象
代谢	高血糖症和遗传性糖尿病素质的显现、非酮症性高渗性状态、高脂血症、脂肪分布改变（典型库欣样改变）、肥胖症、肝脂肪浸润、药物相互作用（降低新双香豆素的抗凝作用）
抑制成纤维细胞	抑制伤口愈合、皮下组织萎缩（皱纹、紫癜、瘀斑）、皮肤变薄易青肿，出现皮纹
抑制宿主防御的功能	免疫抑制，无变应性、对吞噬细胞动力学和功能的影响、感染率增加

应用全身性皮质激素引起不良反应，其发生率和严重性每个患者差异很大，与选用药品的种类、应用剂量的大小及疗程的长短直接有关。剂量越大，疗程越长，产生不良反应越明显而严重。一般认为应用推荐剂量持续 7～10 天不易发生全身不良反应。长期口服皮质激素引起不良反应已屡见不鲜。近期有肌内注射引起不良反应报道，张建华[28]报道 21 例哮喘患儿肌内注射曲安奈德 40mg，注射前及注射后第七，十四，二十一，二十八天测血浆皮质醇和促肾上腺皮质激素，结果显示：注射后对皮质醇和促肾上腺皮质激素的分泌有明显抑制作用，尤其对前者抑制的程度和持续时间较后者更为明显，同时见数例因连续肌内注射引起消化性溃疡出血，肺部继发感染和结核播散等严重不良反应。张君宪[27]用曲安奈德加利多卡因作穴位注射治疗哮喘病 1450 例，疗效虽佳但出现体重增加、肥胖、皮质醇下降等不良反应，注射 3 次以上对肾上腺皮质功能抑制作用更为明显，多次注射会发生对皮质激素的依赖。肌内注射皮质激素不能无限制盲目滥用，若哮喘患者并存结核、青光眼、糖尿病、消化性溃疡等，应用全身性皮质激素，更应严格控制，及早用吸入皮质激素并进行相关防治。口服皮质激素期间，勿与患水痘者接触，若出现水痘前驱症状时，先停服皮质激素，用孟鲁司特或色甘酸钠及长效吸入或口服 β_2 激动剂或缓解茶碱替代，水痘用阿昔洛韦（aciclovir）治疗。

吸入皮质激素的不良反应

吸入皮质激素引起的全身不良反应取决于该药的剂量、疗程、作用、生物效应，肝首过代谢和全身吸收（主要由肺脏与肠道吸收）。由口腔吸入或喷入的吸入皮质激素药物颗粒大部分堆积于口咽部，经咽下入消化道，很快被肝脏代谢，仅 10% 给药量沉积于下呼吸道而发挥局部的抗炎作用，以原型进入血循环。每天吸入 400μg 的丙酸倍氯米松能发挥全身作用者，其量仅相当于口服泼尼松 1～1.5mg，故其全身作用相当微弱，几乎不引起不良反应。吸入皮质激素具有优异的临床安全性，但长期大量应用吸入皮质激素也可能产生下列不良反应。

对丘脑－垂体－肾上腺（HPA）轴的影响　吸入皮质激素对丘脑－垂体－肾上腺轴的影响是对其全身作用最广泛的研究课题。《全球哮喘防治创议》2002 年指出吸入皮质激素每天少于 400μg 对小儿丘脑－垂体－肾上腺轴没有明显抑制作用，若吸入较大剂量用敏感方法则能测到轻微变化。若长期用大剂量吸入皮质激素（一般认为每天

吸入 >1500μg)会严重抑制丘脑-垂体-肾上腺轴,导致致死性急性肾上腺皮质功能危象(adrenal crisis)。Todd(2002 年)[42]报道在英国已发生 27 例(成人 4 例,小儿 23 例),其中由布地奈德和丙酸倍氯米松引起者各 2 例,每天吸入量布地奈德为 1200μg、2000μg,丙酸倍氯米松为 1600μg、2000~4000μg,这些剂量远远超过安全量;而由丙酸氟替卡松引起者 23 例,每天吸入量为 500~2000μg(按丙酸倍氯米松计算为 1000~4000μg),亦超过安全量。2003 年加拿大学者报道自 1996 年 1 月~2002 年 9 月亦有相类似情况发生,9 例吸入丙酸氟替卡松出现肾上腺皮质功能不全,但尚未发现与布地奈德和丙酸倍氯米松有关[43]。5 例为 4~13 岁小儿,给药剂量丙酸氟替卡松为 250~1100μg/d(按丙酸倍氯米松计算为 500~2200μg/d),4 例超过 1000μg/d(按丙酸倍氯米松计算为 2000μg/d),1 例男孩(年龄不详),另 1 例为 72 岁男性出现肾上腺皮质功能危象。尽管英国发生肾上腺皮质功能危象的病例是由大剂量吸入皮质激素还是由全身性皮质激素所致,尚需进一步观察[44],但发生肾上腺皮质功能危象的病例以用吸入丙酸氟替卡松占绝大多数。澳大利亚报道 1 例用丙酸氟替卡松 <400μg/d 出现肾上腺皮质功能危象,提示丙酸氟替卡松对丘脑-垂体-肾上腺具有一定的抑制作用,必须引起高度警惕。若长期用适量的吸入皮质激素则对丘脑-垂体-肾上腺轴无累积效应。

对生长、骨骼的影响

吸入皮质激素能引起生长迟缓。每天吸入皮质激素 100~200μg 对生长不受影响,较大剂量则可出现生长迟缓现象,一般在用药第一年出现(4~10 岁儿童较为敏感)。轻度者较严重者容易发生,可能与后者的气道直径较狭,进入的药物颗粒较少,使全身的生物利用度较低有关。大多数学者认为吸入皮质激素可能会导致一过性的生长速率减缓,但最终能达到正常人高度[2]。另可能对骨骼有影响:未发现吸入皮质激素引起骨折增加的现象,有学者报道 700 例哮喘患者,长期吸入皮质激素(平均每天用量约 430μg),对骨质无不良影响。高红[32]对 34 例哮喘患儿吸入皮质激素,剂量 100~600μg/d,疗程不到 1 年,于用药前及用药 6 个月后行骨密度检测,差异无显著意义。张宝发报道哮喘患儿吸入布地奈德,未见骨密度减少,反而增加。国外学者认为小儿具有修补由皮质激素导致的骨质丧失的能力。

对精神、皮肤及毛发的影响　高红[32]报道 104 例哮喘患儿,用吸入皮质激素超过 1 年,1 例表现为兴奋多动,2 例皮肤变粗糙,3 例毛发增多。

对气道黏膜上皮细胞的影响　若用局部皮质激素经常涂擦皮肤治疗特应性皮炎或皮炎,日久后可引起涂擦部位的皮肤与组织萎缩,因此人们会担心吸入皮质激素是否也会对气道黏膜发生同样的不良的反应,一旦成为事实,即黏膜萎缩,纤毛破坏,排痰受阻,造成气道梗塞,气急加重,确实亟需注意,但经长期严密观察,吸入皮质激素非但无此不良反应,相反它能促进气道黏膜表面受损的纤毛生长和上皮修复(图 9-2)。Kershman 对持续吸入丙酸倍氯米松长达 18 个月的患儿,作肺组织活检未发现上皮细胞萎缩。有学者对连续 3 年吸入皮质激素者作肺组织和鼻黏膜活检,用光镜和电镜检查未见异常,还有报道每天吸入布地奈德 1600μg 长达 1 年,用光镜和电镜检查气道黏膜上皮细胞也未发现损害[14]。前述图 9-2 显示吸入皮质激素 3 个月,原来因慢性炎症破坏的气道黏膜上皮和纤毛很快恢复正常。为何局部皮质激素对气道黏膜和皮肤组织的作用导致截然不同的结果与下列因素有关:(1)气道黏膜接触吸入皮质激素的浓度较低;(2)吸入皮质激素在气道内停留时间较短,因吸入皮质激素被黏膜纤毛清除和由气道吸收相对较快;(3)皮肤与肺的成纤维细胞对皮质激素的敏感程度不同,后者比前者的敏感性低100倍。

对呼吸道感染的影响　20世纪90年代初已明确吸入皮质激素并不增加呼吸道病毒或细菌感染(包括细菌性肺炎或肺脓肿)的发病率,也不延长感染时间。并存活动性肺结核或近期结核菌素试验转阳性的患者或X线胸片证实肺结核已"愈合"但以往从未接受有效的抗结核治疗者,前两者应用吸入皮质激素的同时需合并用抗结核药物,后者若长期口服皮质激素则应合用异烟肼。

近期国外也有学者认为肺结核患者应用大剂量吸入皮质激素对结核的作用尚未明确,需进一步探讨。

对口咽和眼的影响

口咽部　高红[32]观察138例每天吸入皮质激素在100~600μg者,3个月后出现咽部局部不良反应,表现为咽喉干痒、咽喉部轻度刺激和干咳,用药时加剧,还可发生喉炎,但无1例发生口腔假丝酵母感染。局部不良反应的发生较国外报道为低,可能因多数患儿与应用干粉剂,用药后勤漱口有关。国内外学者报道吸入皮质激素诱发白色假丝酵母(真菌)感染较多。成人长期每天吸入丙酸倍氯米松800μg,10%~20%患者口咽部生长真菌(鹅口疮)。有学者观察34例每天吸入丙酸倍氯米松200~1600μg,于用药前40%的患者口咽部已有假丝酵母生长而用药后真正发生鹅口疮仅为13%。小儿较少见,其发生率为1%。笔者[14]曾报道小儿发生鹅口疮率为7.5%。经局部涂龙胆紫,2周后复查均消失。迄今全世界吸入丙酸倍氯米松的人数已逾1000万,但未发现口咽部假丝酵母蔓延到下呼吸道和全身脏器的报道。

牙齿　未发现吸入皮质激素可增加龋病的发生。但吸入β_2激动剂,降低口腔的pH[2],可增加对牙齿的侵蚀。

眼　国外报道800余例小儿长期(1~15年)接受吸入皮质激素,未发现白内障的发生。

声嘶　吸入皮质激素沉着于声带,直接作用于控制声带张力的随意肌,使其发生变形萎缩,从而引起活动功能障碍,声音嘶哑,但较少见。高红[32]报道3.6%可发生声音嘶哑,成人用大剂量吸入皮质激素亦可发生声嘶。停用吸入皮质激素,声音可恢复。声音嘶哑与鹅口疮不同,前者恢复后再吸皮质激素,不易复发,而后者可能复发。须与呼吸道感染引起的声音嘶哑作鉴别。

吸入皮质激素不良反应的防治措施

国内哮喘患者吸入皮质激素远未普及,敏感程度远较国外为高,因此用"安全"剂量即可取得良好疗效,成人每天吸丙酸倍氯米松500μg,小儿300~400μg一般不引起全身不良反应,可视为"安全"量。笔者[45]对13例顽固性哮喘患儿长期(疗程为6年余)每天丙酸倍氯米松吸入量约为300μg,定期随访未见库欣综合征、生长受抑和血压增高现象,并测量皮质醇和促肾上腺皮质激素均在正常范围内。当哮喘患者用"安全"剂量控制不理想时,在考虑增加吸入皮质激素之前,先辅用其他控制药物如长效吸入

β_2 激动剂、长效氨茶碱，白三烯调节（拮抗）剂。笔者[33]曾建议吸入皮质激素同时合用吸入色甘酸钠干粉剂，两者合用一段时间，以后者部分甚至全部替代前者，可减少前者的剂量（至少可不增加其剂量）缩短其疗程，仍能良好控制哮喘，从而减少甚至避免吸入皮质激素引起的潜在性不良反应，经笔者 10 年随访取得预期理想效果。若应用大剂量吸入皮质激素（一般不宜超过半年），应及时递减，切不可突然停药，以最小剂量控制哮喘症状，力求哮喘不发作。由于肾上腺皮质功能受抑制及肾上腺皮质功能危象的症状与体征（表现为食欲缺乏、体重下降、腹痛、疲劳、头痛、恶心、呕吐、意识模糊、低血糖或癫痫发作等）缺乏特异性，对需长期用较大剂量的吸入皮质激素，尤丙酸氟替卡松须定期检测血中皮质醇以了解丘脑－垂体－肾上腺轴抑制程度，若疑及肾上腺皮质功能危象前期表现，须及时辅用口服皮质激素。定期检查口咽黏膜有无白色斑点——鹅口疮，若存在，可用甲紫或抗真菌药涂擦局部。观察有无声音嘶哑，须与上呼吸道感染引起的声音嘶哑作鉴别，必要时停用吸入皮质激素。提倡用温清水漱口或辅用储雾罐可防止或减少口腔黏膜真菌感染。储雾罐对声音嘶哑无预防作用[2]。最近盛锦云报道吸入皮质激素并发水痘，若水痘有泛化趋向，即停用皮质激素 2 周，以孟鲁斯特替代。

七、展望

20 世纪 90 年代初起在上海、北京等地积极开展吸入皮质激素防治哮喘，取得卓越疗效，但发现约 10% 成人患者与 2% ～3% 患儿的疗效不够满意，吸入皮质激素的剂量需逐步增加，一些不良反应随之增多。《全球哮喘防治创议》2002 年修订本除重申吸入皮质激素为防治哮喘的首选控制药物外，并指出在考虑增加吸入皮质激素剂量之前，先辅加其他控制药物，尤其与长效吸入或口服 β_2 激动剂或缓释茶碱或孟鲁斯特或 omalizumab 合用，疗效进一步提高，其不良反应远较既往建议应用免疫抑制剂如甲氨蝶呤，环孢素、金制剂及口服皮质激素为低，提示吸入皮质激素的剂量应适当控制，不能用 20 世纪 90 年代初某些学者提出其剂量可增加至每天 2mg（2000μg），从而避免急性肾上腺皮质功能危象等不良反应的产生，人们期待局部抗炎作用更强，代谢更快，全身不良反应更少即高效低量化的新一代吸入皮质激素早日问世。卞如濂（2005 年）报道最近国外推出三类新型吸入皮质激素：（1）分离型皮质激素（dissociated glucocorticoict）能选择性降低基因的转录，即增强转录阻遏，从而减少全身不良反应，有 Ru24858；（2）准位激活，即在气道内转化激活的前体药，有环索奈德（ciclesonide，CID），无咽喉不良反应，全身反应少；（3）局部治疗指数高的有氯替泼诺氯甲基酯（loteprednol etabonate，LE），它们均具有更强的局部抗炎作用，更少的全身不良反应。

第二节　拟肾上腺素能药及 β_2 受体激动剂

早在 5000 年前我国就开始用麻黄治疗哮喘。20 世纪 40 年代国外学者发现人体内存在一种能与药物起反应的特殊细胞成分，根据其对药物发生不同的反应，被分为两类，分别命名为 α 受体和 β 受体。Ahlquist 阐述了 α 和 β 受体学说；20 世纪 60 年代研制成功 β 受体激动剂：异丙乙基去甲肾上腺素（isoetharine）。Lands（1966 年）提倡将 β

受体分为两部分，嗣后将分布于人类心肌和肠平滑肌上的受体称为 β_1 受体，而分布于呼吸道平滑肌上的 β 受体称为 β_2 受体，β_2 受体主要位于气道的平滑肌、纤毛上皮细胞、杯状细胞、肥大细胞、肺泡Ⅱ型细胞和血管内皮细胞等效应细胞上，这些细胞上的受体一旦被药物激活，分别产生平滑肌松弛、纤毛运动增加、促进黏液分泌、抑制炎症介质的释放、促使肺表面活性物质合成、降低血管渗透性等作用。这些效应均有利于缓解或消除喘息症状。早期临床应用肾上腺素或异丙肾上腺素虽有明显平喘作用，但同时发现伴有严重的心血管不良反应。之后的研究证实前者对 α 和 β 受体均有激动作用，后者对 β_1 和 β_2 受体均有激动作用。以后国外学者发现各种 β 受体激动剂都是苯乙胺的衍生物，其 N 末端结构与选择性作用有关，其取代基团越大则对 β 受体的选择性越强；后又发现改换儿茶酚环的羟基位置或加上其他基团则可防止单胺氧化酶（MAO）的破坏，从而延长其作用时间；经不懈努力，终于研制成选择性 β_2 受体激动剂（β_2 激动剂）。应用一般治疗剂量，没有 α 和基本上无 β_1 受体激动的作用，它保留了非选择性拟肾上腺素能药物的平喘作用，很大程度上减轻了对心血管的不良反应，同时又使药物的平喘时间显著延长（表 9－4），故其他平喘药物不能与之媲美，逐渐取代非选择性 β 激动剂，后者除肾上腺素对特定的重症哮喘抢救偶尔使用外，基本废用，而选择性 β_2 激动剂根据疗效持续时间长短，分为短效和长效。

表 9－4　常用 β 受体激动剂的作用特点

药　名	受体选择性	维持时间（h）	用　法
肾上腺素	$\alpha=\beta$	1～2	皮下
异丙肾上腺素	$\beta>\alpha, \beta_1=\beta_2$	<1	舌下含、吸入、静脉
沙丁胺醇	$\alpha=0, \beta_2>\beta_1$	4～6	口服、吸入、静脉
特布他林	$\alpha=0, \beta_2>\beta_1$	6～8	口服、吸入、静脉
普卡特罗	$\alpha=0, \beta_2>\beta_1$	10	口服、吸入（吸入为短效、口服接近长效）
沙美特罗	$\alpha=0, \beta_2>\beta_1$	12	吸入
福莫特罗	$\alpha=0, \beta_2>\beta_1$	12	吸入、口服
全特宁（沙丁胺醇缓释片）	$\alpha=0, \beta_2>\beta_1$	12	口服

一、平喘作用的机制

肾上腺素、麻黄碱和异丙肾上腺素的平喘作用是由气道平滑肌的 β_2 受体介导的。肾上腺素和麻黄碱还可能激动副交感神经节突触前膜的 α_2 受体，抑制胆碱能神经对支气管的收缩作用。β_2 激动剂继承了非选择性 β 激动剂的全部平喘作用。

舒张支气管

β_2 激动剂进入人体后，与气道平滑肌细胞表面具有高亲和力的 β_2 肾上腺素能受体结合并相互作用。通过核苷酸偶合蛋白，激活腺苷酸环化酶，该酶将腺苷三磷酸（ATP）转变成 3，5 环腺苷酸（cAMP）并使其在细胞内浓度升高。环磷酸腺苷作为一种传递信使，将信息传递给细胞内蛋白激酶 A，产生脱磷酸作用，并抑制肌球蛋白的磷酸化,使其轻链激酶的活性降低,又刺激钙离子泵;环腺苷酸又可使肌细胞膜电位稳定最终达到支气管的舒张。近年发现很低浓度的 β_2 激动剂并不引起环腺苷酸增高,仅开放钾离子通道,直接舒张平滑肌[46]。各种 β 激动剂均有强大的支气管舒张作用,临床发现 β_2 激动剂舒张支气管的强度为氨茶碱的1000倍。它们能有效舒张大小气道的平滑肌,尤其小气道的平滑肌,且对氨甲酰胆碱、组胺、5－羟色胺、前列腺素 $F_{2\alpha}$、白三烯 C_4 和 D_4 及P物质等炎症介质引起的气道平滑肌收缩均有良好解痉作用,这些作用较抗胆碱药强,较色甘酸钠更强。

增加气道黏膜纤毛清除能力

β 激动剂能增加支气管黏膜纤毛的摆动速度,促进排痰功能,此作用在正常人、哮喘和慢性阻塞性肺病患者均有明显表现。β_2 激动剂还能增加杯状细胞的分泌量,促进氯离子和水分子进入气道管腔,有利于稀释和排出痰液。哮喘患者的气道纤毛有不同程度的损害,以致 β_2 激动剂对纤毛清除力的增强功能受到减弱,而吸入皮质激素可加速纤毛结构及其功能的恢复,从而提高 β_2 激动剂对纤毛清除力的作用。

降低血管渗透性

Svenjo 证实特布他林和异丙肾上腺素可阻止各种炎症介质引起的大分子物质向血管外渗出,此作用在皮肤、骨骼肌、气管、肺和肠系膜等的微血管床得到证实,并发现吸入疗法对抑制水肿的作用更强。

稳定肥大细胞(嗜碱性粒细胞)膜抑制其释放炎症介质

近年来研究证实 β_2 激动剂激动 β_2 受体,对肥大细胞(嗜碱性粒细胞)膜有稳定作用,并抑制其释放组胺、白三烯等炎症介质;国外学者又证实长效吸入 β_2 激动剂能抑制抗原诱导的速发相哮喘反应与迟发相哮喘反应及组胺诱导的气道高反应,但血液与痰中的炎性细胞并未减少,活检显示慢性气道炎症并未因用长效吸入 β_2 激动剂而改善[5]。因此 β_2 激动剂能否抑制肥大细胞和嗜碱性粒细胞释放炎症介质尚有争论,支持者的观点依据是药理和临床研究的间接结果,难以全信。

二、临床应用

肾上腺素

舒张支气管平滑肌作用强大而迅速,除用于治疗哮喘的急性发作外,还用于诊断性治疗,但因其在激动 β_2 受体的同时,又激动 α 和 β_1 受体,α 受体被激动引起血管收缩,β_1 受体被激动,使心脏收缩力加强和心率加快,故用此药后,在哮喘症状改善的同时,出现面色苍白、头痛、呕吐、心动过速、心律失常与血压增高等不良反应。20世纪80年代末美国学者已不再坚持肾上腺素作为传统治疗小儿哮喘急性发作的首选药物,亦不用于诊断性治疗,被短效吸入 β_2 激动剂所替代。若缺乏或已用短效吸入 β_2 激动剂,疗效欠佳,患儿又无心血管疾病时可用本药。用法1∶1000溶液,0.01ml/(kg·次),皮下注射,一般不超过0.3ml,必要时隔15～30分钟重复1次,应注意其不良反应。也可将其溶液稀释作雾化吸入,不良反应较少,避免用药过量。

麻黄碱

药理作用与肾上腺素相似,单独应用疗效不佳,且易产生耐药性和引起中枢神经兴奋、震颤及心悸等不良反应，常用作口服。上海长征医院儿科将麻黄碱、氨茶碱和苯巴比妥三者合用，经40年临床应用，疗效尚佳，不良反应也少。有学者认为麻黄碱与抗组胺药合用，可减少患儿夜间喘鸣或痰声，也可预防喘息发作。近年国外有学者提出少量麻黄碱与氨茶碱合用会增加后者不良反应，故不主张两者合用。

异丙肾上腺素（喘息定、治喘灵）

因兼有 β_1 和 β_2 受体激动作用，可出现心悸和头晕等不良反应。本药可作雾化吸入，舌下含服及静脉滴注，雾化吸入30～60秒即能奏效，作用最快，但持续时间较短，吸入本药过多，中间代谢产物可阻断其对β受体的作用。国外学者指出20世纪60年代的哮喘死亡率增高可能与过多应用异丙肾上腺素气雾剂有关，之后又有学者认为哮喘死亡率增加与患儿家长过分依赖其疗效而忽视应用其他药物（尤其皮质激素）有关，并非完全由本药所致。近年来发现沙丁胺醇的支气管舒张作用较异丙肾上腺素强10倍，而对心脏的作用仅为后者的1/10～1/7，作用持续时间较后者长3倍。吸入沙丁胺醇（一般剂量）后 PaO_2 上升，而吸入异丙肾上腺素后则下降。20世纪80年代初期 Rudolph 指出在小儿哮喘严重发作（持续状态），应用短效吸入 β_2 激动剂，静脉注射或滴注氨茶碱和皮质激素疗效不佳，甚至恶化时，静脉滴注本药能明显逆转支气管痉挛，对并存严重碳酸血症有一定疗效，似有“起死回生”的效果，能减少辅助机械通气的使用[14]。应用方法详见第十章危重型哮喘的诊治，但 Bigby 指出静脉滴注异丙肾上腺素会引起心肌损害，不主张应用。

β_2 激动剂

20世纪70年代末国外学者致力于高选择性 β_2 激动剂的研究，对肾上腺素分子结构上的儿茶酚胺环和侧链作了某些改变，使其对 β_2 受体具有高度选择性，治疗剂量对支气管平滑肌具有较强的舒张作用而对心脏的 β_1 受体几乎无作用，且能抵御儿茶酚胺氧位甲基转移酶（COMT）和单胺氧化酶（MAO）的破坏，导致对平滑肌的松弛作用得到延长，可持续4～8小时，而肾上腺素和异丙肾上腺素仅能维持1～2小时。β_2 激动剂主要通过兴奋气道平滑肌和肥大细胞表面的 β_2 受体，舒张气道平滑肌，减少肥大细胞和嗜碱性粒细胞脱颗粒，阻止炎症介质的释放（有学者称未发现 β_2 激动剂有抗炎作用），降低微血管通透性，增加上皮细胞纤毛功能来缓解喘息症状，是目前临床应用最广的支气管舒张剂[4]。

β_2 激动剂当今分为两大类，一类为短（速）效 β_2 激动剂（即以往的统称名词）。自20世纪80年代末推出长效 β_2 激动剂后，把原来的 β_2 激动剂如沙丁胺醇称为短效 β_2 激动剂借以和前者区别。用于口服者称为短效口服 β_2 激动剂，用于吸入者称为短效吸入 β_2 激动剂，其药理作用均持续4～6小时。另一类为长效 β_2 激动剂，又分为速效和缓慢起效两种，用于吸入者称为长效吸入 β_2 激动剂，用于口服者称为长效口服 β_2 激动剂，其药理作用均可持续10～12小时。同期又推出左旋沙丁胺醇（levalbuterol），它有似沙丁胺醇快速的支气管舒张作用而无潜在性心动过速、肌震颤等不良反应，但价格昂贵。有学者认为12岁以下小儿安全性尚未确定，应慎用。

给药途径

吸入　《全球哮喘防治创议》2002年介绍常用短效与长效吸入 β_2 激动剂（表

9 – 5)[2]。我国短效吸入 $β_2$ 激动剂气雾剂有沙丁胺醇(舒喘灵、万托林原名喘乐宁)和特布他林,还有特布他林雾化液(间羟舒喘宁、博利康尼)。干粉剂有沙普尔(现名沙丁胺醇)[47]、博利康尼都保和喘宁碟。

表 9 – 5 常用吸入 $β_2$ 激动剂作用起效情况和持续时间[2]

作用起效情况	作用持续时间	
	短 效	长 效
迅 速	菲诺特罗(fenoterol) 吡布特罗(pirbuterol) 普卡特罗(procaterol)吸入为短效,口服接近长效 沙丁胺醇(salbutamol) 特布他林(terbutaline)	福莫特罗(formoterol)
缓 慢		沙美特罗(施立稳 salmeterol,祺泰)

短效吸入 $β_2$ 激动剂治疗小儿哮喘急性发作,具有起效快,疗效高和不良反应小的优点,日益显示出其优越性。1995 年《全球哮喘防治创议:哮喘管理和预防策略》及 1997 年我国《支气管哮喘防治指南》与《儿童支气管哮喘防治常规》均把短效吸入 $β_2$ 激动剂列为治疗哮喘急性发作的首选药物。2002 年《全球哮喘防治创议》修订本把短效吸入 $β_2$ 激动剂列为缓解药物中的首选药物。2003 年我国《支气管哮喘防治指南》和《儿童支气管防治常规》把短效吸入 $β_2$ 激动剂列为缓解哮喘急性症状的首选药物,国内外学者一致认为短效吸入 $β_2$ 激动剂对支气管的舒张作用与口服相似或优于口服而用量较口服为小,故引起全身不良反应较口服为小。

20 世纪 80 年代中期学者用雾化器雾化短效吸入 $β_2$ 激动剂治疗婴儿哮喘,未发现支气管舒张反应,认为对婴儿哮喘无效;嗣后发生争论。最近[2]用双盲对照研究显示单独用短效吸入 $β_2$ 激动剂或(和)吸入皮质激素合用,均有明显支气管舒张作用,症状随之改善,以及对各种诱因引起支气管痉挛的保护作用,提示新生儿从诞生起就可能具备 β 肾上腺素能受体功能,刺激受体则产生与年长儿相似的作用。20 世纪 90 年代初 Spitzer 报道长期应用 $β_2$ 激动剂会增加哮喘致命的危险性。Clark 等(1994 年)澄清了这一论点,指出上述观点无令人信服的证据,$β_2$ 激动剂是现代舒张支气管、解除哮喘症状的最佳药物。必须指出长期定期(非按需)应用短效吸入 $β_2$ 激动剂对哮喘症状的控制、肺功能(呼气峰流速的变异率)的改善和气道高反应的下降并不能取得良好效果[2],相反能掩盖气道炎症,甚至还会削弱哮喘控制(个别学者报道菲诺特罗有此作用);之后有学者报道沙丁胺醇的长期应用和按需应用效果相同,长期应用未见引起削弱作用[2]。多数学者主张按需(发作时)应用。2003 年《儿童支气管防治常规》[4]推荐剂量:沙丁胺醇每次吸入 100 ~ 200μg 或特布他林每次 250 ~ 500μg,通常每天 3 次。若每天应用 4 次短效吸入 $β_2$ 激动剂,大多可用长效吸入 $β_2$ 激动剂替代。若短效吸入 $β_2$ 激动剂需要量增加,一天用量超过 4 次或每月用量 2 罐或超过 2 罐气雾剂或每天都需要用是病情未被控制或恶化的警告,提示必须建立或加强抗炎治疗。若哮喘发作,短效

吸入 $β_2$ 激动剂达不到快速和持续的疗效，需引起注意，可能应加服短程皮质激素。中等度哮喘发作《全球哮喘防治创议》2002 年修订本[2] 推荐重复应用短效吸入 $β_2$ 激动剂。第一小时，每次用压力定量气雾剂 2～4 揿，20 分钟 1 次（此为缓解气道狭窄最佳方法），在 1 小时后其需要量视病情而定，转为轻度者用 2～4 揿，每 3～4 小时 1 次；中度者用 6～10 揿，每 1 或 2 小时 1 次，较重者可加至 10 揿（辅用储雾罐更佳）或将全剂量置于雾化器至少每小时 1 次。小儿剂量可依情况酌减，注意不良反应。《儿童支气管哮喘防治常规》推荐用短效吸入 $β_2$ 激动剂治疗哮喘危重状态的剂量和方法（详见第十章第三节）。

压力定量气雾剂辅用储雾罐取得肺功能的改善与用同样剂量通过气雾器获得相似的结果，前者作用更快，不良反应更小，后者使用较容易。沙丁胺醇液溶于等渗硫酸镁较生理盐水为佳，但需进一步观察。持续吸入较间歇吸入更有效。开始用持续吸入，继之用间歇吸入。

笔者于 1978 年创用超声雾化器雾化克仑特罗（clenbuterol）治疗小儿哮喘急性发作，疗效颇佳；当吸沙丁胺醇（压力定量气雾剂）疗效差时再用本法仍有效，因其扩张支气管作用较沙丁胺醇或特布他林为大，并有明显增强呼吸道纤毛活动，促进排痰作用而引起心脏不良反应较弱（详见第八章第二节）。

干粉剂剂量：沙丁胺醇每颗胶囊含 400μg（成人用）或 200μg（小儿用），每次吸 1 颗粉末，每天 3 次[47]。喘宁碟每个囊泡含量与每天用法同前者。博利康尼都保每吸 1 次含 500μg，每天 3 次。

长效吸入 $β_2$ 激动剂（LABA）有两种：（1）福莫特罗（formoterol，奥克斯都保）。（2）沙美特罗（salmeterol，施立稳 serevent），国产名祺泰气雾剂。长效吸入 $β_2$ 激动剂，具有强大的亲脂性，能完全被细胞膜吸收，当药物分子移动至细胞膜上 $β_2$ 受体，其侧链与紧靠 $β_2$ 受体的外点位牢固结合，从而与 $β_2$ 受体紧密结合，使支气管平滑肌细胞产生强大而持久的舒张作用，其舒张强度是沙丁胺醇的 4 倍。福莫特罗具有中度亲脂性及亲水性，较易透过气道上皮细胞膜表面的亲水区，较快与 $β_2$ 受体接触，起效迅速。故其除有长效作用外，还有快速作用。吸入 3～5 分钟即起效，30～60 分钟发挥最大作用，与短效吸入 $β_2$ 激动剂（沙丁胺醇）相似，因此兼有长期控制和快速缓解功能[48]，即兼有维持和按需治疗功效，其强度与剂量呈依赖关系。我国《支气管哮喘防治指南》和《儿童支气管哮喘防治常规》均推荐其兼用于长期控制和快速缓解的哮喘防治。但《全球哮喘防治创议》2002 年修订本指出列入长期控制药物的福莫特罗是否兼可用于急症营救作为快速缓解药物需进一步研究。《全球哮喘防治创议》2004 年修订本指出：最近研究显示福莫特罗治疗哮喘急性发作的疗效与短效 $β_2$ 激动剂相等，且不增加不良反应[40]。沙美特罗具有亲脂性而亲水性弱故起效较慢，吸入 20～30 分钟后才起效，其疗效与吸沙丁胺醇 30 分钟后相似，仅能用于长期控制，不能用于急性发作和防止由运动引起的支气管痉挛，必须同时备有短效吸入 $β_2$ 激动剂来缓解哮喘突然发作或迅速恶化。每次吸入 50μg 的沙美特罗，若增加其量，疗效并不随之提高，反而引起全身不良反应（如延长 Q－T）。福莫特罗的引起全身不良反应少见而短暂，沙美特罗或福莫特罗每天吸入较大剂量可能导致血钾下降，长期吸入会使哮喘患者对短效 $β_2$ 激动剂的反应不佳，若与吸入皮质激素合用则无上述影响也不会产生耐药性。近年来发现福莫特罗可降低气道高反应性和抑制迟发相哮喘反应，并能减少支气管肺泡灌洗液中嗜酸性粒细胞。沙美特罗亦可能有些抗炎作用，但经气道活检和临床检测显示长效吸入 β_2 激动剂既不增加气道慢性炎症，亦不影响其持续炎症。《全球哮喘防治创议》2002 年修订本指出长效吸入 β_2 激动剂抗炎作用是微弱的[2]。但目前较多资料显示它能稳定肥大细胞膜。国外学者认为，长效吸入 β_2 激动剂与吸入皮质激素合用是防治哮喘的最佳配伍，两者合用具有解痉和抗炎相加作用，甚至有协同作用，还可降低气道高反应性（两者相互作用机制及优越性详见本章第一节），但前者不能取代后者。当应用吸入皮质激素的推荐量不能有效控制哮喘或每天需用短效吸入 β_2 激动剂 3～4 次以上，需增加吸入皮质激素剂量之前，可考虑加用长效吸入 β_2 激动剂。自 1994 年以来，国外首次将吸入皮质激素和长效吸入 β_2 激动剂合用，采用下列搭配，丙酸倍氯米松和沙美特罗、布地奈德和福莫特罗、丙酸氟替卡松和沙美特罗。吸入皮质激素与长效吸入 β_2 激动剂合用治疗成人哮喘与剂量加倍的吸入皮质激素相比，至少能达到相同的疗效，甚至优于后者[2]。有学者认为两者合用治疗轻、中和重度哮喘较单纯增加吸入皮质激素量更为安全与有效[49]。2004 年欧洲呼吸年会报道 44 个国家 326 中心对 5068 例哮喘患者用沙美特罗替卡松（舒利迭），含丙酸氟替卡松和沙美特罗或丙酸氟替卡松，经临床试用，所有各组无论哮喘病情如何严重，均使相当比例的患者达到完全控制，沙美特罗替卡松组达到完全控制的患者多于单用丙酸氟替卡松组，且前者完全控制的疗效提前达到，应用吸入皮质激素的剂量又少，但治疗小儿哮喘尚缺乏结论性的报道[50]。吸入皮质激素加长效吸入 β_2 激动剂的疗效较吸入皮质激素加短效吸入 β_2 激动剂或加抗白三烯药物的疗效为佳；有学者认为治疗婴幼儿哮喘用吸入皮质激素加抗白三烯药物的疗效更佳。吸入皮质激素和长效吸入 β_2 激动剂合用对阻止气道重塑的作用尚未明确。

吸入皮质激素和长效吸入 β_2 激动剂分别置于不同吸纳器（压力定量气雾剂或干粉吸纳器）或两者混合置于同一吸纳器的临床疗效相同。

近 10 年来随着时间的推移，国外学者（2003～2004 年）经深入考核，根据荟萃分析对吸入皮质激素和长效吸入 β_2 激动剂合用防治哮喘的方案，持有异议甚至提出相反结论[50,51,53]，Jackson[52]指出两者合用难以估计长效吸入 β_2 激动剂的抗炎作用。尚无资料显示长效吸入 β_2 激动剂能增加吸入皮质激素抗炎作用，亦不显示出两者之间具有协同作用，仅在体外实验呈现协同作用[49]。Bisgaard 通过医学文献检索收集了在吸入皮质激素基础上加用长效吸入 β_2 激动剂治疗小儿哮喘 8 个试验组与对照组相比，显示长效吸入 β_2 激动剂的舒张支气管的作用不明确，对哮喘发作并无保护和预防作用；相反，两者合用可能使哮喘发作的发生率增加，与哮喘发作相关的住院率亦明显增加，相对危险度为 3.3～21.6，归咎于气道长期接触长效吸入 β_2 激动剂所产生的不良反应[53]。单用长效吸入 β_2 激动剂而不同时合用吸入皮质激素，哮喘急性加重的发生显著增加。迄今部分哮喘患儿虽可从合用长效吸入 β_2 激动剂受益但与成人相比差距较远。Bisgaard[54]认为小儿气道炎症较轻，对吸入皮质激素疗效较好，而成人对吸入皮质激素的疗效相对不足，需要用长效吸入 β_2 激动剂来解决吸入皮质激素所遗留的支气管痉挛。“继承”治疗成人哮喘的规范方案并不完全适合小儿哮喘；国外学者提出下列建议：（1）当前儿乎没有证据支持全面推荐长效吸入 β_2 激动剂作为小儿哮喘的常规辅助治疗，因此广泛应用此法值得质疑[51~53]；(2)在未用控制性药物前，长效吸入 β_2 激动剂必须慎用，不推荐单独应用[53]。2006 年有学者报道，长效 β_2 激动剂应用于成人哮喘也有毒副作用，加拿大卫生部发出警告：长效 β_2 激动剂会增加哮喘患者死亡的风险；不适用于治疗哮喘的急性发作而仅与适量吸入皮质激素合用。其产生毒副作用原因，归咎于掩盖气道炎症但较发生于短效 β_2 激动剂为少，且达不到统计学的显著差异，合用吸入皮质激素能否阻止其发生，还无明确依据。由此可见当前《全球哮喘防治创议》及我国 2003 年《儿童支气管哮喘防治常规》推荐吸入皮质激素和长效吸入 β_2 激动剂常规合用尚有商榷之处，有待进一步探索。

小儿剂量：福莫特罗大于 6 岁 4.5μg，每天 2 次。沙美特罗对超过 4 岁的患儿剂量为 50μg，每天 2 次。小儿对长效吸入 β_2 激动剂即使长期应用有良好的耐受性。

口服　《全球哮喘防治创议》(2002 年)把短效口服 β_2 激动剂列为缓解药物：(1)沙丁胺醇每片 2mg，服后 15 分钟起效，维持 4 小时，患儿每次 0.1～0.15mg/kg，每天 3 次；或 <5 岁 0.5～1mg/次，每天 3～4 次；>6 岁 2mg/次，每天 3～4 次；(2)特布他林每片 2.5mg，学龄患儿每次半片或 1 片或 0.06～0.1mg/(kg 次)；1～2 岁 1/4～1/3 片；3～5 岁 1/3～2/3 片；6～14 岁 2/3～1 片，每天 3 次(上海中山医院发现我国哮喘患者对特布他林的代谢低于欧洲，提出剂量宜偏小)；(3)克仑特罗，每片 40μg，学龄患儿每次 1/2 片；每天 3 次；(4)氯丙那林(氯喘)，每片 5mg，学龄小儿每次 1/2 片，每天 3～4 次；(5)妥洛特罗(丁氯喘)每片 2mg，学龄患儿每次 1/2 片，每天 3 次；(6)复方制剂有复方氯丙那林，每片含氯丙那林 5mg、溴己新 10mg 和去氯羟嗪 25mg，学龄患儿每次半片，每天 3 次；还有复方妥洛特罗糖浆，每瓶 100ml，含妥洛特罗 10mg、溴己新 100mg、异丙嗪 60mg，学龄患儿每次 5～10ml，每天 3 次。

《全球哮喘防治创议》(2002 年)把长效口服 β_2 激动剂列为控制药物，主要用于防止哮喘夜间发作：(1)普卡特罗(美普清)每片 25μg，6 岁以上，每次 1 片；6 岁以下每次 1.25μg/kg，每晚临睡前服或每天 2 次，早饭后及临睡前服；(2)全特宁原名喘特宁和爱纳灵均含沙丁胺醇，前者用激光打洞药粉缓慢释出，后者系微丸缓释胶囊，每片为 8mg(成人)或 4mg(小儿)，5～12 岁患儿每次服 4mg，每天 2 次，或临睡前服 1 片。全特宁须整片吞服不可嚼碎；(3)帮备(含班布特罗)是特布他林的前体药。在体内代谢为特布他林，产生舒张支气管作用，可持续 24 小时，血浓度平稳，无峰谷值，每天睡前服 1 次，2～5 岁患儿每次 5mg 或 5ml，5～12 岁 10mg 或 10ml；成人起始量为 10mg 或 20mg，睡前服 1 次；(4)福莫特罗患儿每天 4μg/kg，分 2～3 次，成人每天 80～160μg，分 2 次口服。

注射　哮喘严重发作(哮喘持续状态)时，患儿无力作吸气动作或处于呼吸衰竭状态，气管呈极度痉挛，若雾化短效吸入 β_2 激动剂，其药物颗粒难以进入气道，非但无效，反而会成为刺激因素，此时必须用静脉途径给药。我国可供静脉滴注的 β 激动剂有两种：(1)异丙肾上腺素：将其 0.5mg 置于 10% 葡萄糖注射液 100ml 中，每毫升含 5μg，初速按 0.1μg/(kg · min)缓慢滴入，每隔 10～15 分钟，按 0.1μg/(kg · 次)的速度增加，在心电图及血气监护下，直至 PaO_2 及通气功能改善。若心率达 180～200 次/min 时应停用，心率减少后继续用药，维持 24 小时。笔者[14]用此法抢救 5 例严重哮喘发作患儿，取得良好疗效。有学者报道可用小剂量异丙肾上腺素静脉滴注治疗一般急性哮喘发作。静脉滴注异丙肾上腺素可舒张血管引起肺血流量增加，导致通气血流比值降低，加重低氧血症，须及时供给足量氧气。Bigby[46]（1994 年）指出静脉滴注异丙肾上腺素会引起心肌损害，故不主张应用（参阅第十章危重型哮喘的诊治）。（2）β_2 激动剂：①沙丁胺醇，一般剂量学龄患儿每次 4～5μg/kg，成人每次 250μg，缓慢静脉滴注，4～6 小时重复 1 次。也有学者介绍用沙丁胺醇 5～10μg/kg，最大剂量不超过 250μg。②特布他林，皮下注射，成人每次 250μg，患儿每次 5～10μg/kg，最大剂量不超过 300μg，可替代肾上腺素皮下注射。国外有学者用作静脉注射，推荐剂量首次静推 10μg/kg，之后用 0.4～0.6μg/（kg · min）静脉滴注，并以 0.2μg/（kg · min）的速度增加至 3～6μg/（kg · min），此剂量较大需注意不良反应。皮下注射与静脉用药的疗效相似，有学者认为静注或静滴的平喘效果并不比吸入用药佳，作用时间反而短，不良反应常见且明显，但少数国家仍在使用。

β_2 激动剂的不良反应　β_2 激动剂是由肾上腺素能药物衍化而来，因此可出现 α 受体和 β_1 受体激动而引起的不良反应，尤其应用较大剂量或静脉给药，产生下列不良反应的机会较多，且程度较重，而应用吸入途径吸入，一般治疗剂量几乎不出现下列常见不良反应：（1）心血管，血压升高、心动过速（部分因激动外周血管床的 β_2 受体，导致血管阻力下降所致）和心律失常（罕见）；（2）四肢震颤（因激动骨骼肌 β_2 受体）、关节疼痛等；（3）神经，兴奋、神经性头痛；（4）内分泌，甲状腺功能亢进，轻微血糖升高；（5）电解质，低血钾（β_2 受体激动后，K^+ 流向细胞内，导致血钾降低，促使心律失常；（6）呼吸道，反常性支气管痉挛（近期上海发现 2 例由沙美特罗引起的支气管痉挛）、喘鸣和气阻（罕见）；（7）变态反应，偶见荨麻疹、血管性水肿、皮疹、支气管痉挛；（8）吸入大剂量沙美特罗可使 Q－T 间期明显延长，造成心律（室性）失常和反常性支气管痉挛，可危及生命，必须立即停药。

使用 β_2 激动剂注意事项　（1）并存高血压，心律失常，甲状腺功能亢进、糖尿病、癫痫患者应慎用；（2）应用后若出现骨骼肌震颤（如手抖），继续用药后耐受性增加，可使震颤减轻或消失，出现心动过速者多不严重，仅少数患者不能坚持用药；（3）长期应用可出现快速减敏（tachyphalaxis）或称 β_2 受体下调（downregulation），即支气管平滑肌对 β_2 激动剂敏感性降低导致耐药；另外短效吸入 β_2 激动剂长期应用可掩盖或加剧气道炎症反应，导致气道高反应性；最近国外有学者认为：长效吸入 β_2 激动剂可能有此类似情况，但较短效吸入 β_2 激动剂为轻而少见，若同时合用吸入皮质激素则可改善上述两种情况；最近国内外学者提出长期用长效吸入 β_2 激动剂必须与吸入皮质激素合用，不能取代后者；（4）滥用短效吸入 β_2 气雾剂会引起心脏停搏，导致死亡；（5）哮喘缓解期原则上不用短效吸入 β_2 激动剂，某些患儿在症状控制后继续用较小量维持一段时期。

第三节　茶碱类药物

茶碱类药物属黄嘌呤类药，氨茶碱是茶碱的乙二胺盐，含茶碱 85%。自 1937 年以来成为防治小儿哮喘最常用药物之一，但由于其中毒剂量与治疗剂量十分接近，安全系数较低，应用受限，随着药代动力学的进展，可通过茶碱血浓度监测来确定个体的治疗剂量，从而减少氨茶碱不良反应的发生，并提高疗效，临床应用又得到推广[14]。嗣后因短效吸入 β_2 激动剂和吸入皮质激素相继问世，茶碱既不及前者快速而强大的支气管舒张作用又不如后者强大的抗气道炎症作用，且不良反应发生率较高。近年来又发现长期应用氨茶碱会影响患儿的性格及学习，因而氨茶碱被贬为第二、三线药物。以往应用茶碱的目的仅限于对支气管平滑肌的直接舒张作用，欲达到此目的，其血浓度需超过10mg/L(10μg/ml)。此浓度已接近中毒浓度，因此对其安全性和有效性，在西方尤其欧洲持有异议。近年来研究显示，茶碱除能舒张支气管平滑肌外，还具有抑制细胞因子的合成与释放，抑制炎性细胞活化及免疫调节作用，这些功能在茶碱的较低浓度(5～10mg/L)即发生，此外缓释型(长效)氨茶碱对控制哮喘夜间发作有一定疗效，且价廉适合在发展中国家的应用，以小剂量口服氨茶碱辅用小剂量吸入皮质激素或氨茶碱与短效 β_2 激动剂或(和)抗胆碱药合用，在防治小儿哮喘中也取得良好疗效。有学者认为，从经济角度来看氨茶碱与吸入皮质激素合用可能是最佳选择。《全球哮喘防治创议》(2002 年)将茶碱分为两类：一类是缓释茶碱(氨茶碱)称为长效，列入控制药物；另一类是普通茶碱(氨茶碱)称为短效，列入缓解药物。

一、平喘作用的机制

迄今对茶碱抗哮喘的作用机制，尤其分子机制仍未完全清晰，可能通过下列几种机制发挥作用。

抑制磷酸二酯酶(PDE)活性

茶碱发生治疗作用的有效血浓度仅能抑制人类肺提取物中磷酸二酯酶总活性的5%～20%，其抑制作用是微弱的；这种微弱的抑制作用如何发挥其治疗作用？推测可能有两种机制：(1)茶碱选择性抑制磷酸二酯酶Ⅲ(PDEⅢ同工酶，与气道平滑肌痉挛和炎症关系最密切)，从而引起气道平滑肌细胞内环腺苷酸增高，使平滑肌松弛；(2)气道平滑肌细胞和炎性细胞在细胞内具有浓缩茶碱功能[54]。最近国外推出选择性磷酸二酯酶抑制药(有 cilomilast 和 roflumilast)，能抑制炎症，松弛气管平滑肌治疗哮喘和变应性鼻炎，疗效较佳。

抗炎症(炎症反应)作用

Barnes[55](1994 年)报道应用茶碱的治疗剂量，具有下列抗炎症作用：(1)阻止肥大细胞脱颗粒；(2)抑制嗜酸性粒细胞释放主要碱性蛋白；(3)抑制单核细胞产生细胞因子；(4)抑制 T 细胞的分化及细胞因子的释放；(5)抑制巨噬细胞和中性粒细胞释放氧自由基。动物实验证实茶碱能减轻变应原引起的气道炎症、气道高反应性及血浆渗出，也能减少迟发相哮喘反应的发生。临床研究发现哮喘患者的茶碱血浓度在 5～10mg/L 时即有抗炎作用，但机制尚未明[2]。《全球哮喘防治创议》[2](2002 年)指出，低血浓度的茶碱对哮喘气道慢性炎症仅有某些较弱的作用。Martin 对哮喘夜间发作患者作支气管肺泡灌洗液分析，发现凌晨 4 时灌洗液内炎性细胞增多，茶碱治疗对夜间发作有效，间接证明它有抗炎作用。绝大多数研究显示茶碱对降低气道高反应性几乎没有或完全无作用[2]。有学者报道茶碱具有免疫调节功能，能使在哮喘发作时显著升高的辅助性

T 细胞（$CD4^+$）下降，被抑制的 T 抑制性 T 细胞（$CD8^+$）上升，调节 $CD4^+$ 和 $CD8^+$ 细胞的比例。并抑制 $CD4^+$ 和 $CD8^+$ 细胞由外周循环血向气道内转移。

抑制腺苷（酸）受体

已证实茶碱的治疗量能抑制腺苷酸受体（包括 A_1 和 A_2 受体），成为它的拮抗剂，因此可预防腺苷酸引起的气道痉挛，但支气管痉挛主要由肥大细胞释放组胺和白三烯所致，且近年来发现较茶碱更有效的支气管舒张剂如 enprofylline（三丙基黄嘌呤）及与茶碱类相似的药物如 Doxofylline 均无明显腺苷酸受体的抑制作用，可能因人体存在不同类型或亚型的腺苷酸受体，而导致不同的结果，因而不能由此而否定茶碱对腺苷酸受体的抑制作用。又如茶碱的不良反应如中枢神经兴奋、心律失常、胃酸增多、食管反流及多尿等均是因腺苷酸受体受抑制而发生的。学者发现治疗剂量的茶碱通过拮抗腺苷酸从而抑制由腺苷酸引起的肥大细胞释放炎症介质、嗜酸性粒细胞释放嗜酸性粒细胞阳离子蛋白和淋巴细胞释放白介素 -2，并可诱导嗜酸性粒细胞的凋亡。

增加儿茶酚胺的释放

茶碱可增加肾上腺髓质分泌肾上腺素。静脉注射氨茶碱的治疗作用认为与儿茶酚胺的释放有关，但肾上腺素血浆浓度升高的程度并不多，不足以说明具有任何明显的支气管舒张作用。

抑制炎症介质的活性

茶碱可干扰炎性细胞因子和肿瘤坏死因子（TNFα）的活性，还可抑制由肿瘤坏死因子 α 产生的肺损伤及增加缺氧性肺血管的收缩导致的气道高反应，但确切机制尚不明确，此外，体外实验还观察到茶碱可抑制某些前列腺素的作用，近有学者认为小剂量茶碱亦有抑制炎症介质的作用。

抑制钙离子内流

茶碱通过直接刺激细胞的钙通道和抑制磷酸二酯酶的作用，促进细胞内 Ca^{2+} 外流，同时抑制 Ca^{2+} 的内流及细胞内 Ca^{2+} 的释放，导致细胞内 Ca^{2+} 浓度下降，最终使气道平滑肌松弛。

其他作用

茶碱能解除呼吸肌的痉挛，提高膈肌收缩力，防止呼吸衰竭的发生，刺激呼吸中枢以加强通气，增加心排出量，利尿和扩张冠状动脉以改善心脏功能。还可降低全身微血管阻力和增加黏膜纤毛的清除功能等。近年发现茶碱能释放与 β 激动剂起协同作用的因子，从而增加其活性，并加强环腺苷酸与环腺苷酸结合蛋白的连接。

二、药代动力学

吸收

茶碱的水溶性较差且不稳定，与乙二胺结合成复盐制剂（即氨茶碱）后，水溶性增加 20 倍，易于溶解和吸收，口服后吸收良好，60 ~ 120 分钟血药浓度即达峰值。普通片（短效）的生物利用度达 75% ~ 80%，缓释（长效）剂型的生物利用度达 80% ~ 89%。摄入食物可使其吸收缓慢而影响其生物利用度。直肠给药的生物利用度虽佳，但不易控制其血浓度，易中毒，国外已不用该途径给药。吸入茶碱除非药量已达到血药的有效浓度，才有治疗作用，通常疗效差且味苦难受，故不主张吸入。茶碱缓释剂不仅具有完全可靠的生物利用度，且投药间隔期的血药浓度恒定。

代谢

茶碱的血药浓度与体内清除率密切相关。

清除途径　成人茶碱主要由肝脏微粒体酶系统代谢，通过 N－脱甲基（N-demethylation）和 C－脱氧（C-deoxidation）的作用而被降解者约占 90%，仅 10% 由肾脏排出；新生儿肝脏代谢能力极低，几乎完全由肾脏排出；年长患儿肝脏代谢能力较成人为强。

个体差异　茶碱的清除率个体差异极大（6～20 倍），其原因与个体肝脏酶功能基因差别及蛋白结合率高低有关，也受年龄影响，如小儿因肝代谢能力强，茶碱的清除率为成人的 2 倍，老年人因肝肾功能减退，清除率低于中、青年人还受药物和其他因素影响（表 9－6）。

表 9－6　影响茶碱清除率的常见因素

增加清除率	降低清除率
诱导酶的药物	抑制酶的药物
苯巴比妥、酮替芬	西咪替丁
利福平、异烟肼	红霉素、白霉素、氯林可霉素、喹诺酮类
苯妥英钠、卡马西平	新生儿、老年人及肥胖者
某些 β_2 激动剂	
年龄，小儿、青少年和消瘦者	抗病毒疫苗
吸烟	病毒感染（干扰素）
大麻	肝硬化
高蛋白质、低糖类的食物	充血性心力衰竭、肾功能不全
烤肉	发热性疾病

诱导肝微粒体酶的药物如苯妥英钠等可使茶碱代谢加速、半衰期缩短、清除率增加，如用氨茶碱小剂量 9～10mg/（kg · d）抗炎，若与酮替芬合用则茶碱血浓度达不到 5mg/L，失去抗炎作用。而抑制肝微粒体酶的药物如红霉素、西咪替丁等使茶碱的代谢降低，清除率也随之下降，有学者报道氨茶碱合用红霉素 5 天和 10 天，氨茶碱的清除率分别降低 18. 87% 和 26. 42%，峰浓度提高 23. 37% 和 35. 87%，提示合用红霉素 5 天即能显著减少氨茶碱的清除率，导致增加氨茶碱中毒的潜在危险，即使停用红霉素在短期内仍可出现茶碱浓度持续升高；琥乙红霉素与红霉素相似而交沙霉素、麦迪霉素、罗红霉素、螺旋霉素与茶碱无明确相互作用[56]；口服阿奇霉素与茶碱亦无相互作用。Weinberger 等报道，茶碱加用西咪替丁后茶碱血浓度由原来 13mg/L 升高到 36. 7mg/L，停用西咪替丁后下降至 16. 4mg/L。Jackson 报道加用西咪替丁 2 天，茶碱半衰期延长 60%，甚至导致中毒死亡。严重肝病、充血性心力衰竭等使茶碱分解降低、半衰期延长和清除率降低。长期高蛋白质、低糖类饮食会影响肝脏代谢功能，增加茶碱的清除率。吸烟可影响肝微粒体酶系统活性，使血中多环烃含量增加，茶碱清除率增加，戒烟后还会持续 3 个月至 3 年。

三、临床应用

《全球哮喘防治创议》[2]（2002 年）推荐茶碱用于下列情况：（1）经定期抗炎治疗，夜间哮喘症状持续存在者，可用长效茶碱；（2）严重哮喘已用短效吸入 β_2 激动剂和吸入皮质激素，未达到控制目的，用普通氨茶碱作为辅助支气管舒张剂；（3）轻度持续哮喘，长效茶碱可替代吸入皮质激素，作为维持疗法；（4）较轻哮喘已用小剂量或大剂量吸入皮质激素，当需进一步治疗，可加用茶碱；（5）长期用茶碱对运动诱发哮喘有些保护作用。

用于急性哮喘发作

急性哮喘发作尤其严重发作，一般采用静脉注射，但其疗效不及短效吸入 β_2 激动剂。有学者单用短效吸入 β_2 激动剂与联合静注氨茶碱作对比。结果显示加用后者疗效未见显著增加，并指出用短效吸入 β_2 激动剂，不应常规加用氨茶碱，加用后只会增加不良反应，甚至偶因静注氨茶碱发生死亡。1993 年英国胸科学会制定哮喘处理原则：哮喘急性发作时首先考虑用大剂量皮质激素和短效吸入 β_2 激动剂，只有出现致命性哮喘或对 β_2 激动剂无效时才考虑用氨茶碱。当哮喘严重发作时呼吸道因黏液痰栓发生严重阻塞，吸入 β_2 激动剂，其药雾不但进入气道困难反而成为刺激因素，使病情加重，此时宜加用静脉注射氨茶碱。近年发现茶碱有强大的后延作用（prolong），在注射 4 小时后，即使茶碱血药浓度已减半，但仍有较强作用。国外报道哮喘严重发作患儿，静脉注射氨茶碱 1 小时症状缓解，24 小时血药浓度已下降一半而疗效更佳。

用于控制哮喘

有学者提出每天用中等量至大剂量吸入皮质激素控制哮喘症状，尤在夜间哮喘控制不理想时，可加用长效茶碱。国外报道轻～中度哮喘患儿吸入丙酸倍氯米松（每天 320μg，连续 1 年）与口服茶碱相比，两者均有效，但前者较后者疗效更佳。有学者报道，难控制的青年哮喘患者用口服与吸入皮质激素、吸入 β_2 激动剂、抗胆碱药和色甘酸钠，并加服茶碱；当症状控制后，停用茶碱，哮喘症状又恶化，虽加大皮质激素量，但疗效未见好转，重新使用茶碱，哮喘又得到控制，由此提示控制某些重症哮喘，应用茶碱特别有效，其机制尚在研究中。茶碱控制哮喘夜间发作是有效的，口服单剂量缓释茶碱就能有效控制哮喘夜间发作，用长效吸入 β_2 激动剂同样有效，且应用此药后的睡眠质量优于缓释茶碱，但口服缓释茶碱的疗效优于长效口服 β_2 激动剂及短效吸入 β_2 激动剂，因口服缓释茶碱不仅具有持久的舒张支气管作用，且能抑制夜间气道炎症。此外，利用茶碱的抗炎和调节免疫作用，用于哮喘缓解期的长期控制和咳嗽变异型哮喘的防治。

用法、剂量

静脉

重症患者 24 小时内未用过茶碱，首用 4～6mg/kg 的负荷量，溶于 25%～50% 葡萄糖注射液 20～40ml 缓慢静脉推注，维持 20～30 分钟推完，继用维持量 0.75～1mg/(kg · h)静脉滴注，3 小时为度，若不用维持量，则可在 6 小时后按开始剂量重复 1 次。<2 岁、6 小时内用过茶碱或病史问不清是否用过茶碱者，不给负荷量，而直接以 1mg/(kg · h)静脉滴注[4]。长期使用者最好监测茶碱血浓度，使其血浓度维持在 10～15mg/L

为宜。

口服

国外推荐欲使茶碱达到有效血浓度(10～20mg/L),需每天口服15～24mg/kg。李大维推荐哮喘患儿口服氨茶碱每次4mg/kg,每天4次(每6小时1次),或3～5mg/kg,每天3次。我国成人一般应用600mg/d口服,虽低于西方国家常规用量(600～1600mg/d),但11.5%患者的茶碱血浓度大于20mg/L,可能与中国人对茶碱有较低的清除率及较长半衰期有关,我国患儿表现更明显,其血浆茶碱浓度及半衰期显著大于和长于美国小儿,而排出率及总清除率则小于美国患儿,以往推荐茶碱有效剂量的血浓度范围为10～20mg/L,其主要依据是哮喘急性发作应用茶碱后呈现出支气管舒张,而非根据茶碱抗哮喘达到理想疗效的血浓度。我国大部分地区常规应用的剂量[5～10mg/(kg·d)]虽低于常规剂量[小于10mg/(kg·d)],但与近期国外发现较低血浓度的茶碱(6～10mg/L)可发挥其抗炎和免疫调节作用的剂量相符,该剂量对肺功能的改善确实有效,尤其对长期服用者。2003年《儿童支气管哮喘防治常规》[4]指出:茶碱用作长期控制药,主要协助吸入皮质激素抗炎,其有效血浓度在5mg/L。如用普通茶碱则每天10mg/kg,分3次口服。临床用的普通氨茶碱属短效型,需每6～8小时服1次,连续用药6次后,血浓度才稳定,其有效浓度可维持24小时。若仅在白天给药3次,夜间血浓度必将下降至有效水平以下,导致不能有效控制哮喘发作,且在白天因给药间隔过短,造成血浓度过快上升,易超过20mg/L,甚至发生中毒。因此要求每隔6～8小时定期服用,夜间亦不能停服,对需长期口服者实属不便,难以完成,影响疗效[14]。为了克服上述困难,推荐用长效氨茶碱、氨茶碱控释片或茶碱缓释片。氨茶碱控释片采用骨架膜控先进控释技术制成,维持理想血浓度的时间较普通片剂延长4小时,是一种新型长效制剂,血浓度上升平稳,下降缓慢,剂量与普通片相同(每片100mg,每12小时1次),药片只能吞服,不可嚼碎,否则会破坏控释系统。笔者[40]与上海有关单位研制成强效止喘片,每片含氨茶碱100mg、克仑特罗20μg和山莨菪碱2mg,用分层缓释法制成,克仑特罗先起作用,氨茶碱进入肠道后才缓慢释放,避免了对胃的刺激,不产生恶心呕吐,山莨菪碱与克仑特罗同时释放。此三药配合与美国胸科学会(1994年)提出防治慢性肺阻塞性疾病(COPD)的方案相似。5岁以上的患儿,每次1片,每天2次,也可临睡服1片,控制哮喘夜间发作,疗效良好。近年国外推出葆乐辉(优喘平)系缓释茶碱,每片分别为400mg(成人)与200mg(12岁左右患儿),每次1片,每天1次,晚间服。不可咀嚼或压碎,只能沿划痕掰开。葆乐辉不宜用于哮喘急性发作。

四、不良反应及中毒解救

每天应用茶碱10mg/kg以上可能出现明显的不良反应[2],累及多种脏器,常见的有:(1)消化系统,恶心、呕吐为最常见的早期表现;胃酸分泌增多,由药物直接刺激胃黏膜,或通过中枢神经间接作用所致;腹痛、腹泻和消化道出血较少见;(2)中枢神经系统,头痛较常见,患儿表现为烦躁不安;近年来个别报道学龄患儿出现性格改变及学习困难,大多数学者认为这些不良反应多系长期慢性疾病本身所致;严重者可发生惊厥(癫痫和昏迷);(3)心血管系统,可出现心悸,心动过速、心律不齐,严重心律失常可导致猝死(常发生于用药期间),尤其静脉推注速度过快,此时茶碱血浓度常在 30mg/L 以上。一旦由应用茶碱引起严重中毒的不良反应,应立即进行紧急处理,催吐洗胃、导泻、反复给活性炭口服,腹膜透析法、吸氧、维持呼吸道通畅、稳定血压、补液、纠正低血钾(因茶碱能降低血钾)、抗心律失常(用利多卡因)、抗癫痫(用大量地西泮)、定期测量茶碱血浓度,使之降低至 20mg/L 以下。

应用茶碱注意事项:(1)必须正确计算氨茶碱剂量,首先询问患儿就诊前有无服用茶碱或含茶碱的混合制剂及影响茶碱清除率的药物;对肥胖超体重患儿要按该年龄正常标准计算,若按肥胖超重的现有体重计算,因茶碱不进入脂肪组织,势必造成茶碱过量,导致中毒。非肥胖儿须测实际体重,不能用年龄估计体重,否则会造成茶碱过量或不足。小儿对茶碱代谢与成人显著不同;小儿茶碱的半衰期较成人短,清除率却比成人高,因此小儿用药的间歇期较成人短,剂量较成人大;小儿通常随年龄增长,按体重计算所需剂量相应减少。(2)有条件的单位最好能定期测量茶碱的血浓度,因其血浓度直接与临床疗效密切相关,如血浓度为 5mg/L 才开始发生支气管舒张作用,10 ~ 20mg/L 舒张作用最佳,长期单用氨茶碱,茶碱血浓度能维持超过 10mg/L 则可完全阻滞由运动诱发的支气管痉挛,若低于有效范围则作用微弱或不起作用;茶碱血浓度与毒性关系密切。如低于 20mg/L,15% ~30% 患儿可出现胃肠道反应,高于 20mg/L 则发生较重的毒性反应,超过 20mg/L 可能为中毒剂量,浓度越高,毒性反应越重,甚至造成死亡;监测茶碱血浓度用于:①每天应用茶碱在 10mg/kg 以上;②应用推荐剂量而发生不良反应;③未达到预期治疗目标;④存在改变茶碱代谢情况(发热,肝病,服用西咪替丁、异烟肼等)[2]。近年推荐用较小剂量(血浓度在 5 ~ 10mg/L)的茶碱,对支气管舒张作用虽弱但有抗炎和免疫调节作用,配合短效吸入 β_2 激动剂和吸入皮质激素,几乎不产生茶碱的不良反应,血浓度的监测就显得不那么重要了,后两者的剂量也可相应减少,疗效也佳。(3)长期用缓释茶碱,除非已测茶碱血浓度,一般不能再给普通(短效)氨茶碱。(4)活动性消化性溃疡和未经控制的惊厥性疾病禁用。

附:其他黄嘌呤类

茶碱及其衍生物是最常用的黄嘌呤类药,尚有下列一些可用于治疗哮喘的黄嘌呤类药。

二羟丙茶碱(diprophylline)

二羟丙茶碱是茶碱的中性制剂,pH 近中性,对胃黏膜刺激小,作用强度弱,对心脏兴奋作用亦轻,适用于心动过速患者,成人口服每次 0. 1 ~0. 2g,每天 3 次。5 岁以上小儿 4 ~6mg/kg,每天 3 次。肌内注射每次为 0. 25 ~0. 5g,每天 1 ~2 次;静脉注射每次为 0. 25g 加入 25% ~50% 葡萄糖注射液中缓慢静注,维持 20 分钟以上。也可静脉滴注(每天 0. 5 ~1g,加入 5% 葡萄糖注射液 2000 ~4000ml)[56](以上为成人量,小儿酌情减量)。

多索茶碱(doxofylline)

对支气管平滑肌松弛作用是氨茶碱的 10 ~15 倍,兼有茶碱所没有的镇咳作用。本品为非腺苷阻断剂,因此无类似茶碱所致的中枢和胃肠等肺外系统的不良反应,亦不影响心脏功能，但大剂量使用可引起血压下降[56]。片剂为 400mg，胶囊 300mg，针剂有 100mg 和 300mg 两种，成人剂量口服每天 2 次，每次 300～400mg，肌内注射为 100mg，6 小时后可重复 1 次，静脉滴注每天剂量为 300mg。

胆茶碱（choline theophylline）

为胆碱与茶碱的复合制剂，作用与氨茶碱相似，水溶性强，胃肠道吸收较快，对胃黏膜刺激性小，胃肠反应较氨茶碱少，对心脏和神经系统的影响较小，成人口服每次 0.2g，每天 3 次[56]。

恩丙茶碱（Enprofylline）

也称三丙基黄嘌呤，为新型无拮抗腺苷作用制剂，因此中枢神经兴奋、心律失常、胃酸反流及多尿等不良反应非常轻微，具有较强的支气管舒张作用，较氨茶碱强 5 倍，可能有抗炎作用。常用量 3.5mg/kg，口服，每天 2 次（该药国内尚未生产，国外已应用）。

第四节　抗胆碱（能）药

200 多年前印度医学家就创用一些具有抗胆碱作用的草药治疗哮喘，英国学者赴印度旅游将其带回，传播到欧洲。1920～1940 年市场上出售曼陀罗卷烟（内含抗胆碱成分）治疗哮喘，但疗效不理想。同时开始用吸入阿托品治疗本病，但该药被吸收入血循环引起较多不良反应。嗣后各种拟肾上腺能药物相继问世，逐渐替代了抗胆碱药，近年来发现胆碱能神经对控制气道张力有重要作用，遂大力开拓抗胆碱药。20 多年前研制成异丙托溴铵（ipratropium bromide，简称异丙阿托品）和氧托溴铵（oxitropium bromide，简称氧托品）。1981 年 Ward 用异丙托品雾化治疗重型哮喘患者取得较好疗效。故其在哮喘，喘息性支气管炎和肺气肿等气道阻塞性疾病中的应用价值又重新受到重视。《全球哮喘防治创议》（2002 年）将抗胆碱药物异丙托溴铵和氧托溴铵列入缓解药物。

一、平喘作用的机制

抗胆碱药的分子结构均有氨基基团和酯键，此与毒蕈碱（M 受体）激动剂相似，是与毒蕈碱受体结合的基本结构，抗胆碱药通过与乙酰胆碱竞争毒蕈碱受体上的相同结合部位而发生竞争性拮抗作用。

胆碱受体分为两类：即毒蕈碱受体和烟碱受体（N 受体）。用于治疗哮喘的抗胆碱药主要作用于毒蕈碱受体，故其本质是抗毒蕈碱受体药物，理论上抗胆碱药还包括烟碱受体拮抗剂，但它无舒张支气管作用。毒蕈碱受体至少可分为五种亚型，其中三种亚型与呼吸系统有关。毒蕈碱$_1$亚型受体分布于神经节内；毒蕈碱$_2$亚型受体作为自身受体，存在于胆碱能神经末梢突触前膜上，可抑制乙酰胆碱的释放，起负反馈调节作用；毒蕈碱$_3$亚型受体分布于气道平滑肌、黏膜下腺体。支气管平滑肌密集分布着迷走神经纤维，毒蕈碱$_2$和毒蕈碱$_3$受体的分布密度与气道口径大小呈正比。在支气管黏膜上皮细胞或其下层存在着与迷走神经直接联系的刺激感受器，各种物理化学的刺激可通过刺激感受器使迷走神经兴奋，遂分泌乙酰胆碱，作用于气道平滑肌的毒蕈碱$_3$受体，激活鸟苷酸环化酶，使鸟苷三磷酸转化为环鸟苷酸，导致肥大细胞（嗜碱性粒细胞）释放炎症介质引起速发相和迟发相哮喘反应。近期研究表明，哮喘患者气道平滑肌上的毒蕈碱$_3$受体较正常人为多，而具有负反馈调节作用的毒蕈碱$_2$受体则功能不足。抗胆碱药通过阻断平滑肌上的毒蕈碱$_3$受体，从而抑制细胞内环鸟苷酸的合成，又可阻断神经节后迷走神经传出支，降低迷走神经的张力[4]，同时能阻断气道内由胆碱神经释放的乙酰胆碱作用，减少内源性迷走神经的胆碱能对气道的收缩作用[2]。最终导致支气管舒张和气道分泌物的减少。胆碱能神经分布的密度，随气道管径变窄而逐渐稀疏，故抗胆碱药对大、中气道的作用强于对小气道的作用。异丙托溴铵和氧托溴铵均为非选择性毒蕈碱受体的拮抗剂即对各种毒蕈碱受体的亚型都有阻断作用，两者虽可阻断毒蕈碱$_3$受体，导致支气管的舒张，但同时对起负反馈调节作用的毒蕈碱$_2$受体也有抑制，导致乙酰胆碱过多释放、胆碱能神经传递加速和胆碱能神经张力增加，故不仅使抗胆碱药的舒张支气管作用被部分抵消，而且还偶可出现反常的反射性支气管收缩。开拓具有选择性抗胆碱药成为学者们追求的目标，据介绍噻托溴铵（tiotropium，泰乌托品）可能有一定选择性。有学者报道肥大细胞亦存在毒蕈碱受体，抗胆碱药可减少肥大细胞释放炎症介质，又可阻断吸入刺激原引起的反射性支气管痉挛，但不能减轻速发相和迟发相的哮喘反应。《全球哮喘防治创议》（2002 年）明确指出抗胆碱药对气道炎症是没有作用的[2]。

二、临床应用

治疗哮喘急性发作

抗胆碱药物治疗哮喘的常用制剂为异丙托溴铵和氧托溴铵，两者均属于阿托品的季胺类化合物，口服不易吸收，仅用于雾化吸入，治疗小儿哮喘的疗效是有限的[2]。学龄儿童对异丙托溴铵的支气管舒张作用反应各异。吸入异丙托溴铵引起的支气管舒张作用较短效吸入 β_2 激动剂差，且起效慢，30～60 分钟才发挥最大作用[2]。若哮喘发作加重，异丙托溴铵和短效吸入 β_2 激动剂合用所产生的支气管舒张作用优于两者单独应用，可使呼气峰流速和第一秒用力呼气容积上升更高。若对 β_2 激动剂吸入疗效不理想则加异丙托溴铵 250～500μg（小儿用 250μg[4]）吸入（异丙托溴铵与沙丁胺醇相加吸入量参见表 8－4 及其注解），会产生较大的疗效，每间隔 20 分钟吸 1 次，可连用 3 次，以后隔 2～4 小时吸 1 次，是安全的[2,57]。在哮喘病情转重考虑加用茶碱之前，先合用此两药雾化吸入，使支气管舒张作用增强并持久存在[4]。但两者合用长期维持治疗是无益的[2]，哮喘发作已控制可及早停用异丙托品。若用短效吸入 β_2 激动剂发生心动过速、心律不齐和震颤的不良反应，或应用较大剂量 β_2 激动剂，不良反应明显可用异丙托溴铵替代[4]。某些学者认为在哮喘急性发作时，吸入异丙托溴铵的疗效与沙丁胺醇相似，但两药合用疗效显著增加，后者观点与《国际哮喘统一诊治方案》、《全球哮喘防治创议》（2002 年）修订本论点一致，前者与之不同。上海长征医院陈玲研究显示哮喘急性发作时吸入异丙托溴铵对中央气道的疗效与沙丁胺醇相似，但对周围气道疗效较差，因此不主张单用吸入异丙托溴铵作为首选疗法，然而两药合用对中央和周围气道的疗效优于沙丁胺醇的大量重复使用。近年来笔者用克喘灵（含沙丁胺醇、异丙托溴铵和丙酸倍氯米松）气雾剂治疗哮喘及老年喘息性支气管炎，疗效甚佳，优于各自单独应用。抗胆碱药对夜间哮喘发作多痰，清晨肺功能下降及心源性哮喘均有较好的疗效，还能阻断而且能逆转 β_2 拮抗剂诱发哮喘，而 β_2 激动剂对此类哮喘的平喘作用较弱或无效。β_2 激动剂的疗效随年龄的增长而降低，因此 40 岁以下的哮喘患者对 β_2 激动剂的疗效较好，40 岁以上患者则对抗胆碱药较好，国外有学者认为婴幼儿哮喘吸异丙托品疗效佳，但 10 岁以上的患儿较差，哮喘病程长者抗胆碱药的疗效较优；特应性哮喘患者 β_2 激动剂疗效较好，非特应性哮喘抗胆碱药较佳；基础第一秒用力呼气容积较低者抗胆碱药疗效较差；用色甘酸钠或皮质激素治疗者对抗胆碱药的反应较好。哮喘患者对支气管舒张剂反应个体差异较大，有的对异丙托品反应较好，有的则对 β_2 激动剂反应较佳，其原因不明，因此用药应个体化。

治疗慢性阻塞性肺病（COPD）

1997 年 10 月欧洲呼吸道荷兰会议指出，久治不愈的小儿哮喘将来可能会发展为慢性阻塞性肺病，抗胆碱药治疗慢性阻塞性肺病，其敏感性高于 β_2 激动剂，故其疗效亦优于后者。在美国，英国和加拿大等国，将吸入抗胆碱药列为治疗慢性阻塞性肺病的首选药物，可加用 β_2 激动剂，亦可加氨茶碱，必要时辅加皮质激素，异丙托品和 β_2 激动剂交替合用疗效更佳[58]。

剂量：异丙托溴铵，(1)定量手控气雾剂（MDI），每揿 20μg，学龄患儿 1 揿或 2 揿/次，每天 3 次。有学者报道，每次 40μg 的疗效与 80μg 无明显不同。《全球哮喘防治创议》(2002 年)介绍哮喘发作较重的成人患者，4 ~ 6 揿/次，6 小时 1 次或在急诊室第一小时每 20 分钟 1 次；(2)雾化吸入溶液 0.025%，每毫升含 250μg，学龄患儿每次 0.5 ~ 1ml，每天 3 次或 4 次；<6 岁每次 0.25 ~ 0.5ml，每天 3 次。在急诊室成人每次 500μg/次，第一小时每 20 分钟 1 次，然后隔 2 ~ 4 小时 1 次；学龄患儿每次为 250μg。与沙丁胺醇合用剂量详见表 8 – 4。近年国外学者推荐的“安全”量，>6 岁 250μg/次，>12 岁 500μg/次，有学者报告婴儿每次剂量为 25μg/kg 有效，通常每天 3 次。

我国市场供应的异丙托品气雾剂，有异丙托溴铵（爱全乐，原名爱喘乐），还有异丙托溴铵与沙丁胺醇混合的气雾剂可必特（combivent），最近推出噻托溴铵干粉吸入剂。

不良反应：异丙托溴铵经气道黏膜吸收极微，一般不引起全身不良反应，不易产生耐药性[4]。少数患者可出现口干、咽部不适、咳嗽和味微苦（能忍受），最近国外虽有学者指出孕妇哮喘患者应用阿托品类药物会引起胎儿心动过速，但通过吸入途径，该药对胎儿影响微弱（如吸入异丙托溴铵高达 0.6 ~ 30mg，除口干外未见其他不良反应）。吸入上述“安全”剂量不会降低黏膜纤毛排痰作用，也不改变痰量和痰黏度，不影响青光眼患者的眼内压和瞳孔大小。极少数患者吸入异丙托溴铵后发生反常的支气管收缩，确切原因未明，初归咎于药液的低渗透压或含防腐剂（后改为等渗及不含防腐剂），后有学者认为与异丙托溴铵阻断毒蕈碱$_2$受体，导致乙酰胆碱释放增加有关。不主张用面罩吸入，以防药雾进入眼眶内会引起轻度或可逆性眼调节障碍，长期吸入未见明显不良反应。对阿托品类药物过敏者禁用。

氧托品

应用较少，国内尚无供应（略）。

三、展望

今后应开拓选择性强的主要阻滞(断)毒蕈碱$_3$受体而对毒蕈碱$_2$受体作用微弱的抗胆碱药,以期增加支气管舒张和减少或避免反常的支气管收缩。最近推出泰乌托品(噻托溴铵)对胆碱受体亚型有一定选择性,它的化学结构与氧托品类似,亦属季铵盐,一次吸入 10 ~ 20μg 作用可维持 15 ~ 24 小时,与毒蕈碱$_3$受体结合较牢固有关,每天吸 1 次,其对哮喘临床症状的控制,肺功能(第一秒用力呼气容积)的改善明显优于异丙托溴铵,其平喘作用强度为异丙托溴铵的 3 倍。但起效较慢,约 1.5 小时疗效才达顶峰,治疗哮喘和慢性阻塞性肺病疗效颇佳。由于它有一定选择性,虽不理想,但受到学者重视;可能在此基础上,修饰其结构,寻找另一种选择阻滞毒蕈碱$_3$胆碱受体更强面对毒蕈碱$_2$受体阻滞作用更弱的抗胆碱药[58]。

(戴家熊　韩连书　鲍一笑)

主要参考文献

[1] Lenfant C. Global initiative for asthma : Global strategy for asthma management and prevention. Maryland: National Institutes of Health (USA),1995. 25 ~ 84

[2] Lenfant C. Global initiative for asthma: Global strategy for asthma management and prevention (revised 2002). Maryland: National Institutes of Health (USA),2002,110 ~ 143

[3] 中华医学会呼吸病学分会哮喘学组. 支气管哮喘防治指南. 中华结核和呼吸杂志,2003,26(3):132 ~ 138

[4] 中华医学会儿科学分会呼吸学组. 儿童支气管哮喘防治常规(试行)(2003 年修订). 中华儿科杂志,2004,42(2):100 ~ 107

[5] Lenfant C. International consensus report on diagnosis and management of asthma. Maryland: National Institutes of Health (USA),1992. 25 ~ 47

[6] Lee TH. Children's asthma. In: Clark TJH, Godfrey S, Lee TH. Asthma. 3rd. London: Chapman, 1992. 416 ~ 418

[7] 戴家熊,孙占海,胡力平, 等. 二丙酸氯地米松气雾剂治疗小儿重症哮喘. 中华儿科杂志,1980, 18(4):244

[8] 戴家熊,王香民,孙占海, 等. 国产丙酸倍氯地米松气雾剂治疗重症顽固性小儿哮喘 6 年随访观察. 临床儿科杂志, 1987, 5(1): 40 ~ 41

[9] Dai JX(戴家熊),Wang XM (王香民),Sun ZH(孙占海),*et al.* Management bronchial asthma in children and adolescence with BDP. Paris: Abstract of 19th International Congress of Pediatrics. 1989. 25

[10] Dai JX (戴家熊), Wang XM(王香民),Sun ZH (孙占海),*et al.* Inhaled therapy in children's asthma. Toronto: Hogrefe The abstract of XIV International Congress of Allergology and Clinical Immunology, 1991. 324

[11] 戴家熊. 合理应用糖皮质激素防治支气管哮喘(专家笔谈). 新药与临床, 1995,14(2):88 ~ 90

[12] 戴家熊. 吸入皮质激素防治小儿哮喘的优越性. 见:袁壮主持小儿哮喘治疗专家座谈会. 中国实用儿科杂志, 1996,11(1):7 ~ 9

[13] 戴家熊,韩连书. 支气管哮喘的病因、发病机制及防治研究进展. 中华儿科杂, 1996,34(2):141 ~ 142

[14] 戴家熊,彭宜君. 支气管哮喘. 见:戴家熊,彭宜君,主编. 小儿变态反应(过敏)性疾病. 上海:同济大学出版社,1991. 68 ~ 112

[15] 戴家熊. 吸入皮质激素有什么优越性? 见:邓伟吾, 戴家熊, 张爱莉, 主编. 哮喘病百问. 上海:上海科学技术出版社,1996. 78 ~ 79

[16] 戴家熊. 儿童哮喘的诊疗. 见:殷凯生主编. 支气管哮喘现代诊疗. 南京:江苏科学技术出版社, 2000. 186 ~ 209

[17] 卞如濂. 常用的吸入型糖皮质激素安全有效性的比较. 见:卞如濂,唐法娣,主编. 呼吸药理学新论. 北京:人民卫生出版社,2004,52 ~ 55

[18] 卞如濂. 长作用 β_2 激动药的发展及其特点. 见:卞如濂,唐法娣,主编. 呼吸药理学新论. 北京:人民卫生出版社,2004. 143 ~ 145

[19] 盛锦云. 糖皮质激素在儿童哮喘防治中的应用. 见:陈育智,赵京,主编. 儿童支气管哮喘的诊断及治疗. 北京:人民卫生出版社,2004. 145

[20] 钟南山,郑劲平,刘晓青, 等. 吸入沙美特罗、氟替卡松干粉剂与联合吸入两种干粉剂治疗成人哮喘的疗效和安全性的对照研究. 中华结核和呼吸杂志,2002,25(6):371 ~ 374

[21] Kavuru M, Melamed J, Gross G, *et al.* Salmeterol and fluticasone propionate combined in a new powder inhalation device for the treatment of asthma. J Allergy Clin Immunol,2000,105:1108 ~ 1116

[22] Murray CS, Martin CL ,Cashin E. Inhaled corticosteroids widely perscribed in early life despite little date on safety and efficacy. European Resiratory Society Annual Congress Abstract, Berlin. 2001, 523

[23] 戴家熊,郑珠丽,鲍一笑, 等. 胶囊干粉吸入剂防治支气管哮喘. 中华儿科杂志,1994,32(4):249 ~ 250

[24] Dai JX(戴家熊),Zhen ZL (郑珠丽),Bao YX(鲍一笑). Management of children's bronchial asthma with dry powder inhaler made in Shanghai. J Allergy Clin Immunol, 1993, 1(part2):187

[25] 戴家熊,苏渊. 丙酸倍氯松干粉吸入剂防治小儿哮喘 24 例报道. 临床儿科杂志, 1996,14(2):115 ~ 116

[26] 戴家熊,韩连书,王山泽, 等. 丙酸倍氯松干粉吸入剂(贝可乐)防治支气管哮喘. 中国实用免疫变态反应和哮喘杂志, 2000,4(2):120 ~ 122

[27] 张君宪,戴木森,周其林, 等. 康宁克通穴位封闭治疗哮喘 1450 例疗效和不良反应分析. 中华结核和呼吸杂志, 1993, 16(哮喘增刊):68

[28] 张建华,盛锦云,黄益萍, 等. 哮喘患儿垂体 - 肾上腺轴功能及去炎松的影响. 中华儿科杂志, 1995,33(3):143 ~ 144

[29] 叶世泰. 肾上腺皮质激素在变态反应临床应用. 见:叶世泰,主编. 变态反应学. 北京:科学出版社, 1998. 670

[30] 陈育智. 支气管哮喘. 见: 胡亚美, 江载芳, 主编. 诸福棠实用儿科学. 第七版. 北京:人民卫生出版社,2002. 638

[31] 母双,何权瀛. 104 例支气管哮喘患者吸入二丙酸倍氯米松的回顾性调查研究. 中华结核和呼吸杂志,2002, 25(12):767

[32] 高红,刘世英,林之冈. 吸入皮质醇治疗儿童哮喘的副作用观察. 中华儿科杂志, 1998,36(12):755

[33] 戴家熊, 韩连书,鲍一笑, 等. 干粉吸入剂丙酸倍氯米松辅用色甘酸钠防治小儿哮喘疗效分析. 临床儿科杂志, 2002, 20(3):154 ~ 155

[34] Dai Jia Xiong (戴家熊), You Chun Hua (尤春华), Qi Zhong Tian (戚中田), *et al.* Chilren's respiratory viral diseases treated with interferon aerosol. Chinese Med J, 1987, 100(2):162 ~ 166
[35] 戴家熊. 三氮唑核苷气雾剂防治小儿感染型哮喘 18 例报道. 临床儿科杂志, 1991, 9(1):11
[36] 戴家熊,陆书昌,尤春华, 等. 联合防治变应性鼻炎和哮喘. 中华儿科杂志, 1992,30(3): 167 ~ 168
[37] Dai JX(戴家熊), LU SC (陆书昌). Effect of combination of inhaled steroid (BDP) on asthma and allergic rhinitis in childhood. J Aerosol Medicine, 1991, 14(suppl):72
[38] 陈育智,沈淑瑾,刘传合(译). 世界卫生组织的过敏性鼻炎及其对哮喘影响的工作报告. 北京:首都儿科研究所, 2001,3,15
[39] Ekins-Daukes DS, Simpson CR, Helms PJ. High steroid burden in children with asthma and nasal symptoms. Berlin: European Respiratory Society Annual Congress Abstracts,2001. 288
[40] 陈育智. 哮喘管理与预防全球创议:2004 更新版方法学及新建议总结. 上海第二医科大学儿童哮喘和变态反应性疾病论坛,2005. 12 ~ 15
[41] 戴家熊. 强效止喘片治疗支气管哮喘与哮喘性支气管炎 448 例. 新药与临床,1987,6(6): 330 ~ 332
[42] Todd GRG. National survery (UK) of acute adrenal crisis due to inhaled corticosteroids. J Allergy Clin Immunol, 2002,109:S252
[43] 白云. 过量吸入氟替卡松可抑制肾上腺功能. 中国医学论坛报, 2004, 2,12:7
[44] 卞如濂. 吸入型糖皮质激素安全性与有效的比较. 哮喘杂志, 2002,8(2):98 ~ 103
[45] 戴家熊, 韩连书, 包军, 等. 丙酸倍氯米松气雾剂防治支气管哮喘 18 年总结. 临床儿科杂志, 1999, 17(2): 70 ~ 72
[46] 赵京,盛锦云. 支气管哮喘治疗常用药物及其他治疗方法. 见:陈育智,赵京,主编. 儿童支气管哮喘的诊断及治疗. 北京:人民卫生出版社,2004. 141 ~ 164
[47] 戴家熊, 王山泽, 朱惠如, 等. 沙普尔治疗哮喘急性发作的疗效. 中华结核和呼吸杂志, 1996, 19 (5):319 ~ 320
[48] 卞如濂. 长作用 β_2 激动药的发展及其特点. 见:卞如濂,唐法娣,主编. 呼吸药理学新论. 北京:人民卫生出版社,2004. 134
[49] 殷凯生. 支气管哮喘治疗中的几个新概念和新方法. 中华结核和呼吸杂志,2005,28(11): 476 ~ 478
[50] Garcia Morcos L, Schuster A, Cobos Barroso N. Inhaled corticosteroids plus long-acting beta2-agonists as combined therapy in asthma. Expert Opin pharmacother, 2003, 4(1):23 ~ 39
[51] Ringdal N. Long-acting beta2-agonists or leukotriene receptor antagonists as add-on therapy to inhaled corticosteroids for the treatment of persistent asthma. Drugs, 2003, 63 suppl 2:21 ~ 33
[52] Jackson CM, Lipworth B. Benefit-risk assessment of long-acting beta2-agonists in asthma. Drug saf, 2004,27(4):243 ~ 270
[53] 永康, 译. 长效 β_2 受体激动剂对儿童哮喘急性加重发生率的影响. 中国医学论坛报, 2004, 2. 12:15
[54] Bisgaard H. Effect of long-acting beta 2-agonist on exacerbation rates of asthma in children's asthma. Pediatr pulmonol, 2003,36:391 ~ 398
[55] Barnes DJ, Pauwels RA. The reappreciation on the role of theophylline in controlling astnma. Eur Respir J, 1994,7:579 ~ 591
[56] 马杜, 陈萍. 茶碱类药物. 见: 周汉良, 陈季强,主编. 呼吸药理与治疗. 北京:人民卫生出版

社，1999．278～280
[57] Sly M．Allergic disorders．In：Behrman RE，Kliegman RM，Jenson HB．Nelson textbook of pediatrics．16th ed，Philadelphia：Saunder，2000．668～675
[58] 卞如濂．抗胆碱药．见：周汉良，陈季强，主编．呼吸药理学与治疗学．北京：人民卫生出版社，1999．270

第十章　危重型哮喘的诊治

哮喘发作在合理应用拟肾上腺素能药(β_2 激动剂)与茶碱类常规缓解药物治疗后,不见缓解,仍有严重的或进行性呼吸困难者,称为哮喘危重状态(哮喘持续状态 status asthmaticus,危重型),由于此时支气管呈严重阻塞,威胁生命,应积极进行治疗[1]。危重哮喘时呼吸道气流严重受阻,使肺的闭合容量和残气量增加,肺内气体分布不均,胸腔压力改变,左右心室后负荷增加,肺间质水肿,导致通气/血流灌注比例失调,气体交换障碍,出现低氧血症和代谢性酸中毒。严重者可合并呼吸性酸中毒,呼吸肌疲劳,甚至死亡[1]。

第一节　危重型哮喘的病因与发病机制

一、变应原(变应原)或致喘因素持续存在

哮喘是在特应性体质的基础上支气管黏膜受到变应原等的刺激产生速发相和迟发相哮喘反应,引起支气管平滑肌痉挛、气道变应性炎症和气道高反应性。若患儿持续吸入或接触变应原或其他致喘因素可导致支气管平滑肌持久痉挛和进行性加重的气道炎症,表现为黏膜充血水肿,黏液大量分泌,上皮细胞坏死脱落,黏膜损伤甚至发生气道重塑。气道内已形成的黏痰栓塞加上气道平滑肌极度痉挛,可使呼吸道严重梗阻,最终导致呼吸衰竭。临床表现为哮喘持续状态而难以缓解。

二、呼吸道感染

呼吸道严重感染或感染未能控制是引起危重型哮喘的主要诱因。病毒、支原体、衣原体和细菌等直接刺激支气管内胆碱能神经纤维引起迷走神经介导的支气管痉挛。这些微生物及其代谢产物,尤其是呼吸道合胞病毒感染可使气道上皮细胞损伤,感觉神经末梢暴露,易招致气道神经源性炎症,加重气道黏膜炎症,充血水肿,分泌物明显变稠,致小气道阻塞,此时支气管解痉剂难以奏效,且上皮屏障功能丧失,纤毛廓清能力下降,大量变应原积聚于黏膜下层,导致免疫反应持续存在,病情不易控制。

三、β_2 激动剂应用不当和(或)抗炎措施不力

长期滥用 β_2 激动剂,导致 β_2 受体功能下调,快速减敏,表现对 β_2 激动剂的支气管舒张反应降低,又可能掩盖气道炎症,加重病情。吸入皮质激素仅于哮喘发作期应用,平时不用,病情加重接近危重时刻又不及时使用全身性皮质激素,导致气道炎症未能及时有效的控制,终致危重哮喘发作,有学者发现哮喘致死的病例中,93%患者由皮质激素用量明显不足所致。[2]

四、脱水、电解质紊乱和酸中毒

由于哮喘发作，患儿出汗多、张口呼吸，使呼吸道丢失水分增多，吸氧时加温和湿化不足，应用氨茶碱，促使排尿增多，饮水较少，因此哮喘患儿常存在不同程度的脱水，进而组织脱水，痰液黏稠，形成无法咳出的痰栓，黏痰广泛存留于中小气道，加重通气功能障碍，导致呼吸困难，形成低氧血症和高碳酸血症。另外因缺氧、进食少，体内酸性代谢产物增多，可合并代谢性酸中毒，在酸中毒的情况下，气道对平喘药物的反应性降低，影响疗效。

五、严重并发症

若并发气胸、纵隔气胸、肾衰竭或肺栓塞等均可使哮喘病情加重。

第二节　危重型哮喘的临床诊断依据

一、病史

有皮质激素依赖和长期应用 β_2 激动剂史、正在使用或刚刚停用皮质激素，曾因哮喘住院或近期哮喘持续状态发作或发作频繁的不稳定哮喘，并发呼吸道感染或病情进行性加重已数天或数周以上等病史。

二、临床表现

患儿气急逐渐加重，面色苍白、口唇发绀、语言断续、大汗淋漓、脱水，呼吸频率常达 30 次/min 以上，脉搏细弱而快，且多于 120 次/min 以上。端坐呼吸，痰黏稠不易咳出，哭闹烦躁，当病情恶化时转为意识障碍，昏迷。婴幼儿喘憋，出现胸骨上窝、肋间和剑突下部凹陷的三凹征。两肺可闻及较多或满布哮鸣音，病情恶化时哮鸣音消失[3]，参见表 4－3 哮喘急性发作期分度的诊断标准（重度和危重度的临床特点）。

三、实验室检查

X 线胸部检查　一般无特殊发现，可有肺纹理增多、增粗、模糊、肺充气过度，双肋膈角平坦，活动度弱，肺下界下移。伴合并症时有肺炎、气胸或肺不张等表现。心电图检查呈肺性 p 波（小儿罕见），窦性心动过速。血气分析：危重哮喘早期表现为低氧血症以及由于代偿性过度通气导致的低碳酸血症（$PaCO_2$下降）。若病情进一步恶化，出现 $PaCO_2$ 增高趋势即提示气道严重阻塞，患者处于危急状态[1]，见第五章第三节。通气功能：大多数患儿的呼气峰流速 <50% 预计值，若呼气峰流速 <33% 预计值，提示气道严重阻塞[1]。若重复应用支气管舒张剂后，呼气峰流速或第一秒用力呼气容积仍 <40% 预计值，提示患者处于哮喘危重状态。血电解质测定有助于制订补液方案。

第三节　危重型哮喘的治疗

对危重型哮喘必须分秒必争地进行抢救，千方百计保持呼吸道通畅，改善缺氧状况，促进二氧化碳排出，藉以提高 PaO_2 和 SaO_2，降低 $PaCO_2$，同时纠正酸碱平衡及电解质紊乱，从而减少或不用辅助机械通气，保障生命安全。

一、氧疗

所有危重哮喘患儿均存在程度不一的低氧血症。一般应用密闭面罩或双鼻导管，提供高浓度湿化氧气，以维持氧饱和度≥95%。初始吸氧浓度以 40% 为宜，流量 4～5L/min。对无慢性肺部疾病者，吸高浓度氧不会导致呼吸抑制[1]。方法：(1)鼻管给氧：以橡胶导管置鼻前庭，氧流量：婴幼儿为 0.5～1.0L/min，学龄儿为 1～2.0L/min(成人为 3～5L/min)；氧浓度：30%～40%；导管顶端不需深入到鼻咽部，若其顶端达鼻咽部，其效非但不佳，反而刺激患儿，增加管腔堵塞，此法适用于 PaO_2 中度下降者，若低于 40mmHg 者多嫌不足(本法简便，但在患儿鼻腔堵塞或张口呼吸时，影响吸 O_2[4])；(2)开放式口罩：将口罩轻置于患儿口鼻前，略加固定，但不密闭。氧流量：婴幼儿为 2～4L/min，学龄儿为 3～6L/min，氧浓度可达 45%～60%；最好根据吸氧后 PaO_2 的改变确定患儿需要的合适氧流量。此法适用于病情重且 PaO_2 明显下降的患儿，但须有足够的氧流量(常被忽视)才有较佳效果；当氧流量较大时，若用鼻管给氧，因气体流速过大，对鼻黏膜有刺激。开放式口罩给氧较鼻管效果为佳，因双侧鼻孔及口腔可同时吸氧，在相同氧流量时，吸入量较鼻管为多，且较舒适；但需注意口罩位置，不宜使之远离面部，口罩周围稍有缝隙可使呼出的 CO_2 外逸，对病情较重者效果较好，且设备较简单[4]；有学者认为本法适用于烦躁不安，难以接受鼻管给氧的患儿，但氧流量较大，且口罩与口鼻不易紧密接触，口罩内氧气易被空气所稀释，费氧；(3)氧气头罩：用容积 $11L^3$ 有机玻璃头罩，可罩住患儿头颈部，其大小、高度适宜(后方有输氧及超声雾化的连接管)；氧流量4～5L/min 时，氧浓度近 60%～80%，最好用改装的文邱里(Venturi)喷头掺入空气(图 10－1)输入，避免吸入过高浓度的氧气，适用于中至重度缺氧患儿(有学者认为此方法耗氧较多，仅适用于新生儿)，凡需用头罩者大多可用口罩替代[4]；(4)氧气帐：将患儿全身置于塑料帐内，但维持帐内合适的 O_2 与 CO_2 浓度及控制帐内温度与湿度均较复杂，在国外已很少将此法单纯应用于给氧，主要用于雾化吸入[4]；(5)漏斗式口罩雾化给氧：用直径 6cm 的塑料漏斗(上有出气小孔)代替口罩，漏斗与口鼻紧密接触，用胶布固定以防边周漏气，氧气经湿化喷出云雾状细滴，直径在 4～6μm。氧流量为 4～5L/min，吸入氧浓度为 40%～50%。当前学者介绍通常用鼻管或面罩吸氧，吸入较高的氧流量(3～8L/min)才能纠正低氧血症使血氧饱和度达到 95% 以上。

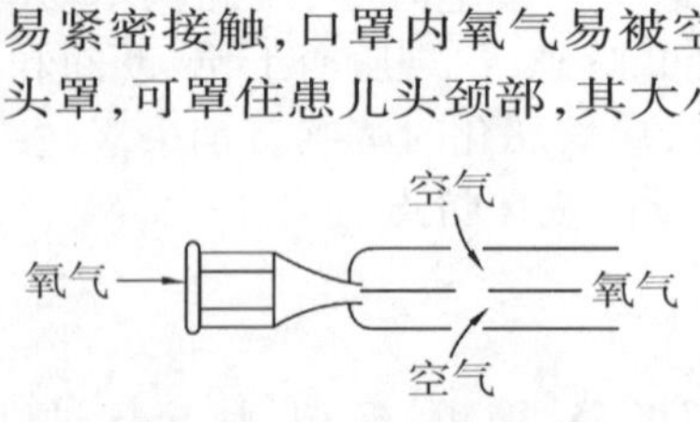

图 10－1　文邱里喷头

二、解除支气管痉挛，改善呼吸困难

β_2 激动剂

β_2 激动剂是危重哮喘患儿的首要治疗药物，首选吸入疗法。此时因病情危重，患儿已不能深吸气和屏气及与手按阀门协调配合，因此，应用压力定量气雾剂已不能发挥作用，应及时采用射流式雾化装置。若缺氧严重应使用氧气作为驱动气流，以保证雾化治疗时供氧，氧气流量 6～8L/min[1]，或以空气压缩泵作动力，用面罩“强制吸入”。开始治疗时用高剂量，短时间间隔雾化吸入短效 β_2 激动剂。2003 年儿童《哮喘危重状态的诊断和治疗》推荐剂量：第一小时可每 20 分钟吸入 1 次，以后每 2～4 小时可重复吸入，药物剂量：沙丁胺醇每次 2.5～5mg（150μg/kg）或沙丁胺醇液与异丙托品液合用，效果更佳（表 8－4 及其注释），或特布他林每次 5～10mg（300μg/kg），亦可作连续雾化吸入[1]。若无雾化装置可使用压力型定量气雾剂经储雾罐吸药，每次单剂喷药，连用 4～10 揿，用药间隔与雾化器吸入方法相同[1]（注：该剂量与既往应用剂量相比，增加极多，应注意不良反应）。

笔者在 1978 年创用超声雾化器雾化 0.004% 克仑特罗（见第八章第二节）。少数危重患儿处于奄奄一息状态，吸入药雾无法进入气道，反而变为刺激因素，需用静脉给药来代替吸入。但前者的疗效并不优于后者，因此俟病情稍好转即恢复吸入。2003 年儿童《哮喘危重状态的诊断和治疗》推荐沙丁胺醇 15μg/kg，静脉注射（10 分钟以上），病情严重者需静脉维持滴注剂量为 1～2μg/（kg · min），最大量不超过 5μg/（kg · min）。上述吸入、静脉注射量远大于平时常规用量，须注意尤其静脉注射，易出现心律失常（紊乱）与低钾血症等严重不良反应，使用时要严格掌握指征及剂量，并作必要的心电图、血气及电解质等监测[1]，若并存严重高血压心律失常者禁用静脉给药，或就诊前已应用大量 β_2 激动剂，其心率≥120 次/min（成人）者不宜使用。特布他林注射液亦可用于静脉给药。

皮质激素

皮质激素与 β_2 激动剂合用是治疗危重型哮喘的基础，前者用量不足或延误应用是哮喘致死的主要因素。此时吸入一般剂量的皮质激素已难发挥疗效，大剂量吸入皮质激素可能有一定帮助，选用雾化吸入布地奈德悬液 0.5～1mg/次，每天 2 次。但病情严重时不能用吸入疗法来替代应用全身性皮质激素，以免延误病情[1]。全身应用皮质激素一般需 4～6 小时才能充分起效而危重哮喘患儿的病情可在短期内迅速恶化并威胁生命，故应尽早应用，且需静脉途径给药[5]。静脉注射剂量：根据儿童《哮喘危重状态的诊断和治疗》推荐：琥珀酸氢化可的松 4～8mg/kg 或甲泼尼龙 0.5～2mg/kg，每 4～6 小时 1 次，好转后改口服泼尼松 1～2mg/（kg · d），每天最大剂量为 60mg。治疗时间依病情而定，若连续用药超过 7 天，应逐渐减量[1]，同时辅用吸入皮质激素。氢化可的松因含乙醇，仅能稀释静脉滴注，不能静脉注射，且可引起乙醇过敏，应用受到限制，剂量 5mg/kg，每 6 小时 1 次。地塞米松虽对水钠代谢影响极弱，适用于脑水肿患儿，但起效慢和不良反应大，不适用于静脉注射、口服和吸入，国外不作推荐，国内应用仍较多[6]，剂量为每次 0.25～0.5mg/kg，每 6 小时 1 次，静脉滴注或静脉注射或肌内注射，亦用于吸入给药。

抗胆碱药

抗胆碱药是儿童危重哮喘联合治疗的组成部分，其临床安全性和有效性业已明确，对 β_2 激动剂治疗反应不佳的重症者应尽早联合应用异丙托溴铵 250μg[有学者提出 125(<4 岁)~250μg(>4 岁)]，加入 β_2 激动剂溶液作雾化吸入（剂量详见表 8-4 及注解）。治疗时间同 β_2 激动剂[1]。

氨茶碱

静脉注射或静脉滴注氨茶碱是儿童危重哮喘的一种附加治疗的选择。药物剂量及用法：负荷量 4~6mg/kg（最大 250mg）静脉滴注 20~30 分钟。继之持续滴注维持剂量 0.8~1.0mg/(kg·h)（有学者提出以 3 小时为度），若已用口服氨茶碱者直接使用维持剂量持续静脉滴注，亦可采用间歇给药方法，每 6 小时缓慢静脉滴注 4~6mg/kg。由于氨茶碱"治疗窗较窄"，治疗时应注意其不良反应的发生，有条件应作血药浓度监测[1]。

硫酸镁

硫酸镁舒张支气管平滑肌的作用，通过下列机制：(1)与 Ca^{2+} 竞争，抑制平滑肌细胞对 Ca^{2+} 的摄入和肌浆网内 Ca^{2+} 的释放，使细胞内 Ca^{2+} 浓度下降，导致气道平滑肌舒张；(2)减少乙酰胆碱对终板去极化作用。降低肌纤维膜的兴奋性使平滑肌松弛，抑制肥大细胞释放组胺；(3)镇静作用。2003 年儿童《哮喘危重状态的诊断和治疗》认为硫酸镁是一种安全的治疗危重哮喘的药物[1]。国内仅少量报道。其推荐剂量为 25~40mg/(kg·d)，最大剂量≤2g/d，分 1~2 次加入 10% 葡萄糖注射液 20ml 缓慢静脉推注，持续 20 分钟以上，酌情使用 1~3 天。不良反应有一过性面色潮红、恶心等，通常在药物输注时发生。若过量可静脉注射 10% 葡萄糖酸钙拮抗[1]。静脉注射或静脉滴注速度过快可引起低血压，心跳减慢，若出现这些不良反应则停止注射，并嘱患者平卧休息[7]。

三、解除支气管痉挛的非常规治疗

异丙肾上腺素

本药可用于静脉滴注，初次剂量为 0.1μg/(kg·min)，每隔 10 ~15 分钟增加 1 次剂量，按 0.1~0.2μg/(kg·次)的速度增加，最大剂量为 3.5μg/(kg·次)，必须同时采用心电图及血气分析监护，直至 PaO_2 及通气功能改善或心率达 180~200 次/min 时停用，一旦心律失常也应停用，并常在治疗 100 分钟后 $PaCO_2$ 开始下降，症状好转后可维持用药 24 小时。笔者[3]曾用此法抢救 5 例危重哮喘伴呼吸衰竭患儿获得成功（详见第九章第二节）。1991 年 Nictorio 等报道，11 例（年龄在 8 个月至 15 岁之间）危重哮喘伴呼吸衰竭患儿应用此法治疗，结果除 1 例需行辅助机械通气外，余 10 例患儿单独静脉滴注异丙肾上腺素均获良好疗效，平均剂量为 0.3μg/(kg·min)，用药时间平均 29 小时，无一例出现心动过速、血压增高现象，心电图、LDH 和 GPT 等检查亦未出现异常，但 Bigby[8]（1994 年）指出静脉滴注异丙肾上腺素对心肌有损害，故不主张应用。

肾上腺素

早在 1951 年就有学者将皮下注射肾上腺素用于治疗哮喘急性发作,已沿袭多年。美国于 1988 年前将其作为首选疗法,并用于诊断性治疗。若无条件使用短效吸入 β_2 激动剂可考虑用肾上腺素皮下注射,但应密切观察,预防不良反应的发生。用法:1:1000 肾上腺素 0.01ml/(kg・次),小儿最大剂量不能超过 0.3ml,必要时 20 分钟应用 1 次,但不能超过 3 次[1]。少数学者推荐用于吸入和静脉滴注,因肾上腺素除对 β_2 受体有兴奋(激动)作用外,还对 β_1 和 α 受体亦有同样作用,应用后可出现面色苍白、头痛、呕吐、心悸、心律不齐和血压升高的不良反应。近年来有学者认为肾上腺素对舒张支气管并无任何优越性,且其毒性大,现已被 β_2 激动剂替代,不再应用。

现将上述药物应用程序归列成图 10-2。

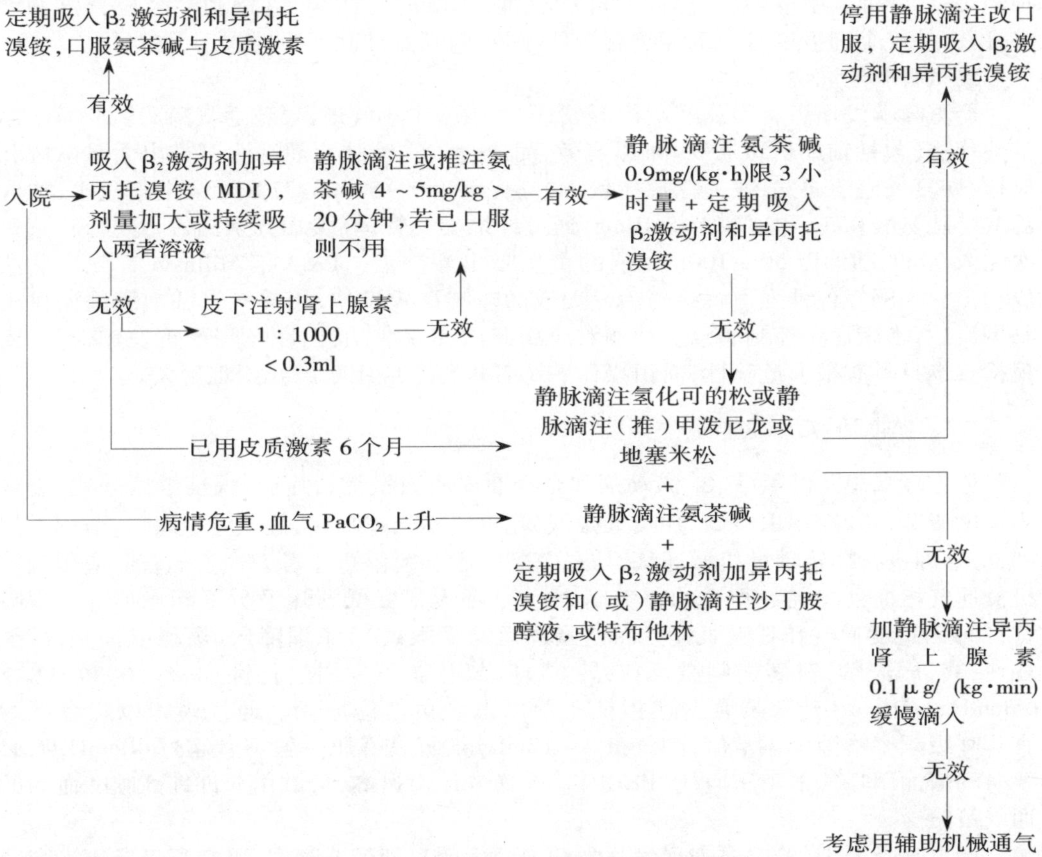

图 10-2　哮喘危重度发作的用药步骤

东莨菪碱氢溴酸盐

本药为抗胆碱药,可抑制迷走神经的病态亢进,松弛气道平滑肌。将本药 0.3~0.6mg(成人量)以葡萄糖注射液稀释后静脉推注,6~8 小时重复 1 次,有学者用此法治疗重症哮喘 14 例,用药后约 30 分钟大多数患者的临床表现和呼气峰流速均有显著改善。

酚妥拉明

系 α 受体阻滞剂,可增加平滑肌细胞内环腺苷酸含量,导致气道平滑肌的松弛。国内近年来应用较多。成人剂量为 0.2mg/(kg · 次),加入 5% ~50% 葡萄糖注射液中缓慢静脉滴注或静脉推注;儿童剂量较大,按 0.3 ~0.6mg/(kg · 次),加入 10% 葡萄糖注射液 10 ~20ml 静脉滴注,约 20 分钟滴完,每 8 小时 1 次,症状改善后,次数逐渐减少,3 ~5 天停用。

氯胺酮、羟丁酸钠(γ – 羟基丁酸钠)等全身麻醉药

静脉滴注或静脉推注。氯胺酮可直接舒张支气管平滑肌,增强儿茶酚胺,抑制迷走神经等;后者抑制中枢神经,但同时呼吸受抑,苏醒时有谵妄、兴奋和呼吸道分泌物增多,国内外仅个别报道对严重哮喘有较佳疗效,因其有抑制呼吸的作用,似难推广。

支气管肺泡灌洗

严重哮喘发作患者因黏液痰栓形成,广泛阻塞中小气道,导致通气障碍。此时应用其他疗法(包括辅助机械通气)难以奏效,而通过支气管肺泡灌洗法可排出大量黏痰和痰栓,恢复气道的通气,改善哮喘症状。方法:用 250 ~500ml,37℃无菌生理盐水,加入乙酰半胱氨酸 0.5g 和地塞米松 10mg,通过纤维支气管镜(尖端分别插入不同肺叶),每次注入 50ml,随即以 50 ~100mmHg 的负压吸出灌洗液。1983 年 Millman 首先用此法成功治疗 3 例经各种强力解痉药治疗无效的哮喘严重发作,用支气管肺泡灌洗法排出黏稠痰后,临床症状控制满意。沙丽君应用此法亦获成功,但在哮喘严重发作,行纤支镜检查本身具有很大危险性,需由操作熟练者进行。应用于患儿困难更大。

四、辅助机械通气

危重哮喘患儿经氧疗、β_2 激动剂和全身性皮质激素等治疗后,病情继续恶化,表现为极度疲劳、嗜睡、意识模糊、呼吸音减低,几乎听不到哮鸣音,甚至呼吸减慢,节律不规则,应立即进行插管辅助机械通气,切忌等到呼吸心跳停止才考虑气管插管。应用辅助机械通气指征:(1)持续严重的呼吸困难;(2)呼吸音减低到几乎听不到哮鸣音及呼吸音;(3)因过度通气和呼吸肌疲劳而使胸廓运动受限;(4)意识障碍、烦躁或抑制,甚至昏迷,粪、尿失禁,对疼痛刺激反应差;(5)吸氧状态下发绀进行性加重;(6)$PaCO_2 \geq$ 65mmHg。Downrs 建议具有上述指征三项以上者可考虑应用。通气模式以定容型为宜。呼吸频率略慢于正常值,潮气量 8 ~12ml/kg,吸气峰压一般不宜超过 40cmH_2O,必要时酌情加用呼气末正压通气(PEEP)。若通气压力过高,可试用允许性高碳酸血症的通气策略[1]。

严重呼吸困难,若主要表现为呼吸费力而无明显疲劳或衰竭,可在积极应用平喘药物同时,辅用鼻(面)罩(无创伤)正压通气,能延缓衰竭的发生,为平喘药物发挥作用争取时间,若应用此措施后病情加重,应尽快插管。一般认为迅速起病的严重哮喘可通过积极的平喘治疗而缓解;慢性反复喘息,长期应用平喘药物对其反应差的急性加重者,缓解过程缓慢应尽早插管进行机械通气[9]。

五、其他治疗

输液

由于呼吸急迫，过度换气、出汗、呕吐和茶碱利尿，常伴不同程度的脱水，导致痰液黏稠，促成痰栓，加重呼吸道梗阻，应用祛痰药物的作用极小，输液有助于纠正脱水，稀释痰液，防止黏液痰栓形成，输液初用 1/3 ~ 1/2 张含钠液[5 ~ 10ml/(kg·h)]，2 小时后用 1/4 ~ 1/3 张含钠液维持，[50 ~ 120ml/(kg·d)]，参考 24 小时出入液量，调整每天输入量，但由于危重哮喘患儿多存在抗利尿激素分泌异常，故继续治疗时应注意避免因液体过多而导致肺水肿的发生或加重，一般用 2/3 生理需要量维持[1]。

纠正酸中毒

任何类型的酸中毒均可抑制肾上腺素能受体反应，使支气管舒张剂的疗效降低。一般由缺氧所致的轻度代谢性酸中毒，只要充分给氧，适当输液，同时保持气道通畅，不必用碱性溶液。重者需用碳酸氢钠加以纠正。当 pH 值下降明显时，采用碳酸氢钠不仅有助于改善呼吸性酸中毒，同时亦能中和体内固定酸；但碳酸氢钠与固定酸结合过程中产生的 CO_2，若不能由呼吸道排出，呼吸性酸中毒会加重。使用碱性液时，其疗效受通气功能影响，需与改善通气相结合，例如及时应用支气管舒张剂和全身性皮质激素等，若通气不佳，应用碳酸氢钠后可使 $PaCO_2$ 进一步升高，导致 pH 值更严重地下降，不但无益反而有害。碳酸氢钠用量：按碳酸氢钠的 mmol = BE × 0.3 × kg，先用 1/2 ~ 1/3 量，缓慢静脉滴注，在血气分析监护下进行调整，防止矫枉过正，避免纠酸过度而致碱中毒，碱中毒时，血液携带的氧难以释出，会加重缺氧。

纠正电解质紊乱

哮喘严重发作时，体内酸碱紊乱，摄入量不足，加上大剂量类皮质激素和 β_2 激动剂的应用均可导致低血钾，但在酸血症情况下又可使血钾增高，应及时检查血液电解质，并予以纠正。

抗感染

哮喘本身是气道的慢性变态反应性炎症，无需常规抗生素治疗。上呼吸道病毒感染是诱发和加重哮喘发作的最常见的因素，亦无需常规用抗生素，若同时发生呼吸道肺炎支原体、肺炎衣原体或细菌感染，则选用对病原体敏感的抗菌药物。

抗心力衰竭

危重哮喘时左、右心室的后负荷明显增加，合并心力衰竭时慎用正性肌力药物，如确需使用，应作适当的剂量调整[1]。

哮喘急性发作的医院治疗步骤详见图 8-2。

（戴家熊　周　翊）

主要参考文献

[1] 中华医学会儿科学会呼吸学组. 哮喘危重状态的诊断和治疗. 中华儿科杂志，2004，42(2)：106 ~ 107

[2] 殷凯生. 哮喘持续状态的诊治. 见:殷凯生,编著. 哮喘病的治疗. 南京:南京大学出版社,1995. 123~136

[3] 戴家熊,彭宜君. 支气管哮喘. 见:戴家熊,彭宜君,主编. 小儿变态反应(过敏)性疾病. 上海:同济大学出版社,1991. 107~111

[4] 董声焕. 小儿呼吸系统疾病的氧气治疗. 见:齐家仪,主编. 小儿呼吸系统疾病学. 北京人民卫生出版社,1989. 478~484

[5] 戴家熊. 合理应用糖皮质激素防治支气管哮喘(专家笔谈). 新药与临床,1995,14(2):88~90

[6] 戴家熊. 儿童哮喘的诊疗. 见:殷凯生,主编. 支气管哮喘的现代诊疗. 南京:江苏科技出版社,2000. 185~209

[7] 毛山,殷凯生. 危重型哮喘的防治. 见:李明华,殷凯生,朱栓立,主编. 哮喘病学. 北京:人民卫生出版社,1998. 228~245

[8] Bigby HE. Bronchial asthma. In: Stein JH. Internal Medicine 4th ed. St Louis: Mosby, 1994. 2387~2397

[9] 陈爱欢. 儿童哮喘. 见:沈华浩,主编. 哮喘手册. 北京:人民卫生出版社,2004. 176

第十一章　哮喘的并发症及其治疗

哮喘常因气道炎症和支气管痉挛导致的气道功能障碍，对患儿的脏器功能产生较大影响，由此而产生并发症。并发症的存在使哮喘容易误诊和漏诊，还使哮喘的治疗效果减退，甚至影响预后，临床医师必须细致观察、综合判断、及时采取措施。

第一节　气胸与纵隔气肿

哮喘并发气胸和纵隔气肿　早在100多年前即有报道，笔者曾遇到2例。

一、发病机制

哮喘急性发作时的气道由变态反应性和感染性炎症造成黏膜充血水肿、平滑肌痉挛、管腔狭窄、管腔内分泌物积聚、在支气管内形成"活瓣"性部分阻塞，支气管在吸气时扩张、呼气时变窄，空气易吸入而不易呼出，加之剧烈咳嗽，用力屏气等导致肺泡或支气管内压力突然升高，肺泡过度膨胀而引起破裂。当脏层胸膜下肺泡破裂，气体进入胸膜腔形成气胸。若气体进入肺间质，沿支气管、肺血管鞘或淋巴管移行到肺门，然后进入纵隔，则形成纵隔气肿。若形成单向活瓣，造成张力性纵隔气肿，易引起"空气填塞综合征"，可导致死亡。气体亦可沿血管鞘进入心包腔，引起心包积气，甚至形成心脏压塞的征象。同时气体沿大血管和气管周围疏松结缔组织如颈鞘，向上引起头、颈皮下气肿，亦可向下引起腹部皮下气肿和阴囊积气。

二、临床表现

症状的轻重与纵隔受压程度有关，气体量少时，症状较轻可被忽视，气量较多时有下列表现。

呼吸、循环障碍

呼吸困难突然加重。中至重度哮喘发作时就有较明显的呼吸困难，并发气胸后呼吸困难更为严重，病情迅速恶化，成人可诉重度压迫感，与既往哮喘发作引起的呼吸困难有不同的感受，而患儿常无此感觉，医务人员往往归咎于哮喘本身病情恶化，气胸常漏诊。此时若加大皮质激素和其他平喘药物用量，甚至用呼吸机来辅助呼吸，不但无法缓解呼吸困难症状，反而因正压通气，胸腔内压力迅速增加，肺组织进一步被压缩，短期内可因呼吸、循环功能衰竭而死亡[1]。若纵隔内气体迅速积聚，纵隔内压于短期内显著上升，压迫大静脉，使静脉血回流减少，心排出量降低，造成空气填塞综合征，患儿出现呼吸窘迫、大汗淋漓、烦躁不安等急性心功能不全症状，并伴发绀、颈静脉怒张、脉搏微弱、血压降低、四肢厥冷等休克表现[2]。患儿意识模糊或昏迷，危及生命。在多数情况下，纵隔内气体可通过颈部筋膜外逸至皮下，造成颈、面、胸和腹部皮下气肿，使纵隔填塞症状得以缓解[2]。婴幼儿并发本症时，在出现皮下气肿前，可有体温上升、呼吸困难及发绀明显加剧伴循环障碍。

体征

并发气胸时气管移向健侧，患侧胸部隆起，呼吸运动和语颤减弱，叩诊过度回响或鼓音，听诊患侧呼吸音及哮鸣音明显减弱或消失。并发纵隔气肿者可出现头、颈、胸部的皮下气肿、局部出现捻发音和握雪感。半数以上患者出现 Hamman 征，即心浊音界缩小，心前区可听到与心搏一致的特殊摩擦音，左侧卧位时更为明显。

X 线表现

X 线是确诊气胸和纵隔气肿的重要依据。胸片正位显示气胸线以外透亮度增高，无肺纹理可见，肺脏受压，向肺门回缩；纵隔及心脏移向健侧；纵隔阴影的两侧出现细长带状透明区，特别在心包周围侵入的空气，其边缘显示透明增高的所谓“晕轮征”。胸大肌纤维间呈扇形排列的“空气束带”。有时在摄片时因呼吸急促，不能屏气，胸片不够清晰，且受皮下气肿 X 线征象的影响，为 X 线诊断带来一定的困难。

三、治疗

轻度气胸，积气量小于病侧胸腔的 1/5，经 1 ~ 2 周可自行吸收，应注意减少咳嗽、增加营养、安静休息，即能痊愈。若大量或持续的气体漏出，胸膜腔内的压力增加，超过大气压时称为“张力性气胸”，须立即排气。偶见不能解除压迫，可采用胸腔闭式引流。纵隔气肿可用多个粗针头刺至皮下排气。颈部皮下气肿明显，胸闷、气急症状严重者，须作胸骨上窝切开，并沿气管筋膜向胸骨后纵深钝性分离 2cm，以使气体排出，亦可置皮瓣引流。

同时对哮喘积极治疗，只有迅速解除支气管阻塞，减轻毛细支气管的“活瓣样”效应，降低肺泡内压力，才能更有效地减轻气胸和纵隔气肿的症状。

第二节　呼吸衰竭

呼吸衰竭（简称呼衰，常指急性呼衰），呼衰与哮喘危重发作（哮喘持续状态）密切相关，由后者进一步发展而成。在气道变应性炎症持续存在或气道重塑的基础上，当气道平滑肌极度痉挛，黏液痰栓大量沉积，导致气道严重梗阻，气体交换功能丧失殆尽，造成严重缺氧和二氧化碳贮留，全身各系统功能随之发生紊乱。成为哮喘致死的最重要原因。

一、发生原因

严重哮喘患儿经及时应用平喘药和皮质激素辅以吸氧、补液等治疗，大多数患儿病情可得到缓解，1% ~5% 的患儿由于下列原因发生呼吸衰竭。

治疗不及时

患儿及其家长对哮喘严重程度认识不足，抱有“屡见不怪”、“挺过去”的观点，未能及时、有效的治疗，是发生呼吸衰竭的最常见原因。Simons 等报道 19 例次哮喘并发呼吸衰竭中，12 例次是因治疗不及时或治疗不当所致[1]，皮质激素常在用药 4 ~ 6 小时后才发挥作用，而哮喘病情可在短时间内发生恶化。皮质激素在治疗严重哮喘发作的众多措施中，其疗效最为确切。有学者发现因哮喘致死的病例中，93% 患者是由皮质激素用量明显不足所致[1]。

感染

呼吸道病毒感染是诱发和加重哮喘发作的主要原因之一，又因哮喘严重发作，气道阻塞，分泌物多而黏稠，极易继发细菌感染，进一步加重气道阻塞。

脱水和黏液痰栓形成

当大量黏液痰栓广泛阻塞外周气道时，任何消炎、解痉、平喘药均难以缓解通气障碍，体内已增高的 CO_2 不能排出，导致呼吸性酸中毒。高碳酸血症使肺动脉阻力增加，脑血管扩张从而引起颅内压增高与脑水肿[3]。

应用药物不当

（1）哮喘伴呼吸功能不全时，应用镇静剂、麻醉剂、抗过敏药（如异丙嗪、氯苯那敏）和硫酸镁等均可抑制呼吸中枢，诱发呼吸衰竭[1]；（2）未及时吸氧或吸氧浓度过高。另外应用 β 受体激动剂等支气管舒张剂，尤其较大剂量时会导致和加重通气与肺内灌注（V/Q）失调，缺氧程度加重；另外当气道阻塞严重，出现 CO_2 贮留时，若给予高浓度氧吸入，可抑制颈动脉窦化学感受器，使缺氧刺激兴奋呼吸中枢的功能受阻，导致缺氧加重，易于出现呼吸衰竭；（3）并用阿司匹林等非甾体抗炎药（NSAID），1989 年 Picado 等[1]报道 92 例危及生命的哮喘需作辅助机械通气的患者中，7 例（8%）对非甾体抗炎药不耐受，这些药物可使哮喘病情加重而发生呼吸衰竭。

其他

哮喘并发气胸、纵隔气肿、广泛肺不张和呼吸肌疲劳等都可能加重呼吸困难，导致衰竭。

二、临床表现

主要表现是由缺 O_2 和（或）CO_2 贮留所致的各脏器受累的临床病征。

呼吸系统症状

呼吸困难，主要为呼吸频率加快及鼻翼扇动，辅助呼吸肌活动加强，若婴幼儿出现吸气时点头、胸骨上窝、肋间及肋缘下凹陷。如呼吸中枢受累则可出现呼吸节律紊乱（如间歇、潮式、叹气样和抽泣样等呼吸）。

低氧血症

发绀

是缺氧的主要症状之一。应观察口周有无发绀。PaO_2 在 55mmHg 以上时可无发绀[3]，在 40 ~ 55mmHg 之间不一定有发绀，在 40mmHg 以下肯定有发绀。血氧饱和度（SaO_2）低于 75% 可有发绀。但需注意发绀与血红蛋白高低之间的关系。若血红蛋白 < 50g/L 的严重贫血患儿，无论多么严重的缺氧，均不易表现发绀。另外，还受光线、皮色及观察者对色素识别能力等因素的影响。在重症休克时即使 PaO_2 正常，由于血流阻滞，口唇亦可出现发绀。

心血管功能紊乱

急性缺氧的早期血压上升，心率加速，心排血量增加，以后因心率下降，心排血量减少，导致血压下降而出现休克[3]。由于血管张力降低，通透性增高可导致肺水肿与脑水肿。各脏器的血管床对缺 O_2 的反应不同，皮肤、腹腔内脏血管收缩[3]，肺小动脉痉挛，造成肺动脉高压而冠状动脉扩张。若持续缺氧可造成心肌劳损，收缩力减弱，导致心排血量下降，心律失常。若发生中心静脉压上升则有窦性及室上性心动过速、异位搏动、房颤、束支传导阻滞，甚至可出现室性自主节律及心跳骤停[3]。

消化系统症状

胃肠黏膜可因缺氧出现广泛充血、糜烂、坏死和急性溃疡，常表现为消化道出血，甚至肠麻痹，少数形成弥散性血管内凝血（DIC），表现为呕血与便血[3]。肝脏可发生小叶中心坏死，出现黄疸、转氨酶升高。

神经精神症状

过去认为在呼吸衰竭时出现神经精神症状，仅归咎于 CO_2 贮留，目前认为也与缺氧有关系。脑细胞在全身各组织中需氧量最高，缺氧对其损害最大，早期表现为烦躁、易激动、睡眠规律颠倒，视力模糊，以后出现意识模糊，甚至昏迷、抽风。相反，若意识清楚表明无缺氧或仅轻度缺氧。脑水肿及颅内压增高提示缺氧，可致脑血循环障碍，呼吸中枢受压，甚至形成脑疝，表现为中枢性呼吸衰竭，呼吸浅慢、不规则、双吸气、叹息样吸气，甚至呼吸停止。

泌尿系统症状

缺氧时体内儿茶酚胺分泌增加，肾血管收缩，肾血流量减少，滤过压下降，同时因血管通透性增高，血液浓缩，黏稠度增高，循环滞缓，尿量减少，导致肾功能不全，加重酸中毒，酸中毒又能使缺氧加重。严重缺氧时出现少尿、无尿及严重氮质血症[3]。

细胞代谢

缺氧情况下细胞代谢不能正常进行。当 PaO_2 下降到 20～30mmHg 时，细胞内的线粒体能量代谢受阻，氧化磷酸化作用停止，细胞仅能依赖无氧糖酵解，丙酮酸不能进入三羧酸循环，因此产生乳酸，引起代谢性酸中毒。磷酸化受到抑制，腺苷二磷酸不能形成腺苷三磷酸，导致血中磷酸增加，使酸中毒加重。由于腺苷三磷酸产生不足，致细胞内“钾钠泵”的功能遭到破坏，Na^+ 与 H^+ 向细胞内弥散，K^+ 则逸出于细胞外，造成细胞内酸中毒，细胞外钾增多，干扰心脏复极过程，导致心律失常。严重缺氧或（和）酸中毒时，溶酶体膜的稳定性降低，导致溶酶体膜破裂，引起细胞消化自溶与坏死。当细胞死亡超过一定的临界数值时，就会发生器官功能衰竭[3]。

高碳酸血症的表现

多见于中至重度哮喘引起的严重通气功能障碍，主要影响神经及心血管功能。

呼吸系统

高碳酸血症一般都伴缺氧，发绀表现更为严重。$PaCO_2$ 达 70mmHg 可有严重呼吸性酸中毒；达 90mmHg 以上时，对呼吸中枢产生麻醉作用，CO_2 就不能刺激颈动脉和主动脉化学感受器，仅依赖缺氧对化学感受器的刺激来维持呼吸运动，若此时吸入的氧浓度过高反而会加重呼吸抑制[3]。

神经系统

当 $PaCO_2$ 达 70mmHg 时可有睡眠规律颠倒、头痛、烦躁不安、摇头、多汗。$PaCO_2$ 达 90～100mmHg 可有淡漠、嗜睡、谵妄、肌肉震颤或定向能力丧失。$PaCO_2$ 达 130mmHg 时进入半昏迷或昏迷状态、腱反射消失，部分患儿可有抽搐、拍击状震颤[3]。

心血管系统表现

CO_2 可兴奋血管运动中枢，CO_2 增加时心率增快，心搏出量增加，血压上升，脉压差增大，脉洪大而快。可有心律失常与传导阻滞[3]。

消化系统表现

CO_2 贮留刺激胃酸分泌，使胃黏膜抵抗力下降，血管通透性增加，可出现消化道出血。

皮肤症状

皮肤血管扩张，表现为面红、肢暖，患儿易出汗、口唇樱红[3]。

眼部症状

急性呼衰早期，眼结膜充血、水肿，瞳孔通常缩小、等圆。发生脑水肿、脑疝时，瞳孔可忽大忽小，最后散大。

电解质紊乱与酸碱平衡失调

呼吸衰竭时由于 $PaCO_2$ 持续上升，H^+ 浓度不断增加，则碱储备与碳酸的比值小于 20，pH 值下降，形成呼吸性酸中毒。此时呼吸深度和频度增加，使 CO_2 排除增加，同时肾小管对碳酸氢盐的再吸收增加，使比值维持于 20，此为代偿性呼吸性酸中毒。若 CO_2 浓度再继续增加，pH 低于 7.3，则为失代偿性呼吸性酸中毒。呼吸衰竭呈失代偿性呼吸性酸中毒应与经治疗后因电解质紊乱、缺钾、低氯引起的代谢性碱中毒进行鉴别，因这两种酸、碱失衡均可出现神经精神症状，但却呈现酸、碱中毒两种截然相反的类型，治疗也迥然不同，具体鉴别参见表 11－1。

表 11－1　失代偿性呼吸性酸中毒与呼吸性酸中毒合并代谢性碱中毒的鉴别[3]

项　目	失代偿性呼吸性酸中毒	呼吸性酸中毒合并代谢性碱中毒
发生时间	呼吸衰竭发病早期	多见于治疗中或治疗后
诱因	气道梗阻、肺部感染、应用镇静剂	应用利尿剂、皮质激素、碱性药
精神神经症状	以抑制为主，如嗜睡、昏迷	以兴奋为主，如兴奋、躁动、谵妄、抽搐等
神经反射	肌张力减退、神经反射减弱	肌张力增强，神经反射亢进
实验室检查	CO_2 结合力正常或升高，$PaCO_2$ 显著增高，pH 值降低，常低于 7.35	CO_2 结合力升高显著，$PaCO_2$ 升高，pH 值升高，常高于 7.45

三、实验室检查

若疑及呼吸衰竭时应进行下列检查。

一般检查

作血、尿常规、血尿素氮或血清肌酐测定，血氯、钠测定，心电图及胸片检查。尿常规及血清肌酐正常者可排除肾性酸中毒。

床边测定肺活量

第一秒用力呼气容积或呼气峰流速监测有助于了解通气损害的程度，有学者认为通气功能下降（结合临床）占预计值1/2者，考虑行辅助机械通气，若占预计值1/3以下者应立即行辅助机械通气[3]。

血气分析

能准确地反映呼吸衰竭时体内缺氧和酸中毒的具体情况，可多次重复测定，以观察动态变化，还能了解机体对酸中毒的代偿程度与循环功能，结合临床表现、呼气峰流速与电解质测定等检查，作综合判断，对指导治疗意义重大。婴儿与小儿血气正常值见表11－2。按血气分析及血 SaO_2，参考发绀及神志状态将呼吸衰竭分为轻、中、重三度（表11－3）。

表11－2　各年龄血气与酸碱度正常值[3]

项　目	新生儿	婴儿与小儿	成　人
pH	7.30～7.40	7.30～7.40	7.35～7.45
SaO_2（%）		91～97.7	97
PaO_2（mmHg）	60～90	80～100	80～100
$PaCO_2$（mmHg）	30～50	30～35（＜2岁） 35～45（＞2岁）	35～45
SB（mmol/L）	20～22	22～27	22～27
BE（mmol/L）	+2～－6	0～－6（＜2岁） 0～－4（＞2岁）	±2.3
BB（mmol/L）		45～55	45～55

表11－3　小儿呼吸衰竭的分度[3]

项　目	轻　度	中　度	重　度
SaO_2（%）	＞80	60～80	＜60
PaO_2（mmHg）	＞50	40～55	＜40
$PaCO_2$（mmHg）	＞50	＞70	＞90
发绀	无	轻或明显	明显或严重
神志	清	嗜睡、谵妄、浅昏迷	昏迷至深昏迷

早期呼吸衰竭的临床特征

哮喘并发呼吸衰竭可突然发生，病情进展快，有时可被哮喘本身症状所掩盖，故应提高认识，警惕其发生；尤其出现下列情况，须密切注意并发呼吸衰竭的发生。

1．患儿呼吸困难持续加重而哮鸣音反而减弱甚至消失。

2．患儿精神不振，呼吸困难未缓解而哭闹烦躁减轻。

3．患儿呼吸活动未见减弱而血气分析 $PaCO_2$ 由下降而升至正常。

4．经积极治疗12小时而症状未见明显改善。

患儿出现上述情况应及时监测血气，若 $PaO_2 < 50mmHg$，$PaCO_2$ 正常或偏低可诊断

为Ⅰ型呼吸衰竭(低氧血症)。若 $PaO_2 < 50mmHg$,$PaCO_2 > 50mmHg$ 可诊断为Ⅱ型呼吸衰竭合并高碳酸血症[4]。

四、治疗

哮喘并发呼吸衰竭治疗同危重型哮喘的防治,详见第十章第三节。

第三节　肺动脉高压与肺心病

由于哮喘反复发作,在气道阻塞中不可逆性成分逐渐增多,可引起阻塞性肺气肿、肺动脉高压症和慢性肺源性心脏病,最后导致呼吸与循环衰竭。在慢性肺源性心脏病中4% ~5%的原发病是哮喘[1],绝大部分是由慢性喘息型支气管炎所致。小儿哮喘由于病程较短,反复发作次数较成人为少,绝大部分患儿的病变是可逆的,故几乎不造成肺动脉高压与肺心病。少数发作频繁的哮喘患儿,胸部X线检查可能发现"肺部透亮度增加",与肺气肿相似,但这些病变经合理治疗后可消失,因此小儿哮喘并发肺动脉高压与肺心病者极罕见。

第四节　生长发育迟缓

自1940年Cohen首次报道哮喘等变应性疾病患儿的生长发育较健康儿为差。嗣后,许多学者证实哮喘患儿存在生长发育不良、骨龄延迟、青春期推迟等现象,近年来发现哮喘患儿发育至成人后,其身高、体重、智力与健康人无明显差异[1]。近有学者认为:对身高可能有影响。

一、原因

尚未完全明了,可能与下列因素有关。

低氧血症

哮喘反复发作,尤其不足3岁的婴幼儿,易引起低氧血症。小儿处于生长发育旺盛阶段,各组织细胞对氧的需求量相对较大,低氧血症明显地影响生长发育。

皮质激素的应用

长期应用全身性皮质激素,疗程超过2周以上,对丘脑－垂体－肾上腺(HPA)轴和生长激素(GH)的合成有程度不等的抑制作用。吸入丙酸倍氯米松(每天吸入300 ~400μg)一般无此不良反应[5~7]。1992年Ninan等对58例慢性和反复发作的哮喘患儿观察吸入皮质激素(ICS)对生长的影响。男性38例(平均3.5岁),女性20例(平均4.4岁),吸入丙酸倍氯米松或布地奈德,大多数每天吸入 <400μg,难以控制者加大剂量平均为800μg,随访平均4.9(2.6 ~9.4)年。检测身高增长速率。身高增长速率标准差(s)评分计算公式:

$$(s)\text{评分} = \frac{\text{身高增长速率} - \text{年龄平均增长速率}}{\text{年龄增长速率的 } s}$$

结果显示哮喘控制满意者 s 评分最高，疗效不理想者 s 评分最低，s 评分与控制哮喘的疗效密切相关，从而证实吸入皮质激素对生长无抑制作用[8]，笔者[5]用吸入丙酸倍氯米松防治 439 例小儿哮喘，每天吸入丙酸倍氯米松 300μg，平均疗程 2.16 年 ±2.29 年，经 18 年随访，有效率达 98%，未见生长受抑的不良反应。

心理及营养因素

哮喘患儿有时因摄入某种食物而诱发哮喘，有些虽是巧合但常因此拒绝进食其他多种食物，造成饮食品种单调，另外家长对哮喘患儿过于溺爱，使患儿养成任性、挑食、偏食等不良习惯，又因哮喘患儿多次、反复受疾病折磨，食欲减退，因此大多数患儿存在不同程度的营养不良和免疫功能低下，易导致呼吸道感染而诱发哮喘，形成恶性循环而影响生长发育。

二、治疗

1. 及时合理采取各种有效措施防治婴幼儿哮喘，减少、减轻其发作，尽可能阻止哮喘严重发作，避免低氧血症的产生。

2. 轻度至中度哮喘发作，笔者[9]推荐吸入皮质激素与色甘酸钠合用，以后逐步减少甚至停用吸入皮质激素，用色甘酸钠维持（详见第七章第二节）。顽固反复发作的重度哮喘患儿，在应用全身性皮质激素同时，及早辅用吸入皮质激素，一俟病情控制理想停用前者（详见第九章第一节）。

3. 心理治疗与营养指导。

第五节　猝死

哮喘猝死是对哮喘患者最严重的威胁。某些哮喘患者可在数分钟至数小时内因突发进展迅速的哮喘严重发作，导致呼吸心跳骤停，来不及进行抢救即死亡，且多发生于医院外，故死亡率极高。MacDonald 报道，在门诊统计的哮喘死亡病例中，约 1/4 病例在哮喘发作后 30 分钟内死亡，1/2 在医师未赶到前死亡，3/4 在得到抢救前死亡。哮喘猝死的发生率为 0.9% ~1.3%[1]。Wilson 等[1]认为 10 ~14 岁哮喘患儿易发生猝死，可能与这组年龄的患儿已开始自我治疗，主诉较少，有较多患儿依赖平喘气雾剂有关。

一、原因[1]

窒息

对哮喘死亡患者尸检，病理显示气道壁上充满嗜酸性粒细胞、中性粒细胞和巨噬细胞等多种炎性细胞浸润、杯状细胞增生、分泌亢进、管壁水肿，支气管平滑肌痉挛。支气管管腔内充满炎性渗出物、炎性细胞、脱落的上皮细胞、黏液栓和尖棱结晶等粘缠在一起，形成痰栓，引起广泛的支气管阻塞。

心源性猝死

由心功能改变所致。有学者归咎于过量使用 β_2 激动剂，尤其使用异丙肾上腺素；未经代谢的 β_2 激动剂首先通过左心室可能引起室性心律失常与心脏停搏。也有学者

认为 β_2 激动剂引起心脏收缩带坏死，心肌细胞处于强直性收缩状态，细胞内钙离子超负荷。有学者发现应用大剂量 β_2 激动剂，尤其静脉给药会引起低血钾，虽为一过性，但会引起严重的心律失常导致猝死。短期吸入较小剂量的 β_2 激动剂对心脏是无危害的。

肾上腺皮质功能不全

长期应用全身性皮质激素导致丘脑－垂体－肾上腺皮质轴受抑而发生萎缩，当皮质激素减量尤其停用期间，若遇到某些意外或处于应激状态，因内源性皮质激素分泌不足可导致猝死。每天吸入“安全量”的皮质激素无此毒副作用。

其他因素

重症哮喘并发张力性气胸、纵隔气肿、呼吸衰竭时，其猝死可能性明显增加。过量使用镇静剂，对阿司匹林及其他非甾体抗炎剂过敏，也是哮喘猝死的原因。进行辅助机械通气的哮喘患者可出现“气道紧缩症”，使气道阻力迅速增加，即使通气压力超过 44mmHg 也达不到潮气量通气。上述因素都可能造成猝死。

二、哮喘猝死的先兆及其预测

哮喘猝死者大多无明显先兆。用作判断哮喘严重程度的常规指标如心率、奇脉、辅助呼吸肌收缩等对预测哮喘猝死几无价值[1]。下列临床特点和检查方法可能有助于早期预防。

临床特点

深夜至清晨最易发生哮喘猝死，此时需患儿家长密切注意。处于特别监护阶段的哮喘患儿很少发生猝死，一些患儿因临床症状改善，进入恢复期，未行继续巩固治疗或患儿已出院返家，放松警惕则可能发生猝死。

预测方法

（1）用峰速仪反复检测昼夜呼气峰流速变异率，若其值超过 30% 的“不稳定型”哮喘，即使临床症状轻微也易发生猝死，应予足够重视；某些患儿白天呼气峰流速值正常，清晨呼气峰流速值明显下降，提示呼气峰流速变异率波动较大；（2）体表心电图提示 Q－Tc 间期延长可作为哮喘猝死危险先兆之一，长期应用常规剂量的 β_2 激动剂可引起心功能特异性改变，表现为细胞外 K^+ 向细胞内转移，血清 K^+ 呈剂量相关性下降，导致细胞内外 K^+ 浓度比值改变，从而使细胞静息电位发生变化，在心电图上显示剂量依赖性 Q－Tc 间期延长。因此在吸入 β_2 激动剂前和吸入 15 分钟后，监测其 Q－Tc 间期，结合血钾测定，可发现猝死的先兆。

三、哮喘猝死的防治

1. 根据上述特征，密切注意患儿病情变化，提高警惕，加强监护。合理应用 β_2 激动剂等平喘药物，避免药物引起心源性猝死和坚持定期用峰速仪测定呼气峰流速值，观察其变异率，是两项切实可行的预防措施。

2. 及时有效的心肺复苏：哮喘患者一旦发生呼吸和（或）心跳骤停，应就地心肺复苏，分秒必争进行抢救，维持气道通畅与胸外心脏按压是复苏的关键。

复苏的初期处理主要如下。

人工呼吸　借助人工方法来维持机体的气体交换，以改善缺氧状态，排出 CO_2，保证肺内有充分的气体交换。人工呼吸前须清除口腔内呕吐物、黏液、异物等，保持气道通畅。患儿平卧，肩背稍加垫高，头向后仰，以保持气管平直（不宜过度伸展，避免气道狭窄）。施救者位于患儿一侧，用手将下颌向前上方托起，以解除舌后坠而阻塞咽部。若为婴儿则不必垫高肩部，施救者仅用手托后颈部，使头后仰，另一手的拇指及示指紧捏患儿鼻孔，其他手指置于患儿前额部。施救者深吸气一口，紧靠患儿口腔将气吹入，此时可见患儿上胸部抬起，停止吹气后，立即放开患儿鼻孔，此时由于胸廓及肺的弹性回缩作用，自然出现呼气动作，排除肺内气体。重复上述动作，儿童 18 ~ 20 次/min，婴儿 30 ~ 40 次/min，注意吹气均匀，用力不可过猛。每次吹气时间约占 1 次呼吸周期的 1/3。每 2 ~ 3 分钟轻轻挤压上腹部 1 次，使胃内积气排出。若患儿牙关紧闭，可用手捏住口唇，对准鼻孔吹气，同时准备以简易呼吸器取代[10]。

胸外心脏按压术　一般与口对口人工呼吸同时进行，有效的按压可使心输出量达正常的 30% ~ 40%，能避免脑组织的永久损害，操作不宜中断。方法：患儿仰卧于硬板上，对年长儿，施救者用双手掌重叠于患儿胸骨中下 1/3 交界处，肘关节伸直，依靠体重、肩臂之力垂直向脊柱方向按压，使胸骨下陷 3 ~ 4cm，下压与放松时间相等。按压时手指不可触及胸壁，避免压力传至肋骨引起骨折，放松时手掌不应离开胸骨，以免按压点移位。用力不可过猛，否则会引起肺、肝、胃破裂。对幼儿患者施救者用单掌或双指按压，使胸骨下陷 2 ~ 3cm[11]。

复苏器人工呼吸法　复苏器构造简单，携带方便，通过挤压呼吸囊进行正压呼吸，插管与非插管患儿均可应用，操作者一手固定口罩，使之与患儿面部紧密接触并托举下颌，另一手有节律地挤压，放松气囊，挤压时间不宜过长，应等于或大于呼吸周期的1/3，以保障肺泡充分扩张，挤压次数及力量视患儿年龄而异。密切观察胸廓起伏及呼吸音强弱，作为初步判断给气量是否适当的依据。若入气量过少则达不到有效通气，入气量过多可使肺泡破裂，过强的正压呼吸反而抑制肺反射，不利自主呼吸恢复；简易呼吸器人工呼吸法的缺点为不能监测每分钟通气量；挤压时的压力不易控制；缺乏湿化装置；吸入氧浓度也不恒定。吸氧流量为 10L/min 时，氧浓度为 30% ~ 40%，又需不断地人工操作，故不宜长期使用[11]。

气管内人工呼吸法　通过气管插管或切开，开放气道后施行，适用于需长期人工呼吸者。插管成功后若患儿出现自主呼吸，仅需进行辅助呼吸、酌情吸氧、吸痰，直至呼吸平稳后拔管；插管后若患儿无自主呼吸或自主呼吸微弱则需用气囊、复苏器或人工呼吸机行加压人工呼吸[11]，前两者属手法人工呼吸，后者为机械人工呼吸（辅助机械通气）。有关机械人工呼吸机的应用和注意事项，参见相关专著。

（戴家熊）

主要参考文献

[1] 殷凯生. 哮喘并发症的治疗. 见：殷凯生，编著. 哮喘病的治疗. 江苏：南京大学出版社，1995. 123 ~ 136，226，544 ~ 570

[2] 黄达枢. 纵隔气肿. 见:齐家仪,主编. 小儿呼吸系统疾病学. 北京:人民卫生出版社,1989.426～427
[3] 黄达枢. 急性呼吸衰竭. 见:齐家仪,主编. 小儿呼吸系统疾病学. 北京:人民卫生出版社,1989.468～477
[4] 董宗祈,董文洁. 急性呼吸衰竭. 见:赵祥文,樊寻梅,魏克伦,等. 主编. 儿科急诊医学. 北京:人民卫生出版社,1994.44～50
[5] 戴家熊,韩连书,包军,等. 丙酸倍氯米松气雾剂防治支气管哮喘18年总结. 临床儿科杂志,1999,17(2),70～72
[6] 戴家熊. 合理应用糖皮质激素防治支气管哮喘(专家笔谈). 新药与临床,1995,14(2):88～99
[7] 戴家熊,彭宜君. 支气管哮喘. 见:戴家熊,彭宜君,主编. 小儿变态反应(过敏)性疾病. 上海:同济大学出版社,1991.107～111
[8] Ninan TK, Russell G. Asthma, inhaled corticosteroid treatment and growth. Arch Dis Child, 1992, 67(1-6):703～705
[9] 戴家熊,韩连书,鲍一笑等. 干粉吸入剂丙酸倍氯米松辅用色甘酸钠防治小儿哮喘疗效分析. 临床儿科杂志,2002,20(3):154～155
[10] 樊寻梅. 小儿呼吸复苏及呼吸系统疾病的监护. 见:齐家仪,主编. 小儿呼吸系统疾病学. 北京:人民卫生出版社,1989.486～489
[11] 樊寻梅. 小儿常见危重症. 见:赵祥文,樊寻梅,魏克伦,主编. 儿科急诊医学. 北京:人民卫生出版社,1994.36～44

第十二章　与哮喘相关的一些疾病

第一节　毛细支气管炎

毛细支气管炎(bronchiolitis)是一种婴幼儿时期常见的主要与病毒感染相关的喘息性疾病。此病见于2岁以前,尤其是6个月以内的小婴儿。病毒感染后,毛细支气管因炎症导致黏膜水肿、分泌物增多和黏液栓形成而发生阻塞,临床上以反复喘憋为特征。本病起病急,病死率约为0.5%。是哮喘发作的一个高危因素。

一、病因

外源性因素

病毒　不同的病毒感染是引起毛细支气管炎最主要的病因。其中呼吸道合胞病毒(RSV)是最常见的病原[1]。几乎所有2岁以内的婴幼儿均感染过呼吸道合胞病毒,多数无症状或只有轻微的上呼吸道症状,其中2%～3%因病情重而住院,住院患儿中有38%在7岁时可发展为哮喘[2]。国外资料表明45%～75%的毛细支气管炎由呼吸道合胞病毒感染所致[3]。在本病流行期间由呼吸道合胞病毒感染引起者达80%以上,首都儿科研究所报道为58%,其次为副流感病毒、腺病毒、鼻病毒和流感病毒等,少数病例也可由肺炎支原体引起。近来发现,本病可由多种病毒与细菌的混合感染所致。

社会经济因素　凡可增加病毒感染机会的社会经济因素均可增加毛细支气管炎的发生。诸如环境拥挤、兄弟姐妹众多、日托及社会经济状况低下。

被动吸烟　父母尤其是母亲吸烟的子女毛细支气管炎的发病率较高。研究表明母亲每天吸烟1包以上,其子女患毛细支气管炎较不吸烟者高2.8倍,起病时间亦较后者平均提前6个月,其机制可能与被动吸烟抑制肺的发育有关。

喂养　人工喂养婴儿毛细支气管炎发病率较高,而母乳喂养,可减少毛细支气管炎的发病率。可能与母乳中尤其初乳含SIgA(可溶性免疫球蛋白A),增加呼吸道的免疫功能有关。

内源性因素

早期肺功能异常　如早产儿、因早期辅助机械通气而损伤气道者、患有肺支气管发育不良及先天性心脏病者均易发生危及生命的重症毛细支气管炎。因这类患儿气道较正常者狭小、极易阻塞,故感染病毒后发生毛细支气管炎的可能要比正常者高3～6倍。

特应性体质　本病患儿常伴皮肤试验阳性、特应性皮炎及家族过敏史,但同时许多流行病学调查表明家族过敏史与毛细支气管炎的发作并无显著关系。

二、病理生理

毛细支气管炎的病变主要侵及直径为75～300μm的毛细支气管。病毒侵入毛细支气管上皮细胞，引起上皮细胞坏死及毛细支气管和小血管周围淋巴细胞浸润，黏膜及黏膜下层充血水肿，腺体增生，黏液分泌增多，上皮细胞坏死脱落，形成栓子，部分或完全堵塞管腔，导致肺气肿、肺不张、气道阻力增加和通气、血流灌注比例失调。另外，该年龄婴儿支气管的解剖学特点又促使气道更狭窄，可通气的毛细支气管数目减少，从而加重了病情。

三、发病机制（免疫学机制）

呼吸道合胞病毒感染时的细胞免疫

T_H1 细胞产生的干扰素 γ 是清除呼吸道合胞病毒的重要因素。Chen[3] 认为呼吸道合胞病毒所致的毛细支气管炎患者中存在干扰素 γ 的升高，但与其他病毒感染的干扰素 γ 分泌水平相比本病相对不足，尤其在反复喘息的患者中更是如此[4,5]。报道认为呼吸道合胞病毒引起的毛细支气管炎患者存在白介素－12 分泌水平的下降。外周血单个核细胞在非特异性刺激下分泌白介素－12 水平与呼吸道合胞病毒感染后呼吸衰竭的持续时间呈负相关[6]。笔者[7] 于 2002～2004 年在美国研究发现用白介素－12 基因剔除小鼠感染呼吸道合胞病毒后，与野生型小鼠相比，前者的肺部炎症更重，黏液分泌增多，且以 T_H2 反应为主，提示白介素－12 具有抑制呼吸道合胞病毒感染后的炎症反应和 T_H2 反应的作用。白介素－12 是促进 T_H1 反应和干扰素 γ 分泌的关键因子。呼吸道合胞病毒感染后重症患者白介素－12 分泌水平下降可能与其基因多态性有关。

呼吸道合胞病毒感染时的体液免疫

呼吸道在早期感染呼吸道合胞病毒后所产生的 SIgA 滴度很低，直到 14～28 天才达到高峰，因此自身 SIgA 对疾病的痊愈作用不大。婴儿出生后 1～2 个月内主要从母体中获得高滴度中和抗体，可起保护作用。以后，抗体滴度下降，机体感染呼吸道合胞病毒等病原体的机会亦随之增多。现已明确呼吸道合胞病毒分为 A、B 两个亚株，A 株刺激机体产生的中和抗体对 A、B 两株均起作用，而 B 株产生的抗体仅对 B 株有特异性作用，故不能避免重复感染。另外，呼吸道合胞病毒产生的特异性抗体主要是 IgG，半衰期短，对病毒的复制无抑制作用。因此，机体自身的中和抗体无明显保护作用。

Wellive 等对 42 例感染呼吸道合胞病毒的患儿鼻咽分泌物进行测定发现：70%～80% 患儿特异性 IgE 阳性。钱勇等[1] 发现呼吸道合胞病毒毛细支气管炎伴喘鸣患儿的鼻咽部呼吸道合胞病毒－IgE 和组胺增高，外周血嗜碱性粒细胞脱颗粒阳性也增高。随病情缓解，鼻咽部组胺下降，嗜碱性粒细胞趋于正常而呼吸道合胞病毒－IgE 仍持续缓慢上升。

有研究表明，在毛细支气管炎患儿的鼻咽分泌物和血浆中组胺、白三烯 C_4（LTC_4）等炎症介质明显增高。尤其是白三烯 C_4 在毛细支气管炎的第 3～8 天血浆中的浓度达到高峰，而在正常小儿几乎测不到。炎症介质的增加促进炎症的形成。

呼吸道合胞病毒可通过神经免疫联合反应机制形成气道炎症反应[7]。呼吸道合胞病毒感染可明显提高 T 细胞神经激肽受体 1（NK_1）的表达水平。当气道感觉神经受到刺激，分泌的 P 物质，吸引和激活气道中神经激肽受体 1 表达水平已提高的 T 细胞，在气道形成新的炎症反应。在一段时间内气道炎症反应持续存在,处于高反应状态[8],促使咳喘反应发作。

《全球哮喘防治创议》(2002 年)[9]指出婴儿期呼吸道合胞病毒感染引起重型毛细支气管炎,日后发生哮喘的机会增多,而轻型毛细支气管炎则有保护作用,前者因诱导 T_H2 为主的反应,后者表现为 T_H1 反应(详见第二章第二节)。

四、临床表现

每年 11 月份至次年 4 月份是呼吸道合胞病毒感染的好发季节,上海在春节前后,广东、广西以春夏或夏秋为多。呼吸道合胞病毒具有高度的传染性,经呼吸道迅速传播、流行。毛细支气管炎的病情大多数为轻至中度,若并存其他疾病,如心肺疾病、免疫功能低下、肺支气管发育不良及早产,则病情较重,病死率也高。

典型的毛细支气管炎是以上呼吸道感染症状开始的。大多数病例有接触呼吸道感染患者的病史。潜伏期 4 ~6 天。初始症状为流涕、咳嗽、烦躁不安和纳差。2 ~3 天后出现持续性干咳和发作性呼吸困难。症状轻重不等,重者出现发作性喘憋,呼吸困难。大多数婴儿有发热,体温高低不一,一般以低热多见。可伴呕吐,腹泻,但不严重。由于肺气肿和胸腔膨胀压迫腹部,可影响吸吮,使喂养困难。

喘憋发作时呼吸增快、费力、呻吟,并伴呼气延长和呼气喘鸣。婴儿呼吸 60 ~80 次/min,甚至 100 次以上;脉搏快而细,可达 150 ~200 次/min。有明显鼻翼扇动和三凹征,部分患儿面色苍白和发绀。胸部检查时可见胸廓饱满呈筒状,叩诊呈鼓音。当毛细支气管接近完全梗阻时,呼吸音明显减弱,或听不见。在喘憋发作时,往往听不到湿啰音。当喘憋稍缓解时,可闻及弥漫性细、中湿啰音。哮鸣音往往很明显,偶有其他干啰音。发作时常有肋间隙增宽,肋骨横位,横膈及肝、脾因肺气肿而向下移。由于过度换气引起的不显性失水量增加和液体摄入量不足,部分患儿可发生较严重的脱水,在婴儿还可能有代谢性酸中毒。

五、实验室检查

血象显示:白细胞总数及分类大多在正常范围,白细胞总数一般不超过 $12.5\times10^9/L$,中性粒细胞分类一般不超过 60%。

胸部 X 线表现不一。大多数病例表现有全肺程度不等的梗阻性肺气肿,后前位胸片显示肺野特别清晰,透亮度增加,膈受压呈扇形。约半数病例有支气管周围炎阴影或肺纹理增粗。不少病例肺泡也明显受累,出现点片状实变影,但无大片实变。约 10% 的患儿有肺段或肺叶不张,但在胸片上难与肺实变区分开来。侧位片膈肌显著受压,胸腔前后径增宽。

血气分析典型表现为 PaO_2 下降和 $PaCO_2$ 正常或升高。pH 值与疾病严重度相关。小婴儿可有代谢性酸中毒。低氧血症是因通气/血液灌流(V/Q)失调所致。轻、中度病例由于功能正常的肺泡可以代偿,故可不出现 CO_2 贮留。在严重病例(约 10%),血 pH 值下降,$PaCO_2$ 上升,出现呼吸性酸中毒。

六、诊断

毛细支气管炎的临床表现较为突出、典型，结合当地流行情况诊断常不困难。

临床诊断

(1) 2 岁内婴幼儿，大多数患儿不足 1 岁，多于冬春季节发病；(2)急性发病初始即有发作性喘憋；(3)肺叩诊过度清音，听诊闻及呼气性哮鸣音，稍后两肺出现中细湿性啰音；(4)胸部 X 线显示肺纹增粗，同时伴有不同程度的阻塞性肺气肿。

病原学诊断

病毒分离实验证明，取鼻咽洗液较鼻咽拭子为佳。可通过电吸引的方法取得标本，并将标本迅速注入敏感 HEP－2 细胞、Hela 细胞或人胚肾原代细胞等，平均 4 天可观察到典型的融细胞效应。此法检测呼吸道合胞病毒阳性率高，但病毒分离时间长，成本高，工作量大，并易受真菌污染。

血清学诊断

用酶联免疫吸附测定(ELISA)间接法测定双份血清特异性 IgG 或特异性 IgM，血清 IgM 阳性提示新近有感染。

以恢复期血清/急性期血清滴度≥4 倍的结果为阳性。一般补体结合抗体要在感染 2 周后，甚至 4～6 周后升高，故此法仅能作回顾性诊断，对急性期无诊断价值，而且阳性率低，并受小儿年龄影响。

快速检测法

目前通过抗碱性磷酸酶桥联酶标法检测鼻咽部脱落细胞中的呼吸道合胞病毒－Ag(有试剂盒供应)。此外，还有间接荧光法、酶联免疫吸附测定单克隆抗体荧光法。

鉴别诊断

毛细支气管炎因其喘憋和肺过度膨胀的特点，与其他喘息性疾病较易鉴别，但有时需与呼吸困难性疾病相鉴别(如充血性心衰、支气管异物、百日咳、有机磷中毒、细菌性支气管肺炎等)。

七、预防

20 世纪 60 年代接种用甲醛灭活的呼吸道合胞病毒疫苗来预防呼吸道合胞病毒感染，其结果不仅不能防止发病，反而在感染呼吸道合胞病毒时反应加重，导致病情恶化，推测其原因为灭活的呼吸道合胞病毒疫苗不能诱导呼吸道局部 SIgA 的分泌，使全身与局部的体液和细胞免疫紊乱。有学者认为由于呼吸道合胞病毒疫苗引起 $CD4^+$ 异常反应所致。嗣后相继研究出减毒活疫苗，抗呼吸道合胞病毒 G、F 糖蛋白的重组疫苗和交叉抗呼吸道合胞病毒的腺病毒减毒活疫苗。但均未证实有效。当前应用疫苗来预防呼吸道合胞病毒感染仍在研究之中。

对医院内感染的预防亦十分重要。应注意隔离、消毒，尤其在呼吸道合胞病毒发病高峰时期，须对体弱儿加强保护。提倡母乳喂养。

八、治疗

目前,对毛细支气管炎的治疗主要是止喘、吸氧及静脉补液等对症支持疗法。

支持疗法

增加室内空气中的相对湿度,可洒冷水、火炉上置水壶,或用湿化雾化器。

氧疗　在本病的治疗中至关重要。所有毛细支气管炎患儿都有低氧血症,必须给予患儿充足的氧气,将血氧饱和度维持在92% ~95%最低限度。一般使用鼻管或面罩法即可提供40%浓度的氧,以纠正大多数患儿的低氧血症,使 PaO_2 达到70 ~90mmHg;但病情严重的婴幼儿所吸氧气浓度常需达到40% ~50%。若患儿在40%氧供应下,仍严重发绀,出现呼吸频率加快、严重吸气三凹征、极度烦躁不安或对疼痛刺激反应减弱或消失,$PaCO_2 \geq 65mmHg$ 时,则应考虑辅助机械通气并监测动脉血气。

喂养及护理　有明显呼吸困难的患儿应禁食,鼻饲管喂养也应避免。因为患儿气急明显会影响进食,而鼻饲管喂养时加重上呼吸道梗阻,并增加反流的机会。对喘憋严重的患儿应加强护理。首先抬高头部、胸部,避免一切不必要的干扰与操作。合理使用雾化治疗(用庆大霉素、糜蛋白酶、地塞米松稀释于0.9%氯化钠注射液内,国外不主张用地塞米松而用布地奈德作雾化,近年我国大城市亦采用后者,对患儿有一定疗效)。一般雾化器可结合给氧进行雾化,每次15 ~20分钟,每天3次或4次。雾化后应配合拍背吸痰。

补液　由于水分摄入较少,呕吐及气急所致的不显性失水增多,故临床上常发生脱水,应根据需要补液,但必须防止水分过多摄入而加重气道阻塞。一般用10%葡萄糖注射液加入少量(约1/5张)生理盐水,给予正常生理维持液的2/3量。

纠正酸碱平衡　对呼吸性酸中毒的患儿,主要是通过雾化、吸痰、平喘药物治疗设法保持其呼吸道通畅。遇有代谢性酸中毒,可通过静脉输入适量碳酸氢钠,按输入的碳酸氢钠mmol量=0.3×体重(kg)×剩余碱(负值)的公式计算,一般先输入1/2量,必要时再输入其余1/2。如果喘憋非常严重,一般方法难以控制时,可试行静脉缓慢推入5%碳酸氢钠3 ~5ml/kg,有时可见明显效果,但不宜多次使用。

药物治疗

镇静剂　在喘憋发作期间,可用异丙嗪,它有轻度缓解支气管痉挛和镇静作用,一般口服每次0.5 ~1mg/kg,每天3次,但不宜过量应用,避免引起分泌物干燥;若烦躁明显可与同量的氯丙嗪合用肌内注射,亦可加用水合氯醛加强镇静作用。2005年美国食品药物管理局警告异丙嗪可能产生致命性呼吸抑制甚至死亡,2岁以下禁忌使用。

α-肾上腺素能阻滞剂　如酚妥拉明,可扩张血管平滑肌,使肺血管阻力降低,降低肺动脉压。用法为0.3 ~0.6mg/(kg·次)加入10%葡萄糖注射液10 ~20ml缓慢滴注。但本药可使血压下降、心动过速,偶有心律失常,曾有导致猝死的报道,应严密观察。亦有推荐酚妥拉明和间羟胺适量稀释后静滴或缓慢静推。

洋地黄类药物　若临床上并发心力衰竭时应及时应用,对疑似心力衰竭的病例也可及早应用。

维生素 K_1　近年来发现维生素 K_1 的药理作用除参与合成凝血酶原起到止血作用

外，尚具有抗炎、解痉和类皮质激素的作用，可激活腺苷酸环化酶，促进环腺苷酸的合成，有平喘、止咳作用。用于治疗毛细支气管炎，0.5～1mg/(kg·次)，肌内注射或缓慢静脉注射，每天2～3次，疗程4～6天。赵洁华[1]报道有效率达94%，个别患儿偶见气喘加剧。

抗生素　本病多系病毒所致，故原则上不用抗生素。若考虑有继发细菌感染时，应酌情采用。

支气管舒张剂

β_2激动剂　对β_2激动剂治疗毛细支气管炎的作用，一直存在着争议。问题的焦点在于此类药物对18个月以下的婴儿是否有效。18个月以下患儿给予全身或雾化吸入β_2激动剂，如沙丁胺醇等，肺功能无明显改善。因此，多年来一直认为β_2激动剂对毛细支气管炎无明显疗效，并推测其原因在于该年龄时期呼吸道平滑肌发育尚未完善，不能引起支气管收缩和气道反应。但也有学者提出了与之相反的观点。给3个月以下的婴儿雾化吸入组胺、乙酰甲胆碱发现支气管收缩，气道阻力增加，而雾化吸入β_2激动剂则可逆转或防止这种现象。这提示该年龄的婴儿支气管平滑肌已发育充分。近年研究表明β_2激动剂能改善患儿的肺功能，但有关的材料还相当不足，加之目前检测肺功能的方法十分有限，因此仍需进一步研究。

迄今为止，关于全身或局部应用β_2激动剂治疗毛细支气管炎，国内外均有报道，但效果不一，可能是因为在其发病机制中还合并其他的因素，如呼吸道上皮细胞坏死脱落，在气道形成栓塞，加之黏膜下水肿，更加重已狭窄的支气管的阻塞程度，在这样的条件下，β_2激动剂的治疗作用就相当有限。

抗胆碱药　此类药具有平喘作用。国内报道应用山莨菪碱[0.3～1mg/(kg·次)]或东莨菪碱[0.02～0.04mg/(kg·次)]稀释于30ml的10%葡萄糖注射液内静脉滴注治疗毛细支气管炎，取得了一定效果。但此类药物用后分泌物黏稠不易排出，甚至在尸检中发现有假膜性纤维素性渗出物阻塞气道，故使用时应注意气道湿化。近用雾化吸入异丙托溴铵治疗本病，治疗效果报道不一，此药对毛细支气管炎的作用机制尚未明了。

氨茶碱　2～3mg/(kg·次)，静脉缓慢注射(不少于30分钟)，效果尚不确切。

糖皮质激素　此类药物可抑制炎性反应。因此早在20世纪60年代，糖皮质激素就应用于临床治疗毛细支气管炎。据报道，氢化可的松5～8mg/(kg·次)或甲泼尼龙0.5～1mg/(kg·次)稀释静脉滴注，每6小时1次，可起到平喘的作用。但某些研究表明，应用全身性激素不能有效地缩短病程和改善症状，甚至使某些患儿病情恶化。1988年英国学者用布地奈德吸入治疗毛细支气管炎可达到减轻症状，减少复发的作用。最近推荐用布地奈德(普米克令舒)雾化吸入(参见本节喂养及护理)。

利巴韦林　利巴韦林是广谱抗病毒药，对大多数DNA和RNA病毒均有抑制作用。

临床上曾用此药治疗毛细支气管炎，效果并不理想。自1981年以来，通过雾化途径应用此药取得了良好的疗效。1987年美国儿科协会推荐利巴韦林雾化剂，其剂量每天6mg溶于300ml蒸馏水中，配成20μg/ml溶液，每天雾化吸入12～18小时，在治疗期间平均气雾浓度为190μg/L空气，可到达下呼吸道，抑制病毒复制，上述推荐方法所需时间长,临床上使用不方便,有学者采用高浓度(60μg/ml),短时间(6 小时/d)雾化吸入治疗呼吸道合胞病毒感染同样取得良好效果。亦可用国产信韦林气雾剂辅加储雾罐治疗(参见第七章第二节)。

干扰素(IFN) 用干扰素 α5 万 ~10 万 U/(kg · d),每天 1 次,通过肌内注射或静脉途径给予,共 5 ~7 天,疗效未肯定。近年有不少研究表明,雾化吸入和滴鼻等局部治疗效果较全身用药好。有报道小剂量干扰素 α(1.5 万 U)超声雾化吸入,每次 20 分钟,2 次/d,连用 3 ~7 天,取得良好效果。

免疫治疗

血清中高浓度的呼吸道合胞病毒中和抗体对机体具有保护作用,因此用免疫球蛋白治疗呼吸道合胞病毒所致的毛细支气管炎受到人们的重视。有学者对 35 例呼吸道合胞病毒感染的毛细支气管炎和肺炎用免疫球蛋白进行治疗,发现 2g/kg 的治疗组,呼吸道合胞病毒排毒量明显减少,血氧饱和度明显升高。

九、预后

毛细支气管炎的预后多数是好的,病程一般为 5 ~15 天,平均为 10 天。病情常在咳喘发生后 2 ~3 天较为严重,经积极治疗后大多迅速恢复。正常小儿感染呼吸道合胞病毒后病死率低于 1%,而有先天隐性疾病者,病死率可增加到 3%。死亡多由于喘憋时间长,甚至呼吸暂停引起呼吸衰竭、失代偿性酸中毒及严重脱水等原因所致。

毛细支气管炎与日后反复喘鸣及哮喘密切相关,但至今对两者的内在机制尚未明了。黄达枢和岳丽才长期观察发现,69% ~70% 毛细支气管炎发展为喘息性支气管炎,26% ~48.9% 发展为哮喘。最近国外学者指出 33% ~50% 的毛细支气管炎确诊之后反复喘息。既往多认为毛细支气管炎可引起患者早期不可逆的气道损害,以致日后肺功能长期失调,而成为哮喘等慢性疾病重要致病因素;也有认为毛细支气管炎患儿和哮喘患儿具有共同的遗传背景和特应性体质,许多研究发现毛细支气管炎患者并不具备诸如父母有过敏史、血清总 IgE 升高等特应性体质的依据。因此,呼吸道合胞病毒感染后究竟使机体发生了何种变化,这一变化是否促进反复喘息和哮喘的发生成了学者们研究的焦点。最近的观点认为,在机体免疫功能尚未发育成熟的情况下,早期首次感染呼吸道合胞病毒容易促进 T_H2 反应,这决定了以后再次感染时也易发生 T_H2 细胞反应,因此促进了哮喘的发生[10]。而在免疫反应相对成熟的情况下呼吸道合胞病毒感染所引起的反应为 T_H1 反应[11]。这一观点强调呼吸道合胞病毒感染是否发展为哮喘与其感染的时机密切相关。此外,还与毛细支气管炎临床表现轻重程度有关[7]。

(鲍一笑 包 军 戴家熊)

第二节 变应性鼻炎

变应性鼻炎又称过敏性鼻炎,包括常年性变应性鼻炎和季节性变应性鼻炎,后者即花粉病或枯草热,是耳鼻咽喉科常见病之一。此病常与哮喘、荨麻疹等变应性疾病并存。

近年来,变应性鼻炎的患病率有明显上升趋势,据全世界范围内的研究显示,发病率为2% ~20%(平均为10%),美国尤为常见,现有变应性鼻炎患者约1500万。日本大山胜报道,该病患者占门诊量的8.3%。小儿患病率为5% ~10%。国内乌鲁木齐居民中季节性变应性鼻炎的患病率约为1%,而宁夏本病流行区则高达约5%,常年性变应性鼻炎的患病率更高。小儿变应性鼻炎与小儿哮喘一样,患病率亦有增加趋势[1]。

变应性鼻炎多见于6~11岁儿童,但5岁以下的发病者亦不少,也可发生于婴幼儿,近年来小年龄儿发病有增加趋势。3岁以下患本病者占30%,5岁以下者高达70%。儿童期发病的患者中,男性占多数,但15岁以后发病的男女性别无显著差别。

变应性鼻炎与渗出性中耳炎、鼻息肉、鼻窦炎、上呼吸道感染等相关联,且与哮喘的关系极为密切,两者通常共存。约80%的哮喘患者有变应性鼻炎症状,约有30%的常年性变应性鼻炎并存哮喘。另30%患者具有气道高反应性。变应性鼻炎使哮喘发病的危险性增加了3倍。全身变应性疾病往往始于变应性鼻炎。

Van Cauwenberge在回顾了世界范围变应性鼻炎和哮喘的流行病学情况后指出,变应性鼻炎和哮喘的流行在过去的整个世纪都在增高,每10~15年增加1倍,近年来国外报道西方国家变应性鼻炎与哮喘的发病率呈平行上升。

戴家熊[1]报道648例哮喘患儿中,408例在哮喘发作前均出现喷嚏(65%)、流涕(50%)等变应性鼻炎的表现,而就诊时并存特应性皮炎者仅6%;他们在"上海市0~14岁小儿哮喘整群抽样调查报道"中指出:哮喘的先兆及发作时症状除咳嗽(97%)常见外,其次为鼻部症状,包括喷嚏(77.3%)、鼻塞(74.5%)、流涕(73.5%)和鼻痒(52%),其总和超过咳嗽。变应性鼻炎与哮喘同属于呼吸道变应性疾病范畴,并指出前者为后者的诱发点和前哨站,前者是引起后者的独立危险因素。儿科医师将变应性鼻炎误诊为"感冒"者不少,而耳鼻咽喉科医师往往忽视哮喘的防治,为此两科应协同诊治,密切配合才能提高疗效。Gerblich[1]指出季节性变应性鼻炎存在着季节性气道痉挛,当过敏季节过去后,其气道痉挛虽可逆,但由乙酰胆碱诱发的气道高反应性则持续存在,提示潜伏着哮喘发作的易感性。

一、发病机制

鼻腔生理解剖特点

小儿鼻腔独特的生理解剖结构与变应性鼻炎的发生密切相关:(1)小儿鼻腔入口(相当于鼻域部)狭窄,其横切面面积仅0.3cm^2;(2)小儿鼻腔呈裂隙状,由于每侧鼻腔侧壁均有三个鼻甲,使鼻腔成为一个宽仅1~5mm的裂隙,尤以上部更窄。此种结构造成气体通道狭窄和气流方向改变,通过湍流和撞击机制,促使微粒经过狭窄而弯曲部后发生沉淀,并使沉着在鼻腔的变应原溶解,从而增加其与鼻黏膜更多接触的机会。

鼻黏膜上皮大部分由有纤毛和无纤毛的柱状细胞、杯状细胞和基底细胞组成。此种结构可防止表面干燥,促进细胞和鼻分泌物间水分和物质的运输。正常情况下,进入鼻腔的部分微粒被黏液纤毛系统排除。当机体具有特应性时,变应原沉积于细胞表面,被黏液溶解与位于黏液表面的肥大细胞接触,由IgE介导,诱发变应性鼻炎。

免疫反应

一般认为变应性鼻炎，属于 IgE 介导的 I 型变态反应，即速发型变态反应。其特征是反应发生迅速，在接触变应原后数秒钟至数小时出现症状。当机体暴露（接触）于变应原后，刺激机体产生特异性 IgE，后者与肥大细胞或嗜碱性粒细胞上的受体结合，使机体处于致敏状态。当再次暴露于同一变应原时，即在肥大细胞表面发生抗原抗体反应，导致肥大细胞脱颗粒。释放出组胺、白三烯、激肽、5－羟色胺等炎症介质，作用于靶器官，引起毛细血管扩张，通透性增高，液体渗出，组织水肿，腺体分泌亢进，嗜酸性粒细胞增多等一系列反应，出现变应性鼻炎的临床表现[1]。

近年来的研究已确认变应原除激活肥大细胞外，还激活 T 细胞、单核细胞、巨噬细胞，导致大量炎症介质、细胞因子和神经肽的释放，其中活性肽、白三烯、血小板活化因子和某些细胞因子具有趋化作用，吸引众多的炎性细胞（如嗜酸性粒细胞、嗜中性粒细胞、淋巴细胞、单核细胞和巨噬细胞）集结于炎症区域，并再次引起肥大细胞的增生和脱颗粒，以至形成恶性循环，加剧炎症变化和组织破坏，从而导致病情迁延，因此变应性鼻炎常表现为慢性迁延过程。

与变应性鼻炎发病有关的主要炎症介质

组胺

组胺在变应性鼻炎发病的多个环节中起主导作用。

引起鼻黏膜组织的炎症反应　在变应性鼻炎发作时鼻黏膜与鼻分泌物中的组胺增高。致敏的鼻黏膜经特异性变应原激发后鼻分泌物与血液中组胺含量呈正相关性。

组胺引起鼻黏膜微血管舒张　用去甲肾上腺素诱导鼻黏膜微血管反射性血管扩张，同时在鼻分泌物中检测到组胺含量增高，而这种反射性血管扩张可被 H_1 受体拮抗剂部分阻断，若合用 H_2 受体拮抗剂则可完全阻断。提示此种反射性血管扩张是由组胺所致。

组胺对鼻黏膜神经系统的作用　组胺刺激鼻黏膜的三叉神经末梢 H_1 受体，激发三叉神经的动作电位，引起鼻痒和喷嚏；组胺刺激三叉神经，使其 C 纤维释放 P 物质和血管活性肽，从而导致血管扩张，通透性增高；组胺刺激三叉神经，传导至中枢神经系统，再经副交感神经传出至鼻黏膜释放乙酰胆碱，使血管扩张，通透性增高，导致流涕、鼻塞。

白三烯（LT）

近研究显示：变应性鼻炎被变应原激发后，鼻分泌物中白三烯浓度增高，其浓度与症状严重程度呈正相关。白三烯 C_4 和白三烯 D_4 作用于鼻黏膜使血流量增加，白三烯 B_4 具有强大的趋化作用，是引起嗜酸性粒细胞和嗜中性粒细胞在鼻黏膜广泛浸润的重要炎症介质之一。

前列腺素（PG）

前列腺素 D_2 具有类似组胺的作用。

细胞因子

最近发现某些细胞因子，包括白介素、肿瘤坏死因子与粒－巨噬细胞集落刺激因子在变应性鼻炎发病中均有一定作用。

变应性鼻炎与哮喘的关系

病理生理学和免疫学研究提示变应性鼻炎和哮喘关系密切，Bousquet 提出“一个气道，一种疾病”（One Airway, One disease）的概念，他认为上呼吸道与下呼吸道的组织在结构上非常相似，两者均有假复层上皮细胞、血管、黏液腺、炎性细胞和神经，涉及免疫反应引起炎症变化的病理过程也非常相似，两者均为由 IgE 介导的免疫反应，在鼻部和支气管黏膜均显示大量嗜酸性粒细胞浸润，属于慢性变应性呼吸道综合征。变应原激发试验亦证实了上、下呼吸道病理生理变化的直接联系，如下呼吸道激发试验（支气管激发试验）可引起鼻黏膜炎症；而鼻激发试验同样引起下呼吸道炎症，如引起支气管反应性增高等；最近还证实，肺的抗原激发可以导致鼻的炎症反应，因而得出结论，认为上呼吸道和下呼吸道的变应性反应有着同样的发病机制。Simons 建议将变应性鼻炎与哮喘命名为变应性鼻支气管炎。在鼻部和支气管黏膜内均发现半胱氨酸白三烯（cys-LTs），在鼻炎时它的释放导致鼻塞和黏液分泌增加；在哮喘时它促使支气管平滑肌收缩和黏液分泌增多。此外，Bonini 指出半胱氨酸白三烯除涉及变应性哮喘和鼻炎外，它在其他变应性疾病中（如在特应性皮炎和变应性结膜炎中）也起作用。作为对“一个气道，一种疾病”的观点的延伸。半胱氨酸白三烯被描述为过敏性疾病患者治疗的共同靶位，从而主张在临床需要采取更全面的方法来进行治疗，应视之为“一个病人，一种疾病，一类问题，一致诊治，一项指南”的整体治疗观念[12]。2001 年世界卫生组织出版的《过敏性鼻炎的处理及其对哮喘的影响》[13]作为《全球哮喘防治创议》的部分内容，建议哮喘和变应性鼻炎进行联合防治与管理。2005 年在第七个世界哮喘日，我国的主题是“重视哮喘，认识变应性鼻炎”，显示我国高度关注两病的密切关系。鼻旁窦疾病作为难治性哮喘的一个重要原因开始受到重视[14]。为何变应性鼻炎的发生率远远高于变应性哮喘？为何不少变应性鼻炎患者一直不出现哮喘症状？这是一个既具有学术价值、又有临床意义的课题[14]，有待今后探索。

二、分类

变应性鼻炎分为常年性变应性鼻炎和季节性变应性鼻炎两类。

常年性变应性鼻炎

常年性变应性鼻炎无明显季节性，可发生于任何季节、任何年龄，但以青少年为多。本病发生率较高，据 Binder 等统计 770 例变应性鼻炎患者中，常年性占 45.5%，常年性有季节性加重者占 21%，合计占 66.5%。赖乃揆等报道 300 例变应性鼻炎中 88% 属常年性。

病因

本病由各种变应原引起，其中以吸入物为主。吸入物中有屋尘螨、粉尘螨、羽毛、真菌、宠物皮屑及其排泄物、汽车排出的废气和香皂味等。食入变应原的致病作用较少，但小儿摄入牛奶、蛋、鱼、虾等引起本病者亦有报道。

近年来认为螨是主要吸入变应原之一，螨是屋内尘土的主要变应原成分。Ogisi 对 75 例变应性鼻炎患者进行皮试，在 11 种变应原中，对屋尘螨呈阳性反应者最多（达 54.6%）。Mogi 等发现对屋尘呈阳性皮试反应的患者，约 70% 血清中含有螨的特异性

IgE。殷明德等以 11 种变应原对变应性鼻炎患者作皮试,结果显示螨的阳性率达 77.4%。近年来国内外报道蟑螂亦是一种重要的变应原,其发生率和皮试阳性率分别为 58%和 54.4%。小儿由真菌或细菌所致的常年性变应性鼻炎亦较常见。

有些患儿与遗传因素有关。

病理

主要病理改变为:(1)末梢血管床障碍表现为小动脉平滑肌收缩、缺氧和血管内血液凝集。血管壁受损后释放组胺,液体外渗,淋巴淤积和血管外液积聚于上皮和结缔组织中,故鼻黏膜呈现明显水肿;(2)腺体分泌增多,尤其是浆液分泌显著增强,伴有纤毛上皮变性和杯状细胞增多;在显著水肿的上皮下(固有层、基底层和腺体层之间)和间质组织内,有浆细胞、淋巴细胞、单核细胞和嗜酸性粒细胞浸润,继而鼻黏膜可呈增生性改变;(3)小儿变应性鼻炎常伴鼻窦黏膜上皮肿胀。

临床表现

主要症状为持续或间歇性鼻塞、鼻痒和阵发性喷嚏、流大量黏液性或浆液性鼻涕、嗅觉减退,甚至失嗅,其中以鼻塞为最常见,且于仰卧时较明显,往往以早晨为重。半数以上患儿还因鼻痒、鼻塞而常有擤鼻、吸鼻、皱鼻或用手擦鼻等表现。部分患儿仅流清水涕。若伴感染,鼻分泌物可呈黏脓性。嗅觉减退程度与病程有关,病程越长嗅觉越差。失嗅仅对某一种原嗅素的嗅觉缺失。年长儿还有头痛、面颊肿痛等鼻窦炎的表现。水肿的鼻黏膜上皮阻碍血液流动,静脉血淤滞出现黑眼圈。少数患儿可伴有眼、腭和咽部痒感。也有消化道症状如腹胀、腹痛和腹泻等[15]。Mybind 报道 80%患儿并发哮喘,50%并发特应性皮炎。

一般检查

鼻腔检查　鼻黏膜呈程度不等的苍白水肿,轻者仅为局限性灰蓝色,附有清亮的黏液分泌物,重者可呈茸状,甚至形成息肉。

实验室及变应原检查

鼻腔分泌物嗜酸性粒细胞检查　用光镜行嗜酸性粒细胞分类记数,若超过 5%则有诊断意义。既往以此作为诊断变应性鼻炎的重要依据,但近年来发现嗜酸性粒细胞增多并非变应性鼻炎的特征,即使是本病患者,其鼻分泌物嗜酸性粒细胞的检出率也不一定很高,若为阴性也不能排除本病。因此目前认为此法仅作为诊断的参考指标,而不能作为明确诊断的依据。

鼻黏膜表面嗜碱性粒细胞检查　嗜碱性粒细胞位于鼻黏膜表面,易与变应原接触。有学者认为鼻变态反应的发生和炎症介质的释放,并不取决于 IgE 的绝对数量而取决于鼻黏膜表面嗜碱性粒细胞的数量,及其对变应原的敏感度和黏膜对组胺的敏感度,因此测量鼻黏膜表面嗜碱性粒细胞的数量作为研究本病的发病机制、诊断本病和筛选药物的客观指标之一。

鼻部影像检查　鼻部 X-线片对诊断变应性鼻炎无参考价值。鼻 CT 检查可除外慢性鼻窦炎。

确定特异性变应原的检查　本病系由特异性变应原所致。检查特异性变应原分为两大类:(1)体内检查,①鼻黏膜激发试验,最近提倡用滤纸或棉片法较既往用粉剂或浸剂作鼻内喷雾或黏膜下注射为安全(全身不良反应较小)、简便、且阳性率高;②皮肤试验,包括皮内注射、点刺和斑贴法;③被动转移试验(P-K法);④口服激发与基础饮食来检测对食物过敏者。(2)体外试验,①测定总IgE与特异性IgE,前者正常值高低不一,且缺乏特异性,其诊断价值不大;后者可采用放射变应原吸附试验(RAST)和酶联免疫吸附试验(ELLSA)测定。最近引入我国测特异性IgE的"帽状系统"(CAP-system、phadiatop)仪具有灵敏度高、特异性强,与临床相关性高,检测变应原多的优点(详见第五章第七节);②组胺释放试验;③嗜碱性粒细胞脱颗粒试验。

诊断与鉴别诊断

本病的主要症状为流涕、鼻塞、鼻痒、喷嚏,常为突然发作和迅速消失(骤发骤停),继后又发生间歇不定的特征性临床表现。鼻镜检查鼻黏膜多呈苍白水肿,少数可呈灰蓝色。典型病例的诊断并不困难,但对非典型者,除详细询问病史和鼻镜检查外,须行实验室检查才能确诊。首先检查鼻分泌物的嗜酸性粒细胞,即可除外嗜酸性粒细胞不增多的非变应性鼻炎。近年来发现嗜酸性粒细胞增多性非变应性鼻炎、血管运动性鼻炎和自主神经性常年性鼻炎患者,三者的鼻分泌物中亦可查见大量嗜酸性粒细胞,且其临床表现和鼻镜检查结果酷似本病,但变应原皮试呈阴性,血清和鼻分泌物中特异性IgE均为阴性,必要时可再行鼻黏膜表面嗜碱性粒细胞检查及鼻黏膜激发试验。若能结合诊断标准:记分法来诊断则诊断价值较高。

附:实验室检查诊断标准:记分法

记分条件　(1)常年性发病,具有打喷嚏、流清水样鼻涕和鼻黏膜肿胀的三种主要临床表现,一年内发病天数累积超过6个月,一天内发病时间累积超过30分钟;(2)病程至少1年。

记分标准　有明确吸入变应原线索,有个人和(或)家族过敏性疾病史,发作期有典型的症状和体征,各记1分,共3分。过敏皮肤试验阳性反应,至少有一种为"++"或"++"以上;特异性IgE阳性或变应原鼻激发试验阳性且与皮试及病史相符合,各记2分,共4分。鼻分泌物涂片嗜酸性粒细胞和(或)肥大细胞(嗜碱性粒细胞)阳性记1分。合计6~8分可诊断为常年性变应性鼻炎;3~5分为可疑;0~2分可能为非变应性鼻炎。

根据上述常年性变应性鼻炎的症状,体检和实验室检查(记分法)可与嗜酸性粒细胞增多性非变应性鼻炎、原发性鼻肥大细胞增多症、中性粒细胞增多性鼻炎和血管收缩性鼻炎作鉴别。

预防和治疗

避免接触变应原及特异性免疫(脱敏)疗法(SIT)

避免接触变应原是首选的预防方法,其次是脱敏疗法。

脱敏疗法对已明确变应原而在日常生活中难以避免接触的患者可采用脱敏疗法。适应证:一般推荐用于(1)药物治疗无效;(2)气道反应性增高;(3)伴哮喘。本法沿用至今已七十余年,争论颇多,贬多于褒,有一定预防作用,疗效较应用于预防哮喘为明显,但也有学者认为有30%~50%的疗效,也可减轻哮喘症状和减少哮喘发作,实施过程须注意不良反应。用于脱敏疗法的浸出液(包括花粉)必须标准化(详见第七章第三节)。

药物

全身用药

抗组胺药　能有效控制鼻痒、喷嚏和鼻流涕，对鼻塞的疗效未见认可。由于组胺在变应性鼻炎的发病机制中起的作用较诱发哮喘为重要，故抗组胺药的功效亦较防治哮喘为佳。第二代抗组胺药（H_1 受体拮抗剂）较第一代的嗜睡不良反应为弱。市场供应有酮替芬、西替利嗪、氯雷他定、特非那定、美喹他嗪和左卡巴斯汀（立复汀），近年来国外推出苯磺酸贝托斯定和去甲阿司咪（第七章第二节）防治变应性鼻炎疗效较佳。

抗组胺药和血管收缩剂混合制剂　开瑞能每片含氯雷他定 5mg 、伪麻黄碱 120mg，其作用除抗组胺外，伪麻黄碱通过交感神经作用，使鼻黏膜血管收缩，减轻鼻黏膜充血，从而改善鼻腔通气，适用于解除鼻塞症状。剂量：12 岁以上小儿和成人，每次 1 片，每天 2 次；不良反应有失眠、口干，偶有头痛、嗜睡多不严重，因含拟交感神经药，应谨慎，严重高血压、严重冠状动脉疾患和甲状腺功能亢进症患者禁用；不推荐用于 12 岁以下儿童。

炎症介质抑制剂　20 世纪 90 年代中期推出白三烯调节剂，引入我国有白三烯受体拮抗剂顺尔宁、安可来，疗效较佳（详见第七章第二节）。

局部用药

血管收缩剂　主要缓解鼻塞。常用 0.5% 麻黄碱滴鼻剂，严重者加入 0.5% 醋酸可的松或 2% 色甘酸钠。麻黄碱系拟交感神经药，仅作短期使用，若长期应用可导致由血管舒张引起鼻塞进行性加重，需完全停药，用生理盐水滴鼻液作替代。

抗组胺喷鼻剂　左卡巴斯汀喷鼻剂（livostin）是局部应用的强效抗组胺药，无明显不良反应；偶见暂时轻微的鼻刺激痛和灼热感。小儿剂量：每鼻孔喷 2 揿，每天 2 次。

肥大细胞膜稳定剂　常用 4% 色甘酸钠滴鼻剂，对季节性和常年性鼻炎均有效。

皮质激素　局部应用包括喷鼻剂和局部注射，疗效最佳，不良反应前者较后者为少。应避免用含皮质激素的滴鼻剂及长疗程全身性皮质激素。

皮质激素喷鼻剂　（1）丙酸倍氯米松：于 20 世纪 70 年代初国外合成新的局部皮质激素 - 丙酸倍氯米松应用于防治哮喘取得成功后，又研制丙酸倍氯米松的喷鼻剂，有效率达 70% ~90%，无明显不良反应。戴家熊和陆书昌[16] 于 1980 年起首创应用国产丙酸倍氯米松的鼻喷剂（BDNA）和丙酸倍氯米松联合应用，经长期观察，疗效显著，既能阻止变应性鼻炎的发作，又可提高防治哮喘的疗效（减轻哮喘症状与减少哮喘发作），有效率达 82.9%。丙酸倍氯米松鼻喷剂对鼻黏膜无刺激，压力适中，颗粒均匀，直径小于 5μm，可与国外同类产品相媲美。每揿为 50μg，小儿一般每天 2 次，每次每侧鼻孔 1 揿，每天 200μg，2 ~3 周后症状改善，改为每天清晨 1 次，以后可隔天 1 次或 1 周 2 次。喷后除少数患者感鼻腔干燥外，并无其他不良反应。长期应用未见局部真菌感染及丘脑 - 垂体 - 肾上腺（HPA）轴受抑作用。（2）布地奈德：商品名雷诺考特水雾剂不含抛射剂（氟利昂），疗效较佳。6 岁以上儿童每天清晨每侧鼻孔喷 1 ~2 揿（每揿 64μg），或分早晚各 1 次。不良反应有鼻干、喷嚏、鼻出血，偶见鼻腔溃疡、鼻中隔穿孔[17]。（3）辅舒良（丙酸氟替卡松鼻喷剂）：具有高效、长效，对鼻症状缓解作用较丙酸倍氯米松强 1 倍。剂量：12 岁以上小儿，每侧鼻孔喷入 2 揿，每揿 50μg，每天清晨 1 次或每天 2 次。4 ~11 岁小儿每侧鼻孔各 1 揿，每天 1 次。不良反应有鼻、喉干燥，鼻出血、头痛，罕见鼻中隔穿孔和支气管痉挛，前者发生于鼻手术者[17]。（4）莫米松（内舒拿）喷鼻剂（糠酸莫米松）：为最近推出的皮质激素喷鼻剂，适用于季节性或常年性鼻炎；有学者建议中至重度者，季节来临之前2周应用，可作预防。3～11岁小儿，每侧鼻孔1揿，每揿50μg，每天1次。不良反应有鼻出血、鼻刺激、灼热感和咽炎。

21世纪初世界卫生组织编写的《过敏性鼻炎的处理及其对哮喘的影响》（ARIA）推荐的阶梯式治疗方案：（1）轻度间歇性鼻炎：口服抗组胺药（H_1受体拮抗剂）；（2）中、重度间歇性鼻炎：鼻内喷入丙酸倍氯米松（300～400μg/d），根据需要1周后可加组胺$_1$受体拮抗剂和（或）短疗程口服皮质激素；（3）轻度持续鼻炎：口服组胺$_1$受体拮抗剂或鼻内喷入丙酸倍氯米松（100～200μg/d）；（4）中、重度持续鼻炎：鼻内喷入丙酸倍氯米松（300～400μg/d），若症状严重；则加用口服组胺$_1$受体拮抗剂和（或）在治疗开始时短疗程口服皮质激素。

皮质激素局部注射　以往用可的松混悬剂。近年用曲安奈德作鼻甲黏膜注射，亦可肌内注射，属长效皮质激素，其作用可维持4周以上，国内外报道对变应性鼻炎和血管运动性鼻炎总有效率达90%以上，全年性变应性鼻炎若长期应用则会发生全身不良反应，近年用得较少，用于季节性变应性鼻炎较为合适。

胆碱能毒蕈受体拮抗剂局部应用　主要是异丙托溴铵，局部应用可使鼻分泌物明显减少，因很少吸收，无全身不良反应。

辣椒素局部应用　以辣椒素涂于鼻腔黏膜，使Ca^{2+}、Na^+持续向细胞内流，导致Ca^{2+}依赖性酶失活，线粒体破坏，通过氯化钠介导引起渗透性溶解，从而使末梢神经感觉功能丧失，当接触伤害性刺激时不诱发鼻腔病理性副交感反射，以及由此而发生的症状；不良反应罕见，称之为化学性脱敏。

组胺脱敏治疗

采用磷酸组胺，将其稀释为0.1mg/ml，0.01mg/ml，0.001mg/ml，0.000 1mg/ml，0.000 01mg/ml五种浓度，分为五个疗程。第一疗程从0.000 01mg/ml浓度开始，皮下注射每天1次，由0.1ml起，每日递增0.1ml，增至1.0ml为止。第二疗程用0.000 1mg/ml，依次类推，五个疗程连续注射，疗程之间不间隔。五个疗程完毕后改为维持剂量注射，每1～5天1次，用最后一种浓度，每次1.0ml。治疗过程中若有局部或全身反应（如皮肤红肿、头部发热、面部发红、头痛头晕等），即应停止增加药量，仍用前一次维持量继续注射，直到症状消失为止。也有学者介绍组胺球蛋白注射，即皮下注射γ丙种球蛋白12～24 mg，组胺二磷酸盐0.25～0.5μg，每周1次，共10次，有一定效果。

手术治疗

顽固性鼻炎可考虑进行手术治疗（但仅作为辅助疗法）。其目的是解除鼻内机械性堵塞，以保证通气引流。手术包括矫正鼻中隔畸形、摘除鼻息肉、冷冻、激光或电灼肥厚的下鼻甲等。还有翼管神经封闭、药物注射（复方奎宁等）、电灼术及切断术等，其近期疗效较好，但远期效果尚不明确。并发鼻窦炎若久治不愈可行内镜手术。

封闭疗法

在于调整中枢神经系统的功能。用0.5%普鲁卡因注射于下鼻甲或鼻丘，隔天1次，每次1～2ml，10～20次为一疗程；或静脉注射，每次10 ml，每天1次，5～7天为一疗程。小儿剂量酌情减少;普鲁卡因应用前需作皮试。

季节性变应性鼻炎

本症随不同季节而发病,多为对花粉或真菌过敏所致,也有学者认为是由风媒花粉致敏的一类综合征,称其为花粉症、花粉性鼻炎或枯草热等,多见于开花、枯草季节。小儿患者往往与遗传因素有关,尤以母系为甚。

病因

大多由接触植物花粉所致,故花粉成为本病的主要变应原。植物花粉种类颇多,但能致敏的仅数种。

病理

与常年性变应性鼻炎基本相同,但鼻黏膜水肿、黏液腺及杯状细胞增生更明显,水肿组织内含大量嗜酸性粒细胞。在鼻腔黏膜上皮细胞内沉积着真菌、芽孢和螨等变应原,在过敏患者的鼻腔黏膜上皮细胞内可查到IgE[15]。当致敏因素消除后,黏膜水肿可消失。晚期由于血管扩张,管壁增厚,纤维组织增生,黏膜可呈肥厚性改变。

临床表现

在发作季节主要症状为持续性或间歇性鼻塞、鼻痒与阵发性喷嚏,流大量黏液性或浆液性鼻涕及嗅觉减退等,基本与常年性变应性鼻炎相同,但较重,除鼻部症状外,常伴有咽、喉发痒,咳嗽,约1/4患者伴有哮喘。此外尚有眼痒、流泪及异物感等眼部症状。部分患儿有接触性皮炎。

鼻镜检查典型者见鼻黏膜苍白水肿,表面湿润,对血管收缩剂反应敏感,如发作剧烈,黏膜极度苍白。严重水肿可发展为息肉样变或息肉。发作停止后,黏膜可恢复如常。

诊断

具有典型的季节性发作史,其发作常与花粉有关。当开花季节过去,症状亦随之消失。在发作期鼻镜检查所见与常年性者相似,但黏膜水肿较严重,鼻分泌物量亦较多。发作期鼻分泌物涂片能找到大量嗜酸性粒细胞;鼻黏膜表面嗜碱性粒细胞检查可获阳性结果。

按发病季节,当地植物分布和花粉飘散规律,可推测致敏花粉类别,以此制成浸液通过皮肤试验来证实。必要时尚可进行鼻黏膜激发试验及血清和鼻分泌物特异性IgE测定等(详见常年性变应性鼻炎节)。

预防和治疗

预防和治疗包括脱敏、药物和封闭治疗等,同常年性变应性鼻炎。但采用防治方法时间较短,通常自发作前1~2周起至发作后1~2周止。

(赵舒薇　周　翊　陆书昌　戴家熊)

第三节　特应性皮炎

特应性皮炎又名异位性湿疹、Besnier体质性痒疹或遗传过敏性湿疹[18,19]。特应性皮炎是与遗传因素有关的一种慢性、复发性、瘙痒性的炎症性皮肤病,与小儿哮喘密切相关。典型的特应性皮炎患者除特定年龄阶段性湿疹样皮损表现外,还具备下列几个特征:(1)有容易罹患哮喘、变应性鼻炎、荨麻疹、湿疹等病的家族性倾向;(2)对异种蛋白过敏;(3)血清中 IgE 值增高;(4)血液嗜酸性粒细胞增多。发生在婴幼儿时期,中医称之为胎疮、奶癣。儿童青少年时期发病者属于中医湿疮、血风疮的范畴。特应性皮炎是常见皮肤病,在儿童中的发病率为 2% ~3%,在整个人群中约占 1%。在我国儿童皮肤病中,特应性皮炎约占皮肤科就诊人数的 30%。

一、病因与发病机制

本病的发病涉及遗传基因、环境因素、免疫异常和炎症介质等多个方面。鉴于本病临床表现与皮肤中免疫成分有关,故认为免疫发病机制占有重要地位。目前认为,各种内因(基因异常改变等)和外因(感染、变应原等)作用于机体中免疫细胞(包括固定于皮肤中免疫细胞与其他动态进入皮肤的非固定免疫细胞),引起免疫反应异常,而导致本病的发生[19]。

遗传背景

单亲患病时,子女患病的可能性为 20% ~56%;双亲患病时,子女有 50% ~81% 的可能性患病;单卵双生均发生特应性皮炎者有 89%,而双卵双生中仅为 28%[20]。目前研究认为本病的易感位点位于染色体 $3q^{21}$、$1q^{21}$、$17q^{25}$、20q,大多与银屑病的位点连锁[21];合并有呼吸道过敏表现(如哮喘)的患者,较单独表现为特应性皮炎者具有更强的遗传性。有研究发现呼吸道产生特应性 IgE 的“异位性”表现与染色体 $11q^{13}$ 位点有关,但此位点与本病的关系未被证实有明显的连锁;本病很可能是多基因遗传性疾病。

发病诱因

变应原:吸入物(如:花粉、孢子、皮屑、尘以及化学气体等);食物(如:蛋、牛奶、花生、大豆、小麦或鱼虾等),尤其与儿童的中、重度特应性皮炎有关;还有微生物[昆虫、屋内尘螨、金黄色葡萄球菌(以下简称金葡菌)、链球菌、真菌、病毒]。本病患者皮肤常有金葡菌定植,有皮损处几乎达到 100%。有研究表明,从本病皮损上分离出的金葡菌,约 65% 具有分泌超抗原的能力,超抗原可诱发和加重本病[20]。本病患者经皮肤丧失的水分较非本病患者要多。经扫描电镜、动物模型等研究,本病皮肤屏障作用易损伤,伤口愈合差,皮肤易感染。

发病机制

与Ⅰ型变态反应有关　从 1969 年就发现本病患者血清中 IgE 含量增高。IgE 升高的程度与皮损的严重程度和范围相关。在血清中可测出对吸入性、食入性、感染性抗原的特异性 IgE 抗体。

与Ⅳ型变态反应有关　湿疹性病变和用变应原做斑贴试验呈阳性结果表明本病与Ⅳ型变态反应关系密切。用人皮屑、屋尘螨、动物的皮毛成分、感染因子(真菌、细菌等)作斑贴试验,显示吸入或接触抗原可使皮疹恶化。

与免疫系统紊乱有关　有家族史的患儿中,1 岁以前 IgA 有暂时性降低,黏膜失去对食入或吸入性抗原的保护作用,这种情况者占 7%,尤其在年幼患儿中多见。本病的反复发作及持久性皮损内有耐热性 IgG 过敏性抗体,可促进组胺释放。表皮中朗格汉斯细胞(LC)与肥大细胞同样具有 IgE 高亲和力的受体。在本病中,朗汉细胞表面的

IgE 分子对吸入性、食入性、感染性变应原的摄取、递呈起重要作用。近来研究提示，T_H2 型和 T_H1 型分泌的细胞因子与本病皮损发生关系密切，不同时期及不同程度的皮损其细胞因子表达水平有差别。本病非皮损区表达白介素 -4 和白介素 -12 数量增多，而表达白介素 -5 和干扰素 γ 数均未增加；急性和慢性炎症皮损表达白介素 -4、白介素 -5 和白介素 -13 细胞数显著高于正常人，慢性期皮损中白介素 -4 和白介素 -13 表达细胞数相对较急性期为少，而白介素 -5 和干扰素 γ 表达细胞数增加。提示本病不同时期，其 T_H 细胞反应不一，急性期以 T_H2 为主，慢性期则 T_H1 反应明显增强。因此认为，本病的发生、发展过程中，其细胞因子呈双相型表达[22,23]。

免疫药理学异常　β 肾上腺素能激动剂通过腺苷酸环化酶的作用，使环腺苷酸水平升高，从而抑制组胺的释放。特应性皮炎患者的白细胞和表皮细胞对 β 肾上腺素能激动剂的反应迟钝，磷酸二酯酶的活性增加，从而使环腺苷酸水平下降而引起细胞功能异常，如 B 细胞合成 IgE 增加，T 细胞产生白介素 -4 增加，嗜碱性粒细胞释放组胺增多，并且使单核细胞产生前列腺素 E_2 和白介素 -10 增多，参与疾病的发生过程。

二、临床表现

本病在不同的年龄阶段，具有不同的特点，通常分为三个阶段：婴儿期，1 个月左右至 2 周岁；儿童期，3 ~ 10 岁；少年期及成人期，为 12 ~ 23 岁。每个病例并不一定按此三个阶段的顺序发展，或缺其一、二个阶段，或二、三个阶段连续发生而无缓解的无症状期。多数病例于婴儿期自愈，平均约有 10% 的患者移行至成人期。2 岁以后发病者病程长，难治且常移行至成人期。

婴儿期

也称婴儿湿疹，通常在生后第二或第三个月开始发生。皮损主要发生在两颊、额及头皮，个别病例可发展至躯干、四肢。其皮疹特点可分为两型，即渗出型及干燥型。

渗出型的湿疹多发生于肥胖伴有渗出性体质的婴儿。初起于两颊，发生红斑，境界不清，红斑上密集针尖大丘疹、丘疱疹、水疱和渗液。渗液干燥则形成黄色厚薄不一的痂皮，常因剧痒、搔抓、摩擦而致部分痂剥脱，显露有多量渗液的鲜红糜烂面。重者可累及整个面部及头皮。如有继发感染可见脓疱，并发局部淋巴结肿大和发热等全身症状。少数患儿由于处理不当，扩展至全身变为红皮病，常伴有腹泻、营养不良、全身淋巴结肿大等。

干燥型的皮疹常见于瘦弱的婴儿，为淡红色或暗红色斑片，密集小丘疹而无水疱，皮肤干燥无明显渗出，表面附有灰白色糠状鳞屑。常累及面部、躯干和四肢。慢性时亦可轻度浸润肥厚、皲裂、抓痕或结血痂。

无论哪一型均有阵发剧烈瘙痒，引起婴儿哭闹和睡眠不安。病程慢性，呈时好时坏，一遇不良刺激或摄入敏感食物，气候突变，穿着紧身的毛、丝绸衣物，感染或用肥皂清洗过勤等而使病情恶化。但总的趋势是随着年龄增长而逐渐减轻。少数病例可持续甚久，由婴儿期继续发展至儿童期甚至成人期。

儿童期

可由婴儿期演变而来，也有不经过婴儿期发病的。其皮损表现有两种形态，即湿疹型和痒疹型。

湿疹型的皮损表现与成人的亚急性和慢性湿疹相似。多为针尖大丘疹、丘疱疹和小水疱，融合成片，较干燥，被覆灰白色鳞屑。皮肤有轻度浸润，部分呈苔藓化。多发生于肘窝、腘窝和两小腿的伸侧，亦可累及颈外侧及四肢其他部位。

痒疹型的皮损表现为全身散发痒性丘疹，多发生于四肢伸侧及背部。丘疹较大，皮色或棕褐色，丘疹干燥，表面粗糙覆以薄痂。大多数皮疹顶端被抓破，并可见许多抓痕、血痂。可伴有局部淋巴结肿大。

儿童期亦有剧烈瘙痒。病程慢性，可暂时痊愈，经过数年后再发。也有迁延不愈而至青年及成人期。

青年及成人期

皮损与儿童期类似。多为局限性干燥损害，红斑或丘疹，融合后皮肤浸润肥厚而呈苔藓样变，覆灰白色鳞屑，或有色素沉着。境界明显或不清楚。摩擦刺激后可有渗出及结痂。亦可有痒疹样表现。主要发生在肘、腘窝、颈前及侧部，亦可发生于面、眼眶周围、手背等处。皮疹虽可泛发，但以屈侧为重。

剧痒为本病突出的主观症状，可因过冷、过热的刺激、出汗、情绪变化、毛织品的接触等激发瘙痒；夜间及睡前可引起阵发性剧痒。

伴发症

有些伴发情况与本病关联，因而具有一定的诊断意义。

干皮症

皮肤干燥附有糠秕样细屑，常以四肢伸侧明显，冬季突出，约 3/4 病例可伴有此症。

鱼鳞病

常为寻常型，与一般所见同，约在半数病例中见到。

掌纹症

表现为两掌（特别在鱼际），小鱼际处和指掌面皮纹加宽、增深。约半数病例中能见到，常同时伴发鱼鳞病。

唇炎

较特殊，主要见于上唇，在浅红炎症基础上有干性细小脱屑，可伴有纵行裂隙。发病率不高。

皮炎

皮肤对非特异性刺激如摩擦等易激发皮炎，久之呈慢性湿疹性皮肤增厚，失去弹性。

苍白面容

较特殊，特别在儿童期发病率较高，约占 1/3。

白色糠疹

表现为面部为主的圆形或椭圆形减色斑，在儿童期较突出。

眶周黑晕

具有特征性，表现为在眼眶周的境界不清楚的暗灰色晕，约见于半数病例中。

毛周隆起

有特征性，表现为发生于毛囊口的针头大小正常肤色的丘疹。

荨麻疹

皮肤划痕症,在特应性皮炎中的意义各家说法不一。血管性水肿则有较高的发病率,约占6%。过敏性结膜炎仅在青少年、成人期有明显增高。

并发症

细菌感染　95%患者可伴发金黄色葡萄球菌感染,临床上表现为小而浅的脓疱,伴结痂和渗出。

病毒感染　特应性皮炎患者易伴发病毒感染(如单纯疱疹、牛痘、疣及传染性软疣)。单纯疱疹易泛发,称为疱疹性湿疹(eczema herpeticum),表面有脐凹。

真菌感染　可伴发手、足部红色毛癣菌感染。慢性表皮癣菌亦可诱发本病。头颈部特应性皮炎的发病可能与卵圆形糠秕孢子菌有关。

剥脱性红皮病　1%特应性皮炎患者可发展成为剥脱性红皮病,多继发于感染或口服糖皮质激素撤药后。

精神影响及生长迟缓　患者多有焦虑、沮丧及容易激动,是1/3患者病情加重的因素。慢性泛发性重症患儿因分解代谢增加而出现生长迟缓,病情控制后生长发育可恢复正常。

其他　特应性皮炎可为淋巴瘤的促发因素,可发展成为Sézary综合征和Hodgkin病。

三、实验室检查

血液检查

嗜酸性粒细胞常明显增高。$CD4^+$增高,$CD8^+$减少明显。B淋巴细胞数常见增高。血清中IgE大多数明显增高。IgG,IgM可有轻度增高,大多数病例可有IgA低下。

免疫组织化学检查

发现特应性皮炎的炎症浸润细胞主要为$CD4^+$细胞,$CD4^+$:$CD8^+$细胞为7:1,而正常皮肤中仅为2:1。在真皮处可检出嗜酸性粒细胞释放炎症介质——主要碱性蛋白。在慢性期皮损中朗汉细胞和肥大细胞也增多。

病理生理性皮试

皮肤白色划痕试验　用钝头棒在正常或皮损处加压划痕,约15秒钟后出现白色划线替代红线,为阳性。

乙酰胆碱迟缓发白反应　乙酰胆碱的作用浓度范围为1:100～1:1 000 000,常用浓度为1:10 000。皮内注射0.1ml后,在正常人15秒钟后出现局部潮红、出汗和鸡皮症,持续3～4分钟后消退。患者通常在皮试后3～5分钟后出现白色反应,长者可持续15～30分钟。

组胺试验　常用浓度为1:10 000,皮内注射0.1ml后30秒钟潮红不明显或缺乏者为阴性。

上述各项试验在特应性皮炎患者的皮损和正常皮肤上均易出现异常反应,特别在皮损上表现得更为突出,但以正常皮肤上出现异常反应的意义为大。

四、组织病理

无特异性。急性期在表皮上可见细胞间水肿或海绵形成,在表皮海绵形成区和真皮上层有淋巴细胞和组织细胞浸润,间或有中性粒细胞和嗜酸性粒细胞浸润。随着湿疹性炎症减退,苔藓化损害出现,组织象也发生相应改变,表现为明显的表皮增生,稍有或无海绵形成。真皮乳头层增厚伴有中度密集炎性细胞浸润。有学者提及毛囊外根鞘上部海绵形成、角化过度、角化不全伴单个核细胞浸润是最早期或本病原发性损害的表现;也有学者认为本病中的这种毛囊性漏斗形海绵形成并不常见。真皮浸润的细胞中主要为淋巴细胞,用抗淋巴细胞表面抗原单克隆免疫酶标法染色,证实浸润的淋巴细胞为 T 细胞,其中主要为 T_H,并有人体白细胞抗原 DR 区抗原,提示具有活化特性。此外,也有报道见大量肥大细胞和噬色素细胞,在苔藓化损害的表皮内部朗汉细胞明显增多。

五、诊断

主要根据家族或个人的病史,皮损特点,即在婴儿期呈急性或亚急性湿疹状,好发于面颊部及额部,多见于 1 个多月的婴儿;儿童期及青年期则为亚急性或慢性湿疹状(好发于四肢屈侧),特别是肘、腘窝;或呈痒疹状(好发于四肢伸侧)。实验室诊断,除嗜酸性粒细胞增加外,有报道用变应原皮肤试验呈阳性反应。目前国际常用的诊断标准为 Hanifin 及 Rajka 所制定的标准(表 12－1)。我国康克非根据国内情况作了修改(表12－2),1996 年 Williams 为了更便利对普遍人群的流行病学调查,制定了一个诊断特应性皮炎的最低标准(表 12－3)。

表 12－1　Hanifin 及 Rajka 特应性皮炎诊断标准

基本特征	次要特征	
(1) 瘙痒	(1) 干皮症	(12) 锥形角膜
(2) 典型的皮损形态和分布,成人屈侧苔藓化或条状表现,婴儿和儿童面部及伸侧受累	(2) 鱼鳞病/掌纹症/毛周角化症	(13) 前囊下白内障
(3) 慢性或慢性复发性皮炎	(3) 即刻型(Ⅰ型)皮试反应	(14) 眶周黑晕
(4) 个人或家族遗传过敏史(哮喘、变应性鼻炎和异位性皮炎)	(4) 血清 IgE 增高	(15) 苍白脸/面部皮炎
	(5) 早年发病	(16) 白色糠疹
	(6) 皮肤感染倾向(特别是金黄色葡萄球菌和单纯疱疹)/损伤的细胞介导免疫	(17) 颈前皱褶
	(7) 非特异性手足皮炎倾向	(18) 出汗时瘙痒
	(8) 乳头湿疹	(19) 对羊毛敏感
	(9) 唇炎	(20) 毛周隆起
	(10) 复发性结合膜炎	(21) 对食物敏感
	(11) Dennie-Morgan 眶下褶痕	(22) 病程受环境或情绪因素影响
		(23) 白色划痕/延迟发白

注:凡符合上述基本特征中三项或三项以上,加次要特征中三项或三项以上即可诊断为特应性皮炎

表 12－2 康克非修订特应性皮炎诊断标准

基本特征	次要特征
(1) 瘙痒性、慢性、复发性皮炎，在婴儿、儿童期皮损主要分布于面及四肢伸屈侧，表现为炎性、渗出性、湿疹性皮损，青少年后主要分布于四肢屈面及(或)伸面，表面为苔藓化 (2) 个人或家庭中的遗传过敏史(哮喘、变应性鼻炎、异位性皮炎)	遗传相关：(1)早年发病；(2)干皮症/鱼鳞病/掌纹症 免疫异常相关：(3)与Ⅰ型反应有关的：过敏性结膜炎/食物敏感/外周血嗜酸性粒细胞增高/血清 IgE 增高/Ⅰ型皮试反应；(4)免疫缺陷有关的：皮肤感染倾向(金黄色葡萄球菌和单纯疱疹)/损伤的细胞免疫 生理和(或)药理学异常相关：(5)面部苍白/白色划痕/乙酰胆碱延迟发白；(6)毛周隆起/非特异性手足皮炎/眶周黑晕

注：凡有基本特征者或基本特征中第一项加次要特征中任何三项者(每一项中任何一点)可诊断为特应性皮炎

表 12－3 Williams 特应性皮炎最低诊断标准

必须具有皮肤瘙痒史，加下列三项或三项以上：

(1) 屈侧皮肤受累史，包括肘窝、腘窝、或围绕颈一周(10 岁以下患儿包括颊部)

(2) 个人哮喘或季节性变应性鼻炎史(或一级亲属 4 岁以下患儿发生特应性皮炎史)

(3) 全身皮肤干燥史

(4) 屈侧有湿疹

(5) 2 岁前发病(适用于超过 4 岁者)

为了进行特应性皮炎严重性的分级，必须评价不同皮损的强度(表 12－4)。美国小儿皮肤病学会研究组推荐的参数包括：红斑，浸润/水肿，干燥症，苔藓样变，表皮剥脱，结痂/渗出，以及其他主观参数(如瘙痒、失眠和生活质量)。

表 12－4 特应性皮炎的严重性分级

(Rajka 和 Langeland，1989 年)

标准(括号内数字为评分)

1. 范围(体表面积%)

   (1) 儿童和成人期：<9%(1)，9%～36%(2)，>36%(3)

   (2) 婴儿期：<18%(1)，18%～54%(2)，>54%(3)

2. 病程

   每年缓解期超过 3 个月 *(1)；每年缓解期不到 3 个月 *(2)；持续性(3)

3. 强度

   轻度瘙痒、仅偶尔干扰睡眠(1)；中度瘙痒、非频繁干扰睡眠(2)；重度瘙痒、频繁干扰睡眠(3)

4. 分级

   轻度 3～4 分△，中度 4.5～7.5 分，重度 8～9 分

* 病程不足 1 年时作适当调整；△必要时可应用 1.5 或 2.5 分

六、预防与治疗

一般原则

寻找发病原因(往往较困难,应有耐心和细心),去除诱发因素,减少激发因素。尤其是对患儿或患儿家长的指导教育很重要,使之了解疾病,正确处理。(1)尽量避免感染的刺激(包括细菌、真菌、病毒);(2)避免过度的擦洗,洗澡可除去皮肤表面的一些变应原,包括减少细菌的定植;酸性温泉的洗浴疗法对治疗某些顽固性特应性皮炎有效;温泉水所含的锰、碘化物离子,有杀菌作用,虽然在含氯的游泳池中游泳后皮肤干燥,对皮肤有刺激作用,但在临床上可见某些特应性皮炎患者游泳后好转;(3)尽量减少环境中的变应原,对生活、工作中的污染,如尘螨、花粉、家具油漆、装饰材料等采取防护措施;(4)注意食物的致敏作用(如鱼、虾、蛋、牛奶等),对食物的过敏,存在个体差别;(5)改善消化道功能,有腹泻、消化不良者易复发。

外用药物疗法

缓解期的患者可使用保湿剂、润肤剂等,维持缓解期,减少复发。

保湿润肤　含尿素的滋润剂较好。临床研究表明,含尿素和氯化钠的滋润剂外用,比单用尿素好,对角质形成细胞能起到更好的水合作用。12%乳酸铵乳剂对增强患儿的皮肤屏障作用有益;同时还可减轻外用强效皮质激素造成的真皮萎缩。

抗炎、止痒　常用焦油类、皮质激素。焦油剂的抗炎作用虽不及皮质激素,但由于耐受性好和不良反应小而被广泛使用,不用于急性期,可作为撤除皮质激素时的替代药、维持用药。根据皮损面积、部位、病情选择中效、弱效皮质激素制剂为宜(如氢化可的松、曲安奈德等)。

湿包裹疗法　可防止搔抓损伤、降温、止痒、消炎、增加皮质激素的渗透。一般在睡眠或住院治疗时使用。注意受凉和继发感染。多用于急性发作期,有时用于顽固性局限性皮损。

外用烟酰胺　可增加角质层的酰基(神经)鞘氨醇游离脂肪酸和胆固醇水平,减少干燥皮肤的水分透入表皮丢失。

抗组胺和抗瘙痒剂　特应性皮炎的瘙痒是主要症状,应避免外用抗组胺剂和局麻剂,因易致敏,并妨碍口服抗组胺药的使用。有研究表明5%多塞平霜治疗特应性皮炎疗效好,0.05%辣椒辣素外用止痒有效。

外用抗菌药物　感染常是特应性皮炎的激发因素,主要是细菌(尤其是金黄色葡萄球菌),有时是真菌(一般是白色假丝酵母、糠秕孢子菌)。暴露部位易受到侵袭,尤其是面部和颈部的顽固性皮损。使用含抗生素的皮质激素复方制剂疗效较好。新霉素因易引起接触性皮炎,尽量少用。

外用免疫调节剂　包括环孢素(CsA)、他克莫司(tacrolimus)、匹美克莫司(pimecrolimus)。外用10%环孢素凝胶或软膏治疗特应性皮炎无效。0.1%、0.03%他克莫司软膏,每天2次,连用3～4周。有成人和患儿使用12～24个月的研究报道,疗效达86%,安全性高。近来美国已用于治疗2岁以上儿童特应性皮炎患者。1%匹美克莫司霜剂,每天2次,连用3～4周可达到很好的疗效,但2005年美国食品药物管理局通告:动物实验显示他克莫司和匹美克莫司有致癌的潜在危险,尚需进一步观察。美国食品药物管理局建议,在用其他方法治疗无效时,才考虑应用这两种药物。

全身疗法

抗组胺制剂　搔抓可使皮疹恶化,病情加重,瘙痒加剧,形成恶性循环。抗组胺制剂具有止痒作用,可消除因瘙痒而搔抓。第一代抗组胺药虽有较明显的嗜睡作用,但对瘙痒引起的夜晚睡眠不佳者尤为适用;无需一味采用非镇静类抗组胺药口服。

抗感染药物的选用　由于金黄色葡萄球菌定植或感染,细菌的超抗原成分是特应性皮炎发作、加重的主要诱因,使用抗生素有效。如红霉素等大环内酯类抗生素,对非耐药菌有效。耐药者使用双氯西林。也可用褐霉素,尤其在急性发作期。

皮质激素制剂　病情严重顽固者,可适量、合理应用皮质激素,常用泼尼松或泼尼松龙。一般成人最大量为60mg/d,连用1周;然后40mg/d和20mg/d分别用1周,改为20mg,隔天1次,1~2周后停用。小儿剂量1~2mg/(kg·d)。通常不用于慢性阶段。

雷公藤制剂　为较常用的免疫抑制剂、免疫调节剂,剂型较多,可用于成人,疗效显著。

口服补骨脂素和长波紫外线照射的光化学疗法或药物洗浴　长波紫外线照射对特应性皮炎颇为有效,但需维持治疗。虽然详细机制不清,已知具有抑制金葡菌和抑制超抗原的作用。因费用较高和不良反应较明显,限制了实际使用范围。

环孢素　2.5~5.0mg/(kg·d)口服,6~26周。儿童疗程不超过6个月,成人不超过1年;应注意其不良反应较多。

重组人干扰素α　可减轻临床表现,减少血中的嗜酸性粒细胞。$50\mu g/m^2$,每天1次皮下注射,连续12周。不良反应较小,主要表现为流感样症状。

硫唑嘌呤　成人100~200mg/d,口服,有一半的英国皮肤科医生使用过硫唑嘌呤治疗特应性皮炎。美国皮肤科研究院仍推荐用硫唑嘌呤治疗特应性皮炎。使用时应注意其不良反应,限用于重度者。

环磷酰胺　对重症特应性皮炎有效,但毒性较大,故需慎重使用。

尘螨抗原脱敏疗法　对特应性皮炎有一定的疗效。然而,脱敏疗法费时,疗效仅能保持一段时间,也不是对每例患者都有效,且有不良反应,抗原浸出液要标准化。

抗白介素-5单克隆抗体、抗肿瘤坏死因子α、β单抗等,以及其他单克隆抗体制剂已在国外临床试验中应用。

其他　还有丙硫氧嘧啶、羟基氯喹、色甘酸钠、大剂量丙种球蛋白注射、白三烯拮抗剂等,也应用于特应性皮炎的治疗。

中医治疗[24]

本病是一种慢性、复发性、瘙痒性皮肤病,由于病程较长,大多数西药有不良反应,或停药后复发率较高,许多学者采用中医药的方法治疗特应性皮炎。

辨证论治

湿热证　主证:多见于儿童期,四肢躯干散发丘疹、丘疱疹,部分糜烂渗出,以四肢屈侧为多,纳呆,喜进零食,多食善饥,形体瘦,舌质红,苔腻,脉滑微数。辨证:脾虚湿盛,食谷不化。治法:健脾除湿消导。选方:白术6克、枳壳6克、厚朴6克、薏苡仁10

克、扁豆6克、焦槟榔6克、焦栀子6克、焦三仙15克、炒莱菔子6克、黄芩6克、陈皮6克。

血燥证　主证：多见于年龄较大的儿童，皮肤干燥脱屑，头面、四肢皮肤粗糙，部分呈苔藓变化，大便常稀或不成形，脉沉缓，舌质淡，苔厚腻。辨证：血虚风燥，肌肤失养。治法：养血润肤，祛风润燥。选方：当归10克、川芎10克、赤白芍各10克、首乌藤15克、鸡血藤15克、白鲜皮15克、苦参10克、白术10克、防风10克、黄芩10克、丹皮10克、丹参10克。

单方单药　可选用导赤丹、小儿香橘丹、化食丸等、对慢性皮损可用二妙丸、除湿丸、润肤丸等交替使用。

外治　对轻症可用曲安西龙软膏加黄连膏混合外用，皮肤粗糙者可用5%黑豆馏滑软膏加黄连膏外用。

七、预后

幼儿特应性皮炎较为严重，随年龄增长病情逐渐减轻。起于婴儿期的特应性皮炎到5岁以后有40%可自愈。多数学者报道病情轻者到了15岁时有40%～50%痊愈。近来有学者随访调查2000例特应性皮炎患者15年，约90%痊愈。通常，具有家族史，伴哮喘或季节性变应性鼻炎，起病年龄晚以及皮炎严重者病程较长。

（黄　欣　陈江汉）

第四节　妊娠哮喘

哮喘是妇女妊娠期肺部较常见合并症之一，据国外统计约4%的妇女在妊娠期发生哮喘。孕妇哮喘的防治原则，一方面要使哮喘得到满意控制，使孕妇和胎儿顺利安全度过妊娠期和分娩期，另一方面又要尽可能避免因防治哮喘所用药物对胎儿造成的危害。

《全球哮喘防治创议》[9]（2002年）指出根据回顾性和前瞻性研究，哮喘病情随妊娠进展变化，约1/3孕妇哮喘病情加重，1/3病情有好转，1/3病情维持原状。导致哮喘病情变化的因素不明，有学者认为其变化可能与血中总IgE含量有关，正常孕妇血清总IgE量降低，若孕妇哮喘血清总IgE增高或不变，预示其哮喘病情可能恶化，若血清总IgE下降则预示病情减轻。在病情转重病例中，多数妊娠29～36周时常突然急性发作且病情严重而孕期最后4周病情反而减轻，分娩时哮喘发作者仅占10%，且多数对支气管舒张剂的疗效较佳。大多数孕妇哮喘于产后3个月病情可恢复到孕前水平。

一、妊娠对哮喘的影响

机械因素

妊娠期胎儿在宫腔内逐渐发育，尤其在妊娠后期孕妇横膈上升（平均升高4cm），胸廓横径平均增加2.1cm，可使残气量、功能残气量下降，深吸气量增加，但横膈和胸壁肌群还未受限，因而肺活量基本不改变，故此种机械因素对孕妇关系不大。

内分泌因素

妊娠期黄体酮急剧升高，后期可超出基础值的 50 ~ 100 倍。黄体酮具有增加呼吸中枢对 CO_2 的敏感性或直接兴奋呼吸中枢，增加 β 肾上腺能活性作用，舒张支气管平滑肌，但另一方面前列腺素 F 亦增加，前列腺素 $F_{1\alpha}$、前列腺素 $F_{2\alpha}$水平升高，晚期前列腺素 E_1、前列腺素 E_2 水平亦升高，前列腺素 $F_{1\alpha}$、前列腺素 $F_{2\alpha}$可使支气管平滑肌收缩而前列腺素 E_1、前列腺素 E_2 使支气管平滑肌舒张；环腺苷酸和环鸟苷酸亦增高，前者可舒张气道平滑肌，后者引起气道平滑肌收缩。黄体酮与前列腺素及环腺苷酸与环鸟苷酸均具有相互拮抗作用。此外还有其他因素参与，使哮喘患者发生各种各样结局。妊娠期皮质激素分泌量较怀孕前增加 2 ~ 3 倍，但同时血浆蛋白结合皮质激素能力亦呈进行性增高，导致皮质激素活性并不增强，故其抑制哮喘作用并不明显[26]。

二、哮喘对妊娠的影响

哮喘发作对孕妇与胎儿的影响程度，取决于哮喘发作的控制程度。

哮喘对孕妇的影响

若孕妇的哮喘病情经药物控制良好，妊娠全过程不会引起流产、早产、滞产和难产，大多数孕妇都能顺利、安全地渡过整个妊娠期，分娩出正常新生儿，因此无需终止妊娠。若哮喘反复发作，较长时间未获控制，孕妇会发生妊娠高血压、先兆子痫、妊娠毒血症、妊娠呕吐、阴道出血和难产。其中以妊娠期高血压最为严重，是孕妇死亡、胎儿宫内生长迟缓和产期死亡的重要原因。1993 年 Lebrer 等对 24 115 名既往无高血压孕妇的研究结果显示，妊娠期发生高血压与哮喘之间有显著相关性。若哮喘严重发作会造成孕妇严重缺氧，影响更大，甚至威胁孕妇生命。

哮喘对胎儿的影响

哮喘发作对胎儿的最大危害是低氧血症和呼吸性碱中毒。若哮喘孕妇得不到有效控制而产生缺氧，胎儿对母体低氧血症耐受性很低，当母血 $PaO_2 < 60mmHg$ 时则对胎儿在宫内生长发育会产生危害。母体发生呼吸性碱中毒会进一步加重胎儿的低氧血症。孕妇严重哮喘者其早产儿、胎儿发育不良、胎儿生长迟缓、过期产、低体重儿、新生儿呼吸窘迫、高胆红素血症和畸形的发生率显著升高，尤其新生儿死亡率较健康孕妇高出 2 倍以上。

三、妊娠哮喘的防治

孕妇哮喘的防治与经典的常规防治相似。妊娠期治疗有赖于呼吸科医师、妇产科医师与患者密切配合和合作，注意预防哮喘、及时缓解哮喘发作、纠正孕妇与胎儿的缺氧状态及避免应用对胎儿、孕妇有害的药物。

避免促发哮喘因素

避免或尽可能减少与花粉、灰尘、煤烟味、香料（水）、冷空气或宠物等变应原接触，禁止吸烟和避免被动吸烟，消除紧张情绪，保持身心愉快，适当劳逸结合，积极治疗潜在性病灶（如鼻鼻窦炎等），预防感冒；床褥和枕头需外套不透气的包裹，每周用 55℃ 以上水洗涤床被，室内相对湿度保持低于 50%，用吸尘器时应戴上口罩；在空气变应原浓度增高的季节避免中午外出[25]。

定期检查

对孕妇和胎儿均需定期检查来密切观察病情变化。孕妇每天用峰速仪测量呼气峰流速,同时测呼气峰流速变异率,直至分娩。因呼气峰流速可间接估计气道高反应性和气道变应性炎症,并可作为孕妇气急鉴别诊断的重要的客观依据之一,从而能及早发现胎儿缺氧情况。某些孕妇哮喘发作的临床表现虽不明显,但呼气峰流速已有下降(正常妇女或经良好控制的孕妇哮喘患者的呼气峰流速预计值国外资料是 380~550L/min,在整个妊娠期一般变化不大),提示胎儿供氧不足,已存在潜在性危险,需立即进行治疗,同时胎儿亦需定期监测,除观察胎动和胎心外,还需进行电子胎儿监测(简称胎监)和 B 型超声波检查,根据胎龄和孕妇哮喘病情可选择联合或单独检查,检查间隔和每次检查持续时间亦因人而异。

药物应用

首先必须纠正流行于民间认为"药物对整个妊娠期均有害"的错误观点。《全球哮喘防治创议》[9](2002 年)指出,应用于防治孕妇哮喘的药物,须用足够时间验证其安全性,应劝告孕妇若哮喘控制不佳会造成胎儿更多的危害,同时强调大部分抗哮喘药物是安全的;同时又指出用于治疗哮喘和鼻炎的药物,除 α－肾上腺能化合物溴苯那敏(溴非尼腊明,brompheniramine,抗组胺药)和肾上腺素对胎儿有不良作用外,尚缺乏其余药物对胎儿危害的资料,合理应用监测的茶碱、色甘酸钠、吸入丙酸倍氯米松以及吸入 β_2 激动剂不会增加胎儿的不良反应。

根据孕妇哮喘病情的轻重,适当选用平喘药物,若每周哮喘发作少于 2 次,夜间哮喘发作每月少于 2 次,可选用短效吸入 β_2 激动剂,如沙丁胺醇或特布他林的压力定量气雾剂(或干粉剂),每次 2 揿,每 4~6 小时 1 次。上述两种 β_2 激动剂经吸入、口服或静脉途径,常规剂量对胎儿无致畸和损害作用,但最近国外有学者指出正在分娩的孕妇禁用特布他林,因其对产程有影响;若大剂量应用,国外在动物实验上发现有致畸的可能。少数新生儿在分娩前接受母体血液中的 β_2 激动剂,可能会出现心动过速、低血糖和震颤,但这些表现为时短暂,不久即消失,并不构成应用 β_2 激动剂的禁忌证。孕妇一旦哮喘急性发作,首选 β_2 激动剂的吸入,沙丁胺醇或特布他林气雾剂对胎儿较安全,具有平喘和保胎的双重作用。吸入剂量进入血循环极小,一般不会引起胎儿或新生儿的上述不良反应。若孕妇经吸入 β_2 激动剂后喘息消失,呼气峰流速值恢复正常,则可停用,喘息出现时可再用。若喘息控制不理想可加服氨茶碱,若病情较重可先用负荷量,稀释后缓慢静脉推注(持续 20~30 分钟),后用维持量静脉滴注。夜间哮喘发作,每晚临睡前口服长效(缓释)氨茶碱。当孕妇茶碱血浓度大于 12μg/ml,新生儿在分娩时会出现紧张不安、呕吐与心动过速,因此需争取测定血清茶碱浓度、维持在 8~12μg/ml。若哮喘孕妇吸入 β_2 激动剂剂量增加或每天常规应用才能控制哮喘发作,呼气峰流速下降达 60%~80% 的预计值,提示病情已由轻度转入中度,需加用吸入皮质激素。丙酸倍氯米松经长期考核,每天吸入 200~800μg,即每次吸入 2~4 揿(每揿含 50μg),每天 2~4 次;一般认为对胎儿无不良作用,是安全的。笔者在 20 世纪 80 年代起在国内首创应用国产丙酸倍氯米松(气雾剂或粉剂)防治 9 例孕妇哮喘,既有效防止其哮喘发作，安全度过妊娠期，又分娩出正常新生儿。《全球防治哮喘创议》[9]（2002 年）阐述防治哮喘孕妇选用吸入皮质激素仅推荐丙酸倍氯米松。丙酸倍氯米松成为吸入皮质激素唯一的药物，而其他吸入皮质激素如曲安西龙还未介绍用于孕妇哮喘，布地奈德和氟替卡松可能还在进行动物实验来观察其对动物胎儿的安全性。吸入时辅用储雾罐可增加药雾在下呼吸道的沉积，亦可减少口咽部真菌生长和全身不良反应。若病情还未控制可加服泼尼松，每天或隔天顿服。若在妊娠期不能停用口服泼尼松，可辅用吸入丙酸倍氯米松，将口服剂量减少到最小量。哮喘严重发作需静滴氢化可的松 1 ~2 天，哮喘好转后立即改用口服泼尼松和辅用吸入丙酸倍氯米松，以后逐步减少直至停用泼尼松，单用丙酸倍氯米松维持，亦可合用其他平喘药。尽管国外有些学者提出长期大剂量应用全身性（口服或静脉或肌内注射）皮质激素对胎儿可能产生不良影响，导致低体重、早产、羊膜早破甚至发生激素依赖的胎儿，很易发生胰岛素依赖性糖尿病，对孕妇可导致妊娠糖尿病和先兆子痫，但遵循及早将吸入丙酸倍氯米松来部分或全部替代应用全身性皮质激素的原则，则上述不良反应可降低到最小甚至不发生。近年来国外学者经长期动物实验与临床考核，尤其通过药物动力学研究证实：(1)皮质激素（氢化可的松）通过胎盘到达胎儿，经胎儿的酶作用，很快灭活；(2)泼尼松龙在胎儿体内衍生为具有活力型泼尼松龙需要较长时间，而泼尼松在胎儿体内衍生为活力型泼尼松龙亦需较长时间，因此皮质激素、泼尼松和泼尼松龙对胎儿无明显不良作用。上述研究结果显示若哮喘孕妇因病情需要，短期口服泼尼松或泼尼松龙或（和）静脉滴注氢化可的松，对孕妇和胎儿的安全观念较前增强，而顾虑和害怕心理也相应减少，甚至可消除。地塞米松进入胎盘的浓度较大，对胎儿的作用与对孕妇的作用相似，不宜应用；促肾上腺皮质激素可能使女性胎儿发生畸形，故不用。

若需引产，首用缩宫素（催产素），避免用引起支气管收缩的甲基前列腺素 $F_{2\alpha}$，需应用无支气管收缩作用的前列腺素 E_2。麻醉剂可选用芬太尼，避免用引起释放组胺、加速支气管收缩及抑制呼吸的麻醉剂；硬膜外麻醉可减少第一、第二产程氧的消耗和每分钟的通气量，对哮喘孕妇有较多益处。若需用全身麻醉，麻醉前给药用阿托品和格隆溴铵（胃长宁）有利于支气管扩张。氯胺酮是诱导麻醉的首选药物。应用低浓度卤化麻醉也可使支气管舒张。产后出血，首用缩宫素，避免用能引起支气管收缩的甲基麦角新碱和麦角新碱，若必需加用这两者之一，则先用甲泼尼龙。

肾上腺素有致畸作用，因此被禁用。异丙肾上腺素和肾上腺素在动物实验中显示两者均可引起胚胎畸形。异丙托溴铵动物实验虽无致畸作用，但未见应用于妊娠哮喘的报道。治疗妊娠急性发作要及时供氧，保持孕妇血氧饱和度大于 95%，使胎儿得到足够的氧。

脱敏疗法在实施过程中可发生变态反应，尤其孕妇在环境中接触大量变应原或具有特应性体质，一旦发生变态反应会导致子宫收缩，危及胎儿，甚至造成死亡，故脱敏疗法不能在妊娠期开始应用，若在怀孕前已接受注射，且很少发生反应，则在怀孕后可接受最近的使用的剂量，继续进行治疗。

色甘酸钠对孕妇和胎儿有无损害，尚有争论，大多数学者认为安全。《全球哮喘防治创议》(2002 年）亦认为是安全的，可作预防孕妇哮喘用，需 4 ~6 周后才出现功效，也有报道1.4%左右发生先天畸形。尼多克罗米(国内尚无供应)其作用与色甘酸钠相似,动物实验未发现对胚胎有损害作用,但尚未应用于哮喘孕妇。

妊娠期伴呼吸道细菌感染或其他情况需用抗生素,不能用四环素,因它对胎儿骨骼、牙齿基质和肝脏均有不良影响。近年来发现诺氟沙星对胎儿骨骼生长不利,亦不能用。某些学者主张用青霉素;但也有学者认为若孕妇哮喘处于过敏状态,易对其发生变态反应,最好不用,而改用红霉素较为合适。应避免使用氨基糖苷类抗生素、磺胺;碘摄入过量,会妨碍必要的碘与胎儿甲状腺的有机结合,导致胎儿甲状腺肿、甲状腺功能减退,压迫新生儿的呼吸道,导致早产、死胎或新生儿死亡等,因此含碘化物的祛痰剂一般不用。

某些妇女曾患哮喘但已停发多年,或怀孕前从未患过哮喘,但因产后流血过多和受寒等导致免疫功能低下,体质虚弱,易招致感染或因精神障碍都可诱发哮喘,因此在产褥期需注意防治哮喘。

哺乳期所用药物进入乳汁后对婴儿可能产生不良影响。如哺乳者应用茶碱后,乳汁中的茶碱占其摄入量的1/10,偶可造成婴儿易激惹和失眠,此时乳母应减少或停用茶碱。β_2 激动剂因测定困难,在乳汁中的含量尚不清楚;皮质激素进入乳汁量很少,对婴儿影响不大;抗组胺药在乳汁中达到一定浓度可使婴儿嗜睡,偶可出现易激惹和不安。

(戴家熊　周　翊)

主要参考文献

[1] 戴家熊, 彭宜君. 支气管哮喘. 见:戴家熊, 彭宜君, 主编. 小儿变态反应(过敏)性疾病. 上海同济大学出版社, 1991. 39~112

[2] Sigurs N, Bjarnason R, Sigurbergsson F, *et al*. Respiratory syncytial virus bronchiolitis in infancy is an important rick factor for asthma and allergy at age 7. Am J Respir Crit Care Med, 2000, 161(5): 1501~1507

[3] Chen ZM, Mao JH, Du LZ, *et al*. Association of cytokine responses with disease severity in infants with respiratory syncytial virus infection. Acta Paediatr, 2002, 91(9): 914~922

[4] Joshi P, Shaw A, Kakakios A, *et al*. Interferon-gamma levels in nasopharyngeal secretions of infants with respiratory syncytial virus and other respiratory viral infections. Clin Exp Immunol, 2003, 131(1): 143~147

[5] Aoyagi M, Shimojo N, Sekine K, *et al*. Respiratory syncytial virus infection suppresses INF-gamma production of gammadelta T cells. Clin Exp Immunol, 2003, 131(2): 312~317

[6] Bont L, Kavelaars A, Heijnen CJ, *et al*. Monocyte interleukin-12 production is inversely related to duration of respiratory failure in respiratory syncytial virus bronchiolitis. J Infect Dis, 2000, 181(5): 1772~1775

[7] Shan Ze Wang, Yi Xiao Bao, Cynthia L, *et al*. IL-12 P40 and IL-18 modulate respiratory syncytial virus infection J Immunol, 2004, 173: 4040~4049

[8] Piedimonte G. Contribution of neuroimmune mechanisms to airway inflammation and remodeling during and after respiratory cyncytial viral infection. Pediatric Infect Dis J, 2003, 22: 566~575

[9] Lenfant C. Global initiative for asthma: Global strategy for asthma management and prevention Revised 2002 Maryland: National Institutes of Health USA, 2002,28 ~ 40, 143
[10] Culley FJ, Pollott J, Openshaw PJ. Age at first viral infection determines the pattern of T cell-mediated disease during reinfection in adulthood. J Exp Med, 2002, 196(10):1381 ~ 1386
[11] Holt PG, Sly PD. Interactions between RSV infection, asthma, and atopy: unraveling the complexities. J Exp Med, 2002, 196(10):1271 ~ 1275
[12] 俞善昌. 一个个体,一种疾病. 认识哮喘远离哮喘学术论文集,上海第二医科大学瑞金医院,2002.3 ~ 4
[13] 陈育智,刘传合译. 过敏性鼻炎的处理及其对哮喘的影响. 北京:首都儿科研究所,2001.3
[14] 殷凯生,支气管哮喘治疗中的几个新概念和新方法,中华结核和呼吸杂志,2005,28(11):746 ~ 748
[15] Sly RM. Allergic disorders. in:Behrman RE,Kliegmen RM,Jenson HB. Nelson textbook of pediatrics 16th ed. Philadelphia: Saunder. 2000. 662 ~ 663
[16] Dai Jia Xiong(戴家熊),Lu Shu Chang(陆书昌). Effects of combination of inhaled steroid (BDP) on asthma and allergic rhinitis in childhood. J Aerosol Medicine, 1991, 4(supple): 72
[17] 吴冯洁仪. 中国药品手册. 香港:美迪医讯, 2003,65
[18] 赵辨,主编. 临床皮肤病学. 第 3 版. 南京:江苏科学技术出版社, 2001. 608
[19] Beltrani VS. Atopic dermatitis: An update. J Allergy Clin Immunol, 1999, 104(Suppl):S85 ~ S86
[20] 林麟. 特应性皮炎的某些进展. 临床皮肤科杂志,2003,32(4):234 ~ 236
[21] Cookson WO, Ubhi B, Lawrence R, *et al*. Genetic linkage of childhood atopic dermatitis to psoriasis susceptibility loci. Nat Genet, 2001, 27(4):372 ~ 373
[22] Leung DY. Pathogenesis of atopic dermatitis. J Allergy Clin Immunol, 1999, 104 (Suppl): S99 ~ S108
[23] Parnia S, Frew AJ. Chemokines and atopic dermatitis. J Allergy Clin Immunol, 2000, 105: 892 ~ 894
[24] 张志礼,主编. 中西医结合皮肤性病学. 北京:人民卫生出版社,2000. 169
[25] NIH Publication management of asthma during pregnancy (Executive summary) J Allergy Clin Immunol,1994,93 I (Part Ⅰ):143 ~ 160
[26] 戴家熊. 哮喘怀孕有何相互影响? 见:邓伟吾,戴家熊,张爱莉,主编. 哮喘病百问. 上海:上海科学技术出版社,1996. 75 ~ 77

附　缩略语

缩略语	英语全称	中文全称
A		
AA	arachidonic acid	花生四烯酸
ABC	anti-asthma begins in childhood	防治哮喘需在儿童期开始
ACT	asthma control test	控制哮喘测试
ACTH	adrenocorticotrophic hormone	促肾上腺皮质激素
AD	atopic dermatitis	特应性皮炎
ADP	adenosine diphosphate	腺苷二磷酸
AgE	antigen E	E 抗原
Ap1	activator protein I	激活蛋白 I
ARDS	acute respiratory distress syndrome	呼吸窘迫综合征
ATP	adenosine triphosphate	腺苷三磷酸
B		
BAL（BALF）	bronchial alveolar lavage fluid	支气管肺泡灌洗液
BNDA	beclomethasone dipropionate nasal aerosol	丙酸倍氯米松喷鼻剂
BDP（原名 BDA）	beclomethasone dipropionate	倍氯米松、丙酸倍氯米松
BE	base excess	碱剩余
b－FGF	b－fibroblast growth factor	b－基本成纤维细胞生长因子
BHR	bronchial hyperresponsiveness	气道高反应性
BOI	easi-breathe-breath operated inhaler	呼吸启动式气雾剂装置（吸乐装置）
BUD	budesonide	布地奈德、丁地去炎松
C		
cAMP	cyclic adenosine monophosphate	环腺苷酸
Canf 1	dog's main allergenic protein type 1	Ⅰ型狗主要变应原蛋白
Canf 2	dog's main allergen protein type 2	Ⅱ型狗主要变应原蛋白
CAP system		帽状系统
CARS	chronic allergic respiratory syndrome	慢性变应性呼吸道综合征
C3b	complement 3b	补体 3b

C5a	complement 5a	补体 5a
$CD4^+$	cluster of differentiation antigen 4 positive	$CD4^+$T 细胞
$CD8^+$	cluster of differentiation antigen 8 positive	$CD8^+$T 细胞
CD23	cluster of differentiation antigen 23	IgE 低亲和力受体
CFC	chlorofluorocarbon	氯氟碳类
cGMP	cyclic guanosine monophosphate	环鸟苷酸
CIO	ciclesonide	环索奈德
CO	carbon monoxide	一氧化碳
CO_2	carbon dioxide	二氧化碳
COMT	catechol-O-methy-transferase	儿茶酚胺氧位甲基转移酶
Con A	concanavalin A	伴刀豆球蛋白 A(刀豆素 A)
COPD	chronic obstructive pulmonary disease	慢性阻塞性肺病
Cpn	chlamydia pneumoniae	肺炎衣原体
CRP	C – reactive protein	C – 反应蛋白
CsA	ciclosporin A	环孢素 A
CVA	cough variant asthma	咳嗽变异型哮喘
CysLT	cysteinyl leukotriene	半胱氨酸白三烯

D

DC	dendritic cell	树突细胞
DC_1	dendritic cell type 1	树突细胞Ⅰ型
DC_2	dendritic cell type 2	树突细胞Ⅱ型
DIC	disseminated intravascular coagulation	弥散性血管内凝血
DNA	deoxyribonucleic acid	脱氧核糖核酸

E

ECF	eosinophil chemotactic factor	嗜酸性粒细胞趋化因子
ECP	eosinophil cationic protein	嗜酸性粒细胞阳离子蛋白
EDN	eosinophil derived neurotoxin	嗜酸性粒细胞衍生神经毒素
ELISA	enzyme linked immunosorbent assay	酶联免疫吸附测定
EPO	eosinophil peroxidase	嗜酸性粒细胞过氧化物酶
EPX	eosinophil protein X	嗜酸性粒细胞蛋白 X
ERV	expiratory reserve volum	补呼气容积
ET_1	endothelin 1	内皮缩血管肽 1

F

F	formoterol	福莫特罗
Fc ε R_1	receptor1 for Fc ε strain of immunoglobulin	免疫球蛋白 Fc 段 ε 链受体 1
FDA	Food and Drug Administration	食品与药物管理局
Fel d1	cat's main allergenic protein	猫主要变应原蛋白
FEV_1	forced expiratory volume in first second	第一秒用力呼气容积
FGF－b	fibroblast growth factor－b	纤维细胞生长因子－b
FP	fluticasone propionate	丙酸氟替卡松
FRC	functional residue capacity	功能残气量
FVC	forced vital capacity	用力肺活量

G

Gaw	airway conductance	气道传导率
GCS	glucocorticoid	糖皮质激素
GCSR	glucocorticoid receptor	糖皮质激素受体
GER	gastroesophageal reflux	胃食管反流
GH	growth hormone	生长激素
GINA	Global Initiative for Asthma	全球哮喘防治创议
GM－CSF	granulocyte macrophage colony stimulating factor	粒－巨噬细胞集落刺激因子
GRE	glucocorticoid responsive element	皮质激素反应元件

H

H_1R	histamine receptor－1	组胺受体 I
HBDT	human basophil degranulation test	(人)嗜碱性粒细胞脱颗粒试验
HFA	hydrofluoroalkanes	氢氟烷烃
HLA－DR	human leukocyte antigen－DR	人体白细胞抗原－DR 区
HPA	hypothalamic-pituitary-adrenal	丘脑－垂体－肾上腺(轴)
HRBT	histamine release from basophil test	嗜碱性粒细胞组胺释放试验
HRF	histamine releasing factor	组胺释放因子

I

IAR	immediately asthmatic reaction	速发相哮喘反应
ICAM－1	intercellular adhesion molecule－1	细胞间黏附分子 1
ICS	inhaled corticosteroid	吸入皮质激素
IFNγ	interferonγ	干扰素 γ
IFNα	interferon α	干扰素 α

IgA	immunoglobulin – A	免疫球蛋白 A
IgE	immunoglobulin – E	免疫球蛋白 E
IGF – 1	fibrotic growth factor – 1	致纤维化细胞因子 1
IgG	immunoglobulin – G	免疫球蛋白 G
IgM	immunoglobulin – M	免疫球蛋白 M
IL – 1 ~ 16	cytokine interleukin – 1 ~ 16	白介素 – 1 ~ 16
iNOS（FENO，eNO）	inducible forms nitric oxide synthase	诱导型一氧化氮合成酶
IOS	impulse oscillametry	脉冲震荡术
IRV	inspiratory reserve volume	补吸气容积
IVIG	intravenous injection gamma globulin	静滴丙种球蛋白

L

LABA	long acting beta – 2 receptor agonist	长效 β_2 受体激动剂
LAR	late asthmatic reaction	迟发相哮喘反应
LC	langhans′cell	朗汉细胞
LE	loteprednol etabonate	氯替泼诺氯甲基酯
LFA – 1	lymphocyte function associated antigen I	淋巴细胞功能相关抗原 – 1
LPO	lipid peroxide	脂质过氧化物
LPS	lipopolysaccharide	脂多糖
LTB_4	leukotriene B_4	白三烯 B_4
LTC_4	leukotriene C_4	白三烯 C_4
LTD_4	leukotriene D_4	白三烯 D_4
LTE_4	leukotriene E_4	白三烯 E_4
LTRA	（CysLT）leukotriene receptor antagonist	（半胱氨酸）白三烯受体拮抗剂

M

M	muscarinic receptor	M 受体，毒蕈碱受体
Mac – 1	macrophage activator – 1	巨噬细胞活化因子 1
MAO	monoamine oxidase	单胺氧化酶
MAOI	monoamine oxidase inhibitor	单胺氧化酶抑制剂
MBP	major basic protein	主要碱性蛋白
MCP – 1	monocyte chemotactic factor 1	单核细胞趋化因子 – 1
MDI（pMDI）	meter dose inhaler	压力定量气雾剂
MHC Ⅱ	major histocompatibility complex Ⅱ	Ⅱ类主要组织相容性复合体
MIF	migration inhibition factor	游走抑制因子
MMFR	maximal mid-expiratory flow rate	最大呼气中段流速
MOT	multiple obstructive technique	多次阻断技术

MP	mycoplasma pneumoniae	肺炎支原体
mRNA	messenger ribonucleic acid	信使核糖核酸
MVV	maximal voluntary ventilation	最大随意通气量

N

NADPH	nicotinamide adenine dinucleotide phosphate	烟(尼克)酰胺腺嘌呤二核苷酸磷酸
NANC	non-adrenergic, non-cholinergic	非肾上腺非胆碱能途径
NANCe	non-adrenergic, non-cholinergic excitor	非肾上腺非胆碱能途径兴奋成分
NANCi	non-adrenergic, non-cholinergic inhibitor	非肾上腺非胆碱能途径抑制成分
NCF	neutrophil chemotactic factor	嗜中性粒细胞趋化因子
NEP	neutral endopeptidase	中性内切酶(内肽链内切酶)
NFkB	nuclear factor κb	核因子 κb
nGRE	negative glucocorticoid response element	负性皮质激素反应元件
NK	natural killer cell	N 杀伤细胞
NKA	neurokinin A	神经激肽 A
NKB	neurokinin B	神经激肽 B
NO	nitrogen monoxide	一氧化氮
NO_2	nitrogen dioxide	二氧化氮
NS	nedocromil sodium	奈多罗米钠

O

O_2^-	superoxide anion	超氧阴离子
OFR	oxygen free radical	氧自由基
OVA	ovalbumin	卵清蛋白

P

P	P substance	P 物质
$PaCO_2$	partial pressure of carbon dioxide in artery	动脉血二氧化碳分压
PAF	platelet activating factor	血小板活化因子
PaO_2	partial pressure of oxygen in artery	动脉血氧分压
PBMC	peripheral blood mononuclear cell	外周血单个核细胞
PD_{20}	provocative concentration (or dose) reduces FEV_1 by 20% from baseline (PC_{20} or PD_{20})	PEF 下降百分率 >20% 所需药物的剂量

PDE	phosphodiesterase	磷酸二酯酶
PDGF	platelet-derived growth factor	血小板衍生生长因子
PEF(PEFR)	peak expiratory flow rate	呼气峰流速、最大呼气流速
PG	prostaglandin	前列腺素
PGD_2	prostaglandin D_2	前列腺素 D_2
$PGF_{2\alpha}$	prostaglandin $F_{2\alpha}$	前列腺素 $F_{2\alpha}$
PGE	prostaglandin E	前列腺素 E
PGI	prostaglandin I	前列腺素 I
pH	power of hydrogen	酸碱度
PHA	phytohemagglutinin	植物血凝素
PHM	peptide histidin methionine	组胺酸甲硫氨酸肽
PIE	pulmonary infiltration with eosinophilia	肺嗜酸性粒细胞浸润症
PKA	protein kininase A	蛋白激酶 A
PV	parainfluenza virus	副流感病毒

R

RANTES	regulated on activation, normal T cell expressed and secreted	正常 T 细胞表达和分泌的活性调节蛋白
RAST	radioallergosorbent test	放射性变应原吸附试验
RNA	ribonucleic acid	核糖核酸
RSV	respiratory syncytial virus	呼吸道合胞病毒
RTC	rapid thoracic abdominal compression	快速胸腹挤压法
RT - PCR	RT - polymerase chain reaction	逆转录聚合酶链反应
RV	residual volume	残气容积

S

S	salmeterol	沙美特罗
SaO_2	O_2 saturation	氧饱和度
SAV	specific allergy vaccination	特异性变态反应疫苗
SCD23	soluble CD23	可溶性 CD23
SCF	stem cell factor	干细胞因子
SCG	sodium cromoglycate cromolyn	色甘酸钠
SGaw	specific airway conductance	特异性气道传导率
sICAM - 1	soluble intercellular adhesion molecule 1	可溶性 ICAM - 1
sIgA	soluble IgA	可溶性 IgA
SIT	specific immunotherapy	特异性免疫(脱敏)疗法
SNP	single nuclear polymorphism	单核苷酸基因多态性
SOD	superoxide dismutase	超氧化物歧化酶

SpHRF	spontaneous histamine release factor	自发组胺释放因子
STAT	signal transducer and activator of transcription	信号传导转录激活分子
sVCAM－1	soluble vascular cell adhesion molecule 1	可溶性血管细胞黏附分子 1
T		
Tcs	contrasuppressor T cell	反抑制 T 细胞
TGF－β	transforming growth factor－β	β 型转化生长因子
T_H0	naive T helper lymphocyte	幼稚辅助性 T 细胞
T_H1	T helper lymphocyte type 1	辅助性 T 细胞 1
T_H2	T helper lymphocyte type 2	辅助性 T 细胞 2
TLC	total lung capacity	总肺活量
TLR	toll-like receptor	Toll 样受体
TNFα	tumor necrosis factor－α	肿瘤坏死因子 α
Treg(Tr)	T regulatory cell	调节 T 细胞
TX	thromboxane	血栓烷
U		
UNDW	ultrasonic atomizing inhalation of distilled water	超声雾化吸入蒸馏水法
V		
Vmax25	maximal expiratory flow in 25% vital capacity	25%肺活量最大呼气流量
Vmax50	maximal expiratory flow in 50% vital capacity	50%肺活量最大呼气流量
VC	vital capacity	肺活量
VCAM－1	vascular cell adhesion molecule－1	血管细胞黏附分子－1
VEGF	vascular endothelial growth factor	血管内皮生长因子
VIP	vasoactive intestinal peptide	血管活性肠肽
VLA－4	very late appearing antigens 4	极迟出现的抗原－4
Vmax FRC	maximum expiratory flow rate at functional residual capacity	功能残气量时最大呼气流速
V/Q	ventilation/perfusion ratio	通气/血流灌注比率
W		
WHO	World Health Organization	世界卫生组织
5－HT	5－hydroxytryptamine	5－羟色胺

小儿哮喘
（第二版）

主　　编：戴家熊　鲍一笑　韩连书
责任编辑：蔡　平
封面设计：汤世梁
插　　图：彭　亮
出版发行：上海世纪出版股份有限公司
上海科技教育出版社
（上海市冠生园路 393 号　邮政编码 200235）
网　　址：www. ewen. cc
www. sste. com
经　　销：各地新华书店
印　　刷：常熟市华顺印刷有限公司
开　　本：787 × 1092　1/16
字　　数：370 000
印　　张：15. 75
版　　次：2006 年 9 月第 1 版
印　　次：2006 年 9 月第 1 次印刷
书　　号：ISBN 7 - 5428 - 4061 - 4/R · 321
定　　价：45. 00 元